肺癌免疫治疗病例集

陆　舜　主编

科 学 出 版 社

北　京

内 容 简 介

本书精选了肺癌免疫治疗的31个典型病例，通过介绍每个病例的诊疗过程，以及专家对病例的讨论及点评，使临床医师在肺癌的免疫治疗过程中树立整体观。结合资料收集、分析、诊断、治疗决策、治疗结果反馈，总结每个病例诊治过程中的经验，培养、提高临床医师的系统思维能力。

本书适合从事肺癌治疗相关领域的临床医师、医学院校师生阅读参考。

图书在版编目（CIP）数据

肺癌免疫治疗病例集 / 陆舜主编 . —北京：科学出版社，2021.9
ISBN 978-7-03-069458-4

Ⅰ．①肺…　Ⅱ．①陆…　Ⅲ．①肺癌－肿瘤免疫疗法－病案－汇编
Ⅳ．①R734.205

中国版本图书馆CIP数据核字（2021）第145176号

责任编辑：盛　立 / 责任校对：张小霞
责任印制：肖　兴 / 封面设计：龙　岩

科学出版社 出版
北京东黄城根北街16号
邮政编码:100717
http://www.sciencep.com
北京汇瑞嘉合文化发展有限公司 印刷
科学出版社发行　各地新华书店经销
*
2021年9月第　一　版　开本：787×1092 1/16
2021年9月第一次印刷　印张：10
字数：234 000
定价：98.00元
（如有印装质量问题，我社负责调换）

《肺癌免疫治疗病例集》编者名单

主　　编　陆　舜　上海市胸科医院

副 主 编　（以姓氏汉语拼音为序）

廖日强　广东省人民医院
柳菁菁　吉林省肿瘤医院
卢红阳　浙江省肿瘤医院
宋正波　浙江省肿瘤医院
虞永峰　上海市胸科医院
岳东升　天津医科大学肿瘤医院

编　　者　（以姓氏汉语拼音为序）

陈　斌　同济大学附属肺科医院
陈剑波　厦门大学附属第一医院
陈克终　北京大学人民医院
褚　倩　华中科技大学同济医学院附属同济医院
段建春　中国医学科学院肿瘤医院
高广辉　同济大学附属肺科医院
葛　俊　四川省肿瘤医院
韩　颖　天津市肿瘤医院
何　勇　中国人民解放军陆军特色医学中心
黄振华　南方医科大学第一临床医学院南方医院
李　硕　山东省肿瘤医院
李　跃　天津医科大学肿瘤医院
李卫东　广州医科大学附属肿瘤医院
李毅斌　厦门大学附属第一医院
刘　喆　首都医科大学附属北京胸科医院
刘祝琳　中国人民解放军陆军特色医学中心
柳　斌　四川省肿瘤医院
卢红阳　浙江省肿瘤医院

毛士琦　同济大学附属肺科医院
潘　燚　广东省人民医院
钱　捷　上海市胸科医院
任胜祥　同济大学附属肺科医院
沈　岚　上海市胸科医院
沈盛萍　上海市胸科医院
苏路路　河南省人民医院
苏文媚　广东医科大学附属医院
谭佩欣　广东省人民医院
唐俊舫　首都医科大学附属北京胸科医院
王　迅　北京大学人民医院
王碧荣　广州医科大学附属肿瘤医院
王慧娟　河南省肿瘤医院
王金林　华中科技大学同济医学院附属同济医院
王文一　厦门大学附属第一医院
王志杰　中国医学科学院肿瘤医院
吴凤英　同济大学附属肺科医院
吴敬勋　厦门大学附属第一医院
吴卫华　首都医科大学附属北京胸科医院
邢如月　河南省肿瘤医院
虞永峰　上海市胸科医院
岳东升　天津医科大学肿瘤医院
张　培　浙江大学医学院附属第一医院
赵　喆　中国医学科学院肿瘤医院
周　箴　上海市胸科医院
周建娅　浙江大学医学院附属第一医院

学术秘书　姚亚仙　上海市胸科医院

前　言

肺癌是发病率和死亡率增长最快、对人群健康和生命威胁最大的恶性肿瘤之一。近50年来，肺癌的发病率和死亡率均明显增高，在男性，肺癌发病率和死亡率均占所有恶性肿瘤的第一位；在女性，肺癌发病率占第二位、死亡率占第二位。因此，肺癌的相关治疗、研究也一直在寻找创新和突破。

近年来，免疫疗法在肺癌治疗领域中异军突起，已经成为继手术、放疗、化疗和靶向治疗之后里程碑式的治疗模式。以免疫检查点抑制剂为代表的免疫治疗药物如PD-1/PD-L1抑制剂等快速从临床研究走向临床实践。免疫疗法具有突出的疗效及良好的耐受性，免疫单药及多种联合免疫治疗方案的出现大大扩充了临床治疗的选择，为更多肺癌患者带来生存获益。但是，免疫治疗作为新生事物在带来机遇的同时，也必不可少地给临床医生带来了诸多挑战。

为帮助临床医生提高肺癌免疫治疗的能力，让大家熟悉免疫治疗的典型病例，对可能出现的复杂临床问题进行正确的判断和处理，我们邀请了国内肺癌领域多家团队一起分享临床实践中免疫治疗相关的病例，回顾性总结病例共性问题，阐述对免疫治疗机制的理解、临床策略制订的思考及理论基础，同时探索可能的研究方向。本书精选了临床上的PD-1/PD-L1药物治疗典型病例，希望通过对该系列病例及相应的诊疗理念的分享，能够加深广大医务工作者对肺癌免疫治疗药物的认识，为今后优化肺癌免疫治疗临床策略提供帮助，进一步提高我国肺癌治疗效果。

本书的出版得到了全国50位肺癌领域专家的大力支持和参与，上海市胸科医院的虞永峰教授参与了全书的编写、整理工作，相关审稿专家对病例及讨论内容进行了认真审阅，特别是浙江省肿瘤医院的卢红阳教授、吉林省肿瘤医院的柳菁菁教授、广东省人民医院的廖日强教授、浙江省肿瘤医院的宋正波教授、天津医科大学肿瘤医院的岳东升教授对本书的出版做出了重要贡献，在此表示感谢。

本书如有不完善、不当之处，敬请读者指正！

陆　舜

上海市胸科医院

2020年7月于上海

目　　录

病例 1　替雷利珠单抗联合化疗治疗Ⅳb 期鳞状非小细胞肺癌

一、病例介绍

（一）病史简介

患者男性，63 岁，因“胸闷伴咳嗽咳痰 3 个月”入院。患者签订知情同意书后，于 2018 年 11 月入组替雷利珠单抗联合传统化疗一线治疗晚期鳞状非小细胞肺癌Ⅲ期临床试验（RATIONALE 307）研究。

患者 3 个月前无明显诱因下出现胸闷，伴咳嗽咳痰，痰中偶有血丝，遂至当地医院就诊，查胸部 CT 提示右上肺纵隔旁肿块影，考虑肺癌合并肺门、纵隔淋巴结转移可能性大。2018 年 8 月 30 日于当地医院行气管镜检查，提示右上叶浸润样新生物，伴隆嵴，右主、右中叶支气管受累。病理结果示右侧鳞状非小细胞肺癌。行基因检测：*EGFR*（–），*ALK*（–），*HER2*（–），*ROS1*（–），*MET* 扩增（–），未系统治疗。

个人史：吸烟史 40 年，每日 20 支，已戒 1 个月。其余无特殊。

体格检查：神志清，精神可，双侧锁骨上淋巴结可及，约黄豆大小，质硬，无压痛，皮温正常，活动度差，双肺呼吸音清，未闻及明显干湿啰音，心律齐，未闻及明显病理性杂音，腹软，无压痛、反跳痛、肌紧张，肝脾肋下未触及，神经系统（–）。

（二）临床诊断

右侧鳞状非小细胞肺癌。

（三）诊疗经过

入院后完善相关检查：支气管镜检查（2018 年 11 月 9 日）示隆嵴及右主支气管黏膜弥漫性增厚伴结节样隆起（图 1-1）。气管镜病理结果：（右中间段支气管下段活检）非小细胞低分化癌，考虑鳞状非小细胞肺癌。CK5/6（+），P63（+），CK7（–），Napsin A（–），TTF-1（–）。左侧锁骨上淋巴结肿块穿刺活检（2018 年 11 月 12 日）：（左侧锁骨上）淋巴结低分化癌浸润，鳞状非小细胞肺癌可能。

肺部增强 CT（2018 年 11 月 12 日）：右肺门占位，考虑右肺中央型肺癌，合并右主支气管、右肺动脉侵犯，右肺门、纵隔淋巴结多发转移，部分肋骨、胸椎及其附件转移，右肺中上叶阻塞性改变。两肺多发小结节，转移瘤待排除。头颅 MRI（2018 年 11 月 14 日）：未见异常改变。全腹增强 CT（2018 年 11 月 14 日）：肝内多发低密度影，转移待排除。骨骼 ECT（2018 年 11 月 22 日）：胸 2、3 椎体局限性骨质代谢活跃，结合 CT，骨转移首先考虑；右 4 前肋、左 5 前肋骨质代谢活跃，建议密切随访，除外骨转移瘤。

超声检查（2018 年 11 月 8 日）：主动脉硬化，主动脉瓣退变伴轻度反流，主动脉瓣钙化斑，左心室舒张功能减退，三尖瓣轻度反流，双侧锁骨上多发淋巴结肿大。

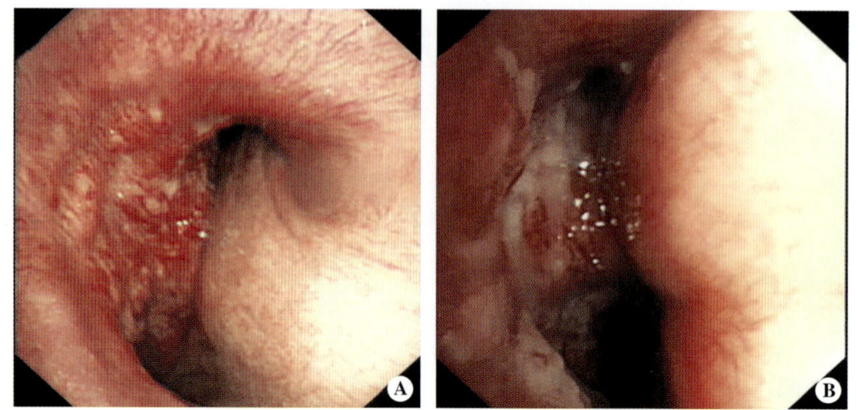

图 1-1 患者初诊时支气管镜检查（2018 年 11 月 9 日）

隆嵴（A）及右主支气管（B）黏膜弥漫增厚伴结节样隆起

（四）进一步治疗

（1）修正诊断：右鳞状非小细胞肺癌，伴纵隔、锁骨上淋巴结、骨、肝转移，T4N3M1c，Ⅳb 期。

（2）患者为 63 岁男性，晚期鳞状非小细胞肺癌，一般健康状态（PS）评分 1 分，且有≥ 1 个可测量病灶，无脑转移，预期生存期＞ 12 周，与患者及家属沟通后，自愿签署知情同意书，进入临床试验筛选（2018 年 11 月 14 日）：替雷利珠单抗（Tislelizumab，BGB-A317，抗 PD-1 抗体）联合紫杉醇 + 卡铂或白蛋白 - 紫杉醇 + 卡铂对比仅用紫杉醇 + 卡铂作为未经治疗的晚期鳞状非小细胞肺癌患者一线治疗的多中心、随机、开放性临床研究。

（3）经过筛选，患者符合临床试验入组条件，随机入组至替雷利珠单抗 200mg q3w 联合白蛋白 - 紫杉醇（100mg/m^2 d1 d8 d15）+ 卡铂组（AUC5 d1）（图 1-2）（2018 年 11 月 22 日）。在治疗期间，患者肿瘤评估持续部分缓解（PR），继续用药随访（图 1-3）。

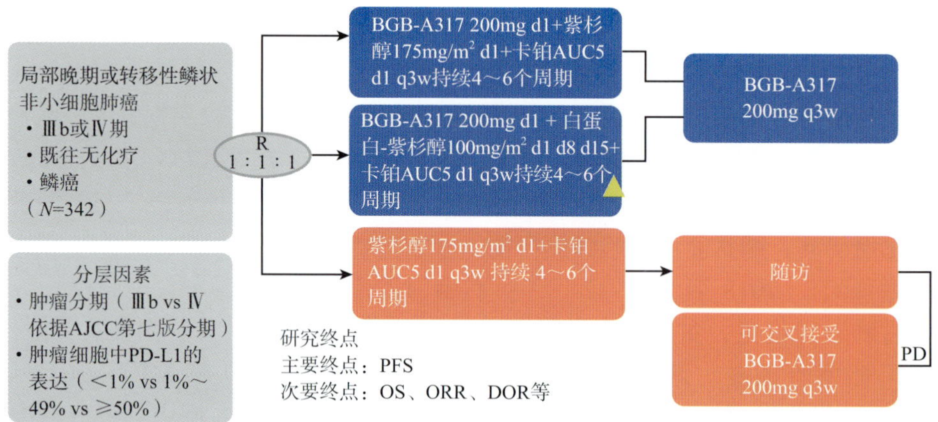

图 1-2 患者分组

患者通过随机筛选后，进入 B 组（黄色三角标注）：替雷利珠单抗 200mg（q3w），联合白蛋白 - 紫杉醇 100mg/m^2（q1w）+ 卡铂 AUC5（q3w），持续 4 ～ 6 个周期后用替雷利珠单抗 200mg（q3w）维持

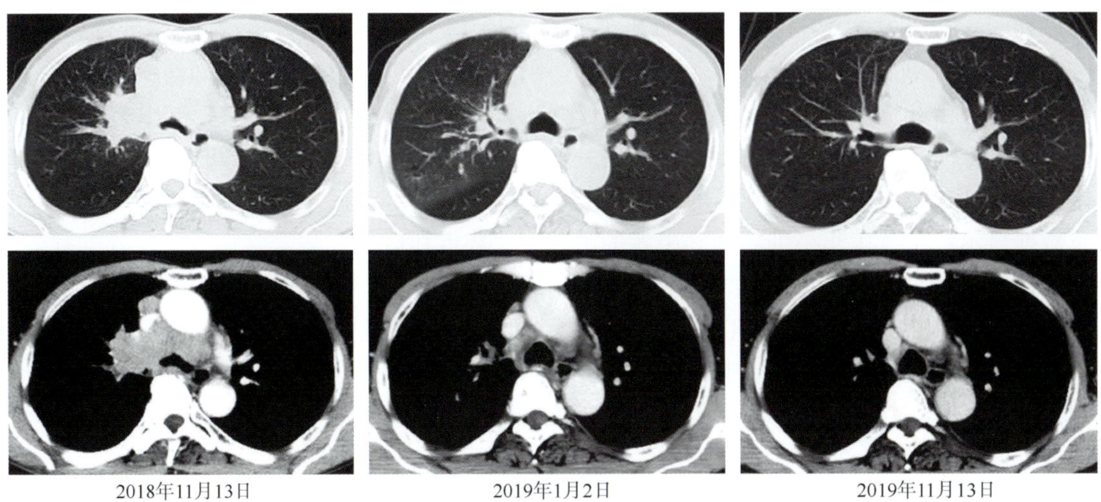

图 1-3　患者治疗期间胸部 CT 疗效评价

2018 年 11 月 13 日胸部 CT 作为该患者基线，用药 2 个周期后疗效评价为 PR（2019 年 1 月 2 日），并在随后 1 年的随访过程中，疗效评价为持续 PR

（4）患者在治疗期间发生的不良反应主要包括白细胞计数降低和中性粒细胞计数降低，根据 CTCAE 不良反应分级为 1 ～ 3 级，通过药物治疗后均已恢复。

二、病例点评

PD-1 联合化疗治疗晚期鳞状非小细胞肺癌的循证医学证据充分。一项基于卡铂 + 紫杉醇 / 白蛋白 - 紫杉醇 ± 帕博利珠单抗一线治疗晚期鳞状非小细胞肺癌的Ⅲ期临床研究（KEYNOTE-407）结果显示：截至 2019 年 5 月 9 日，中位随访时间为 14.3 个月。在所有的意向治疗人群中，帕博利珠单抗联合化疗组的中位总生存期（OS）达到 17.1 个月，死亡风险降低 29%；而单纯化疗组的 OS 仅有 11.6 个月。两组的无进展生存期（PFS）分别为 8.0 个月和 5.1 个月。随后（2019 年 11 月），在欧洲肿瘤内科学会亚洲大会（ESMOAsia）上公布了 KEYNOTE-407 研究中国亚组（包括中国扩展队列）的中期分析数据：帕博利珠单抗联合化疗组和化疗组中位 OS 分别为 17.3 个月和 12.6 个月，联合化疗组较化疗组死亡风险降低 56%；联合化疗组和化疗组中位 PFS 分别为 8.3 个月和 4.2 个月，联合化疗组较化疗组疾病进展或死亡风险降低 68%；除此之外，相比化疗组，联合化疗组的客观缓解率（ORR）提升 36.8%（78.5% vs 41.7%）。并且，一项基于阿替利珠单抗联合卡铂和白蛋白 - 紫杉醇治疗晚期鳞状非小细胞肺癌的Ⅲ期临床研究（IMpower131）的结果显示：阿替利珠单抗联合化疗方案的 PFS 显著延长，并且可以不考虑 PD-L1 的表达水平；并且在 PD-L1 高表达的亚组，OS 显著延长。以上研究均证实，相比化疗，免疫联合化疗一线治疗晚期鳞状非小细胞肺癌可显著改善患者的 PFS 和 OS，且安全性可控。

在本中心开展的卡铂 + 紫杉醇 / 白蛋白 - 紫杉醇 ± 替雷利珠单抗一线治疗晚期鳞状非小细胞肺癌的Ⅲ期临床研究（RATIONALE 307）中，本例患者用药记录如表 1-1 所示，治疗期间，患者发生影响用药的不良事件主要包括Ⅰ～Ⅲ度骨髓抑制，在对症处理后均能够恢复至Ⅰ度或正常水平，并继续用药。在用药 2 个周期后的肿瘤评估即达到 PR，在随后 1 年的替雷利珠单抗 200mg q3w 维持治疗期间，患者的肿瘤疗效评价持续 PR 超过 1 年，PFS 已达 13 个月，并且不再出现用药相关的不良事件，在肿瘤控制的同时，生活质量也得到了极大的提高。2019 年美国临床肿瘤学会（ASCO）公布的替雷利珠单抗Ⅱ期临床研究数据显示：在鳞状非小细胞肺癌患者的治疗中，替雷利珠单抗联合含铂双药化疗的疗效、安全性和耐受性评价均显示良好。这样的结果也给了本例患者足够的治疗信心，也给了研究者积极研究的动力。2020 年发表在《临床肿瘤学杂志》上关于 KEYNOTE-407 HRQoL 评价的结果也显示：通过问卷随访，帕博利珠单抗联合化疗组对比单纯化疗组，在第 9 周和第 18 周评价时可以维持或者改善患者的生存质量，这与本例患者的情况十分相符。

表 1-1 患者用药记录表

访视编号	访视日期	用药情况
C1D1	2018 年 11 月 23 日	替雷利珠单抗＋白蛋白 - 紫杉醇＋卡铂
C1D8	2018 年 11 月 29 日	白蛋白 - 紫杉醇
C1D15	2018 年 12 月 5 日	#
C2D1	2018 年 12 月 13 日	替雷利珠单抗＋白蛋白 - 紫杉醇＋卡铂
C2D8	2018 年 12 月 21 日	白蛋白 - 紫杉醇
C2D15	2018 年 12 月 27 日	#
C3D1	2019 年 1 月 4 日	替雷利珠单抗＋白蛋白 - 紫杉醇＋卡铂
C3D8	2019 年 1 月 10 日	白蛋白 - 紫杉醇
C3D15	2019 年 1 月 16 日	白蛋白 - 紫杉醇
C4D1	2019 年 1 月 25 日	替雷利珠单抗＋白蛋白 - 紫杉醇＋卡铂
C4D8	2019 年 2 月 2 日	#
C4D15	2019 年 2 月 13 日	#
C5	2019 年 2 月 19 日	#
C6 ～ C19	2019 年 3 月 13 日～ 2019 年 12 月 15 日	替雷利珠单抗单药维持

注：2018 年 11 月 23 日首次用药，患者持续用药（# 表示因不良反应无法恢复至Ⅰ级，跳过该次用药）。

回顾本例患者的治疗过程，在适合的临床试验治疗的同时，患者及家属的良好配合和依从性也起到了至关重要的作用。综上所述，笔者认为，免疫联合化疗在晚期鳞状非小细胞肺癌患者一线治疗的疗效显著且安全可控。

（周建娅 张 培 浙江大学医学院附属第一医院）

参考文献

Jotte R，Cappuzzo F，Vynnychenko I，et al，2020. Atezolizumab in combination with carboplatin and nab-paclitaxel in advanced squamous NSCLC（IMpower131）：results from a randomized phase Ⅲ trial. J Thorac Oncol，15（8）：1351-1360.

Mazieres J，Kowalski D，Luft A，et al，2020. Health-related quality of life with carboplatin-paclitaxel or nab-paclitaxel with or without pembrolizumab in patients with metastatic squamous non-small-cell lung cancer. J Clin Oncol，38（3）：271-280.

Paz-Ares L G，Luft A，Tafreshi A，et al，2018. Phase 3 study of carboplatin- paclitaxel/nab-paclitaxel（Chemo）with or without pembrolizumab（Pembro）for patients（Pts）with metastatic squamous（Sq）non-small cell lung cancer（NSCLC）. J Clin Oncol，36（Suppl 15）：105.

病例 2　PD-L1 单抗治疗 *EGFR* 突变阳性Ⅳ期肺腺癌

一、病例介绍

（一）病史简介

患者男性，59 岁，因“咳嗽、咳痰 3 个月”就诊。

患者 3 个月前出现咳嗽、咳痰，自行口服罗红霉素等药物后症状减轻。2016 年 11 月 9 日外院就诊，胸部 CT 提示左肺上叶占位；双肺多发转移灶。

既往史：30 年前曾患肺结核，具体不详。否认高血压、糖尿病、心脏病病史。

个人史：少量饮酒史 20 年，戒酒 2 个月。吸烟史 30 年，每日 20 支。

家族史：否认家族遗传病史。

体格检查：神志清，精神可，双侧锁骨上淋巴结未触及肿大，双肺呼吸音清，未闻及明显干湿啰音，心率 78 次 / 分，律齐，未闻及明显病理性杂音，腹软，无压痛、反跳痛、肌紧张，肝脾肋下未触及，神经系统（–）。

实验室检查：血红蛋白 122g/L，白细胞计数 7.08×10^9/L，中性粒细胞计数 4.84×10^9/L，血小板计数 270×10^9/L，红细胞计数 3.96×10^{12}/L。CEA 96.10μg/L，CYFRA21-1 60.72μg/L，鳞状非小细胞肺癌抗原 1.1μg/L，NSE 34.57μg/L，CA125 270.4U/ml。

影像学检查：

PET-CT（2016 年 11 月 18 日）：①左肺上叶肿物，伴代谢不均匀增高，考虑肺癌原发灶，局部坏死，跨越叶间裂生长，呈多个结节融合状，与左肺门、纵隔 5 区淋巴结分界不清。左肺上叶斜裂，胸膜下结节，伴代谢增高；另双肺及胸膜下多个结节、肿物，伴代谢增高；考虑转移。左侧胸腔积液。②纵隔 4L、5 区及左肺门、左侧心包横膈组、左侧膈脚后、胃左区多个淋巴结肿大，伴代谢增高，考虑转移。左侧腋窝淋巴结肿大，伴代谢增高，炎症与转移待鉴别。③左侧第 5 和第 7 肋、左侧耻骨局部代谢增高灶，考虑转移可能性大。④右肾多发结石。前列腺代谢不均匀，请结合 PSA 随诊。⑤部分小肠代谢增高，考虑良性摄取。⑥右侧鼻咽轻度代谢增高，倾向良性摄取。双侧颈上深部小淋巴结肿大，伴代谢增高，首先考虑炎性病变。⑦扫描范围内右侧大腿内侧肌肉脂肪密度灶，未见代谢增高。

头颅 MRI（2016 年 12 月 10 日）：①右侧额叶结节，考虑转移瘤。②左侧颞叶异常信号小结节，高度可疑转移瘤。③左侧顶部环形异常信号影，不除外转移，建议随诊。

（二）临床诊断

左肺上叶低分化腺癌Ⅳ期（T3N2M1），左肺门、纵隔、左侧心包横膈组、左侧膈脚后、胃左区淋巴结转移，胸膜转移，骨转移，脑转移。

（三）病理诊断

患者 2016 年 11 月 30 日行左肺病灶穿刺活检，病理示分化差的癌，伴坏死。经免疫组化检测考虑肺腺癌。免疫组化：AE1/AE3（3+），TTF-1（3+），CK7（3+），Napsin A（3+），CDX2（2–），CK5/6（–），P63（–），P40（–），P501S（–），PSA（–），PD-L1（–）。分子病理：*EGFR* 突变（–），*KRAS* 突变（–），*CMET* 扩增 /14 外显子跳跃突变（–），*ROS1* 融合（–），*ALK* 融合（–）。

（四）诊疗经过

患者诊断为左肺上叶低分化腺癌 T4N2M1b（Ⅳ期）。2016 年 12 月～2017 年 3 月给予培美曲塞 + 卡铂方案化疗 4 个周期，2 个周期后疗效评价：疾病稳定（SD，靶病灶缩小 2%）；4 个周期后肺部病灶较前增大，疗效评价：疾病进展（PD）。化疗期间曾给予全脑放疗 40Gy，20 次，局部螺旋断层放疗（TOMO）加量至 60Gy。2017 年 4 月患者接受化疗耐药后肺部病灶穿刺活检，随后参加临床研究 Y029232，共给予 PD-L1 单抗阿特珠单抗 1200mg，18 个周期，最佳疗效评价为 PR（缩小 46%）（图 2-1）。2018 年 5 月 10 日复查胸、腹、盆腔 CT 提示左肺肿物明显增大，考虑疾病进展。2018 年 6 月 1 日～2018 年 10 月 13 日给予白蛋白 - 紫杉醇 + 贝伐珠单抗方案化疗 6 个周期，患者耐受可，肿瘤缩小，最佳疗效评价为 PR（缩小 35%）。此时对 2017 年 4 月所采集组织及外周血 ctDNA 行基因检测，发现均携带 *EGFR* 19p.A750_S752 缺失突变，其中组织中突变频率为 37.80%，ctDNA 中突变频率为 11.34%（表 2-1、表 2-2）。2019 年 1 月 9 日开始行厄洛替尼 150mg qd 治疗，最佳疗效评价为 PR（缩小 68%）（图 2-2），维持 PR。

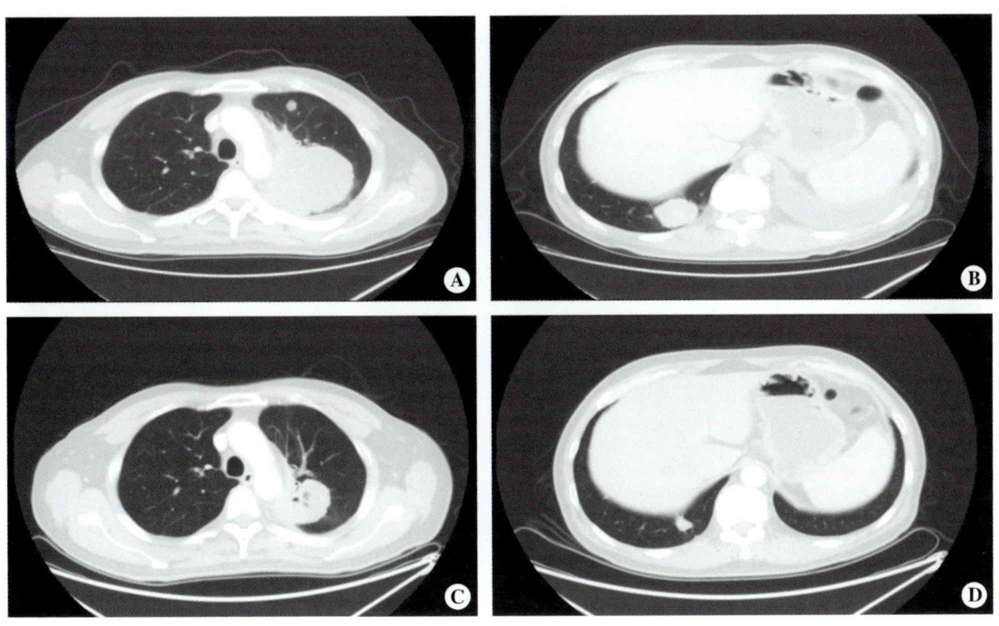

图 2-1　免疫治疗前后胸部 CT 疗效评价

左上肺下叶肺门处软组织影及右下肺团块状软组织影较前明显缩小，疗效评价为 PR。A、B. 免疫治疗前胸部 CT（2017 年 4 月 21 日）；C、D. 免疫治疗后胸部 CT（2017 年 8 月 29 日）

表 2-1 左上肺原发灶二次活检二代测序结果（2017 年 4 月 6 日）

基因	pHGVS	突变类型	突变频率（%）
EGFR	p.A750_S752del	蛋白质编码区缺失	37.80
*CDKN2*A	p.D74Afs*72	移码	33.04
TP53	p.G244V	错义	32.32
FAT1	p.N4071I	错义	23.38
BRCA1	p.L474*	无义	12.13
DDR2	p.L623V	错义	5.98

表 2-2 外周血 ctDNA 二代测序结果（2017 年 4 月 14 日）

基因	pHGVS	突变类型	突变频率（%）
EGFR	p.A750_S752del	蛋白质编码区缺失	11.34
FAT1	p.N4071I	错义	6.01
TP53	p.G244V	错义	5.61
CDKN2A	p.D74Afs*72	移码	5.06
BRCA1	p.L474*	无义	3.32
DDR2	p.L623V	错义	2.18

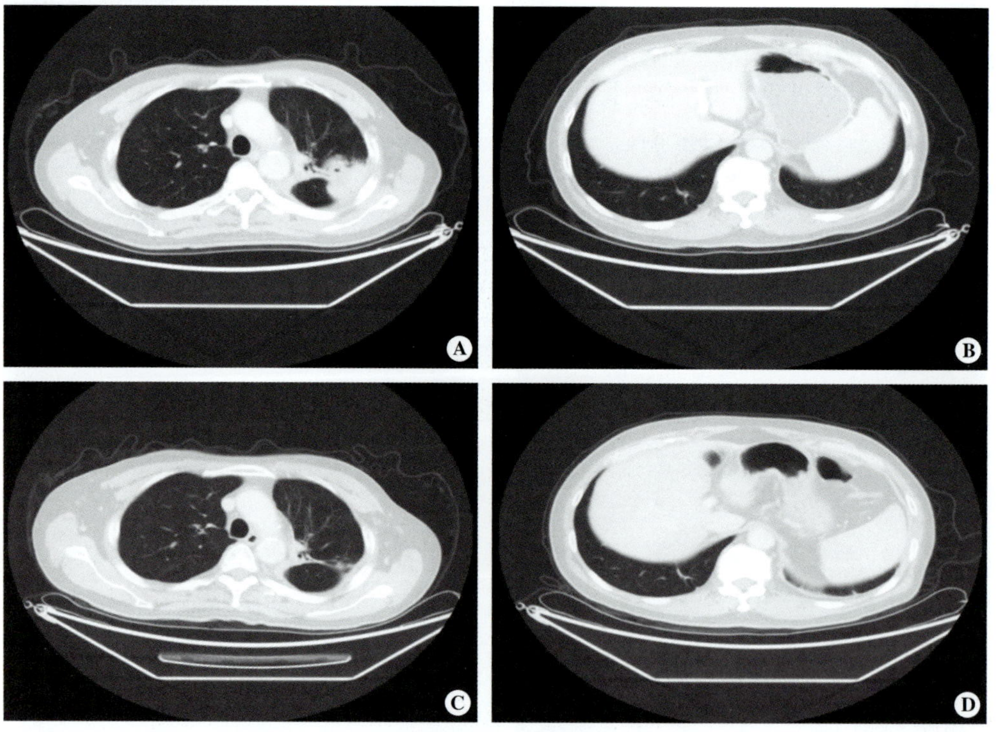

图 2-2 EGFR-TKI 前后胸部 CT 疗效评价

左上肺下叶肺门处软组织影及右下肺团块状软组织影较前明显缩小，疗效评价为 PR。A、B. EGFR-TKI 治疗前胸部 CT（2019 年 1 月 8 日）；C、D. EGFR-TKI 治疗后胸部 CT（2019 年 4 月 16 日）

二、病例点评

该患者为驱动基因（*EGFR* 敏感突变）阳性的晚期肺腺癌。既往研究显示对于 *EGFR* 突变阳性非小细胞肺癌（NSCLC）患者，单药 PD-1/PD-L1 单抗治疗疗效有限，客观缓解率约 4%。疗效差的原因可能包括浸润性 T 淋巴细胞较少，CD73 高表达、PD-L1 低表达，以及相对较低的突变负荷等。这部分患者的免疫治疗往往作为标准治疗失败后的后线治疗，针对 *EGFR* 突变型非小细胞肺癌的 CheckMate 722 研究和 KEYNOTE-789 研究正在进行中，尝试在此类患者中如何进行有效的免疫治疗。该患者由于化疗前组织标本中未检测到 *EGFR* 突变及 *ALK* 融合等基因变异，有机会入组阿特珠单抗二线临床试验，并获得 12.4 个月的 PFS，提示 *EGFR* 突变型肺癌患者中存在对免疫检查点抑制剂有效的人群。推测该例患者有效的机制可能与肿瘤异质性相关，*EGFR* 突变的肿瘤细胞并非主要克隆，而对 PD-L1 单抗敏感的肿瘤细胞为主要克隆，经过抗 PD-L1 治疗后这部分主克隆细胞被杀灭，*EGFR* 突变克隆得以生长，并对后续 EGFR-TKI 治疗有效。另外一种可能的推测是 *EGFR* 突变的肿瘤细胞同时携带新生抗原，因此对阿特珠单抗治疗有效，但实际上这部分肿瘤细胞同时对 EGFR-TKI 敏感。

另外一个有意思的现象是，该患者化疗前组织标本并未检测到 *EGFR* 突变（ARMS 法），但在一线化疗失败时的组织及血液 ctDNA 中经过 NGS法检测到了 *EGFR* 突变，虽然不能完全排除化疗压力导致 *EGFR* 突变的可能性，但更可能的解释是肿瘤异质性导致穿刺小标本未查见 *EGFR* 突变克隆，ARMS 检测方法敏感性低于 NGS（下一代测序），可导致假阴性等，同时也提示对于活检小标本未查见 *EGFR* 突变的晚期肺腺癌患者，再次进行高灵敏度血液基因检测或二次活检有重要作用。

虽然，携带 *EGFR* 敏感突变的非小细胞肺癌患者对 PD-1/PD-L1 抑制剂效果不理想，但由于我国 *EGFR* 突变型肺癌人群基数庞大，即便是较低的客观缓解率也代表相当数量的肺癌患者量。因此，需要进行更多免疫治疗疗效预测标志物的探索，如肿瘤特异性 TCR 克隆、基因表达特征谱及免疫微环境相关指标等，以更好地筛选出可能从免疫检查点抑制剂治疗中获益的 *EGFR* 突变型肺癌患者；另外，通过联合治疗如抗血管治疗等调节微环境的药物，提高这部分患者的免疫治疗疗效亦是未来研究方向。

（王志杰　中国医学科学院肿瘤医院）

参考文献

Gainor JF，Shaw AT，Sequist LV，et al，2016. EGFR mutations and ALK rearrangements are associated with low response rates to PD-1 pathway blockade in non-small cell lung cancer：a retrospective analysis. Clin Cancer Res，22（18）：4585-4593.

Lee CK，Man J，Lord S，et al，2018. Clinical and molecular characteristics associated with survival among patients treated with checkpoint inhibitors for advanced non-small cell lung carcinoma：a systematic review and meta-analysis. JAMA Oncol，4（2）：210-216.

Socinski MA，Jotte RM，Cappuzzo F，et al，2018. Atezolizumab for first-line treatment of metastatic nonsquamous NSCLC. N Engl J Med，378（24）：2288-2301.

病例 3　替雷利珠单抗联合化疗一线治疗Ⅳb 期鳞状非小细胞肺癌

一、病例介绍

（一）病史简介

患者男性，55 岁，因“左侧腰痛 4 个月，伴咳嗽、咳痰 2 个月”就诊。

患者 2018 年 11 月 25 日无明显诱因下出现左侧腰痛，2018 年 11 月 26 日外院 MRI：左侧椎弓及横突占位，骨质破坏，考虑转移瘤可能。患者未予重视。2019 年 1 月患者出现咳嗽、咳痰，偶有痰中带血，伴有左侧腰痛，无发热，无胸闷、气急。2019 年 3 月 14 日外院行 PET-CT：右肺上叶尖段（紧贴纵隔胸膜）类圆形软组织肿块、左下肺叶（膈上）小结节，左锁骨区、右肺门、气管前、腔静脉后多发肿大淋巴结，L_3 椎体左侧部及左侧附件骨质破坏伴 FDG 异常增高，考虑右肺癌伴骨转移。2019 年 3 月 19 日外院胸部 CT：右肺上叶软组织占位，伴右肺门及纵隔淋巴结肿大，考虑恶性病变。左下肺结节，考虑转移瘤。2019 年 3 月 19 日行 CT 引导下右肺病灶穿刺活检，病理：非小细胞肺癌，酶标结果提示鳞状非小细胞肺癌。酶标结果：TTF-1（–），P40（+），CK（+），SPT24（–），PD-L1（22C3）（–）。基因检测：*EGFR* 野生型，*ALK*（–），*ROS1*（–），*BRAF*（–），*KRAS*（–）。入院治疗。

既往史：慢性胰腺炎病史 4 年。痛风病史 16 年，现口服双氯芬酸钠肠溶缓释胶囊治疗。

个人史：吸烟史 30 年，每日 80 支。饮酒史 30 年，每日约 250ml。

家族史：家人健康。无传染情况，无家族遗传病史。

体格检查：神志清，精神可，双侧锁骨上淋巴结未触及肿大，双肺呼吸音清，未闻及明显干湿啰音，心率 88 次 / 分，律齐，未闻及明显病理性杂音，腹软，无压痛、反跳痛、肌紧张，肝脾肋下未触及，神经系统（–）。

实验室检查：血常规、血生化、凝血功能正常。血肿瘤标志物：CEA 1.96μg/L，CYFRA21-1 14.03μg/L，鳞状非小细胞肺癌抗原 2.70μg/L，NSE 13.33μg/L，CA125 12.4U/ml。

影像学检查：

腹部彩超（2019 年 3 月 22 日）：脂肪肝，胆囊未见占位，脾未见占位，肾未见占位，右肾肾乳症，右肾囊肿，双侧肾上腺区未见占位，未见胸腔积液，左锁骨上淋巴结肿大（11mm×5mm）。

头颅 MRI（2019 年 3 月 30 日）：双侧额顶叶及侧脑室旁缺血灶。两侧上颌窦炎症。

胸部 CT（2019 年 4 月 1 日）：右肺上叶软组织占位较前饱满，伴右肺门及纵隔淋巴结肿大，考虑恶性病变。左下肺结节：转移瘤可能。两肺慢性炎症。两侧胸膜局部增厚。随访。

病理会诊（2019 年 3 月 26 日）：（右肺活检）鳞状非小细胞肺癌。

（二）临床诊断

支气管肺癌，原发性，中央型，右肺上叶，鳞状非小细胞肺癌，c-T3N3M1b（骨、肺），Ⅳ b 期，

EGFR 野生型，ALK（-），ROS1（-），BRAF（-），KRAS（-），PD-L1（22C3）（-），PS 1。

（三）诊疗经过

患者入院后，病理科会诊：（右肺活检）鳞状非小细胞肺癌。同时行全身检查，完善分期。患者符合“一项替雷利珠单抗（BGB-A317，抗 PD-1 抗体）联合紫杉醇 + 卡铂或白蛋白 - 紫杉醇加卡铂对比仅用紫杉醇加卡铂作为未经治疗的晚期鳞状非小细胞肺癌患者的一线治疗的有效性和安全性的Ⅲ期、多中心、随机、开放性研究”的入排标准。于 2019 年 3 月 26 日签署知情同意书，参加该临床试验。

患者于 2019 年 4 月 9 日行白蛋白 - 紫杉醇 180mg d1 d8 d15+ 卡铂 627mg d1+ 替雷利珠单抗 200mg d1 治疗。化疗后Ⅰ度骨髓抑制，Ⅰ度便秘，Ⅰ度乏力。2019 年 4 月 30 日行白蛋白 - 紫杉醇 180mg d1 d8 d15+ 卡铂 539mg d1+ 替雷利珠单抗 200mg d1 化疗，化疗后出现Ⅰ度骨髓抑制。2019 年 5 月 9 日患者出现发热，最高体温 38.2℃，予以头孢呋辛抗感染治疗 1 天后，患者体温正常。患者治疗 2 个周期后疗效评价为 PR（图 3-1），患者腰背部疼痛较前明显好转。故于 2019 年 5 月 21 日行白蛋白 - 紫杉醇 180mg d1 d8 d15+ 卡铂 529mg d1+ 替雷利珠单抗 200mg d1 治疗，化疗后出现Ⅱ度骨髓抑制。2019 年 6 月 17 日行白蛋白 - 紫杉醇 180mg d1 d8 d15+ 卡铂 529mg d1+ 替雷利珠单抗 200mg d1 治疗，治疗后无明显不适。2019 年 6 月 26 日疗效评价为 PR。患者于 2019 年 7 月 9 日及 2019 年 7 月 30 日予以 2 个周期替雷利珠单抗 200mg 维持治疗，治疗期间Ⅰ度骨髓抑制。2019 年 8 月 10 日疗效评价为 PR。2019 年 8 月 20 日及 2019 年 9 月 10 日继续予以 2 个周期替雷利珠单抗 200mg 维持治疗。2019 年 9 月 24 日疗效评价为 PR（图 3-1）。2019 年 9 月 29 日继续予以替雷利珠单抗 200mg 维持治疗。在治疗期间，患者同时予以唑来膦酸（择泰）4mg q3w 治疗。患者咳嗽、咳痰及腰痛都较前明显好转，后继续予以替雷利珠单抗 200mg 维持治疗至疾病进展。

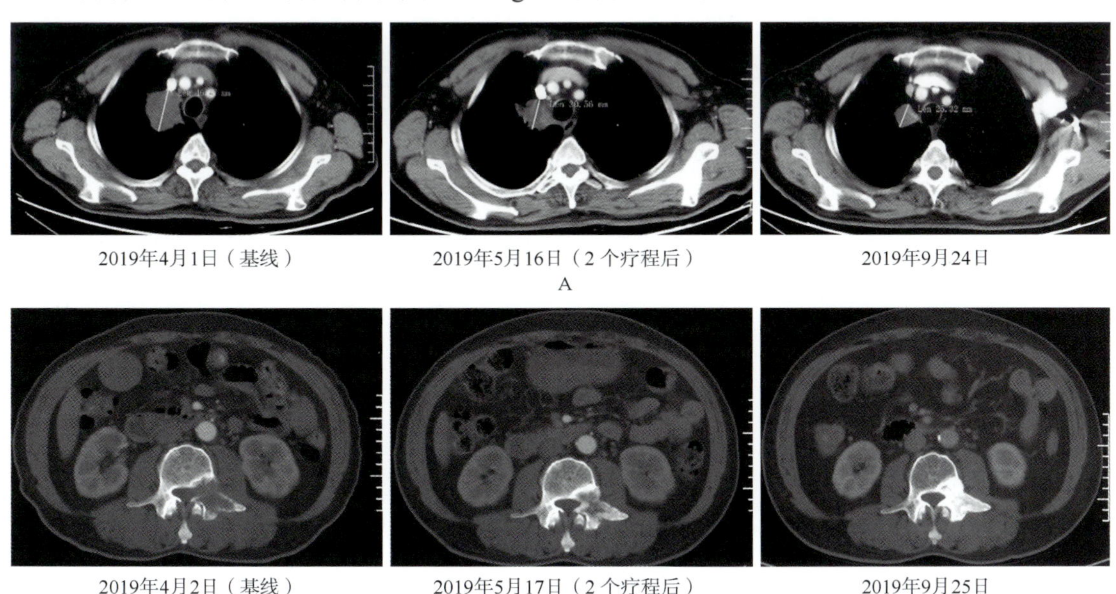

图 3-1　治疗前后胸部 CT 及腹部 CT 疗效评价

疗效评价为 PR。A. 右肺病灶；B. L_3 椎体

二、病例点评

不可手术切除的晚期鳞状非小细胞肺癌一直是临床上比较棘手的问题。因为这部分患者多为驱动基因阴性，无法予以靶向治疗，而能选择的传统化疗药物又比较有限。庆幸的是，随着免疫疗法时代的到来，PD-1/PD-L1 抑制剂在晚期鳞状非小细胞肺癌的治疗中已经取得了很大进展。2019 年 ESMO Asia 上报道了 KEYNOTE-407 研究的中国人群数据。研究表明，帕博利珠单抗联合化疗组的中位 OS 为 17.3 个月，中位 PFS 为 8.3 个月。单纯化疗组的中位 OS 为 12.6 个月，而中位 PFS 仅为 4.2 个月。联合组的死亡风险降低了 56%（HR 0.44），疾病进展风险降低了 68%（HR 0.32，$P < 0.0001$）。相比其他地区，我国鳞状非小细胞肺癌人群更能从帕博利珠单抗联合化疗中获益。除帕博利珠单抗外，抗 PD-1 抗体替雷利珠单抗（BGB-A317）的相关研究也在进行中。RATIONALE 206 研究是一项评估替雷利珠单抗联合化疗一线治疗我国晚期肺癌患者的疗效、安全性与药代动力学的开放标签、多队列、Ⅱ期临床研究。其中队列 A 纳入鳞状非小细胞肺癌患者 15 例，予以替雷利珠单抗 + 紫杉醇 + 顺铂 / 卡铂治疗。研究结果显示 ORR 为 80%，疾病控制率（DCR）为 93.3%，中位 PFS 为 7.0 个月，中位 OS 尚未达到。这个结果也是比较喜人的，所以在这一研究结果基础上，又进一步开展了一项针对我国人群晚期非小细胞肺癌的Ⅲ期临床试验：一项替雷利珠单抗（BGB-A317，抗 PD-1 抗体）联合紫杉醇 + 卡铂或白蛋白 - 紫杉醇 + 卡铂对比仅用紫杉醇 + 卡铂作为未经治疗的晚期鳞状非小细胞肺癌患者的一线治疗的有效性和安全性的Ⅲ期、多中心、随机、开放研究，而本病例中的患者就是进入了该研究。在接受了 4 个周期的白蛋白 - 紫杉醇 + 卡铂联合替雷利珠单抗治疗后，一直予以替雷利珠单抗维持治疗。该方案显示出了很好的疗效和安全性。无论是原发病灶，还是 L_3 的骨转移病灶，都得到了很好的控制。我们也期待其结果早日公布，能给鳞状非小细胞肺癌患者多一个治疗方案的选择。

在肺癌中，骨转移很常见，多为溶骨性改变，容易引起骨相关事件（skeletal-related event，SRE）。针对肺癌骨转移应采用以全身治疗为主的综合治疗，包括化疗、分子靶向治疗、免疫治疗。在控制原发疾病的同时，合理地予以局部治疗，包括放疗和双膦酸盐治疗。治疗目的主要是缓解患者症状，预防病理性骨折等骨相关事件，从而提高患者生活质量，延长生命。在本病例中，患者接受了白蛋白 - 紫杉醇 + 卡铂联合替雷利珠单抗进行全身治疗，同时予以唑来膦酸治疗。L_3 骨转移病灶的溶骨破坏区减小，周围出现硬化边，呈成骨性改变，患者的症状也有明显的改善。该治疗方案对肺原发病灶和骨转移病灶均有很好的控制，故未进一步给予骨放疗等局部治疗。但在后续治疗过程中，还需要严密随访患者的症状及影像学表现。

（沈　岚　上海市胸科医院）

病例 4　帕博利珠单抗治疗Ⅳ期肺腺癌克服耐药探索

一、病例介绍

（一）病史简介

患者男性，64 岁，因“发现颈部包块 2 天”入院。

既往史：2016 年行单孔胸腔镜下左下肺切除术，术后诊断左肺中－低分化腺癌 T2N0M0，2017 年 1 ～ 4 月行 4 个周期 PP 辅助化疗；高血压病史，服用培哚普利片（4mg qd）及美托洛尔（23.75mg qd），血压控制可；2 型糖尿病病史，服用二甲双胍（500mg bid）控制血糖，血糖控制可；多次脑梗死病史，长期服用硫酸氢氯吡格雷片、瑞舒伐他汀钙片等药物；冠心病病史，2017 年 7 月行冠状动脉支架置入术。

个人史：吸烟史 47 年，每日 60 支；饮酒史 40 年，每日 400ml。

家族史：无特殊。

体格检查：T 36.4℃，P 84 次 / 分，R 20 次 / 分，BP 105/66mmHg，发育正常、营养稍差、神志清、自主体位，查体合作。全身皮肤、巩膜无黄染，右侧颈部淋巴结肿大，双肺呼吸音清晰，未闻及啰音。心率 84 次 / 分，律齐，各瓣膜听诊区未闻及杂音，腹平软，肠鸣音正常，全腹无压痛，肝脾肋下未触及，双下肢无水肿，病理征阴性。

实验室检查：血常规、血生化、凝血功能、肺癌标志物在正常范围。

影像学检查：

PET-CT（2017 年 11 月 15 日）：①右侧颈部淋巴结肿大，代谢增高；右肾上腺占位，代谢增高；结合上述病史考虑为肿瘤细胞性病变可能（图 4-1A、图 4-1B）。②双肺门淋巴结显影，代谢增高；纵隔淋巴结增多，代谢无增高，以上较前均无明显变化。③右肺中叶水平裂旁小结节，代谢无增高，建议观察。

PET-CT（2018 年 7 月 27 日）：①右颈部淋巴结切除术后，右肾上腺区占位较前明显减小，代谢较前减低（图 4-1C、图 4-1D），原腹膜后高代谢淋巴结未见显影；②纵隔及双肺门淋巴结增多，呈轻度代谢，部分代谢较前减低，建议观察；③右肺中叶水平裂旁小结节。

PET-CT（2019 年 2 月 20 日）：右肾上腺区占位较前增大，代谢较前增高，考虑肿瘤性病变进展。

头部磁共振平扫＋增强＋弥散（2019 年 6 月 24 日）：①左侧枕叶异常信号，结合病史考虑放疗后改变，较前（2019 年 2 月 20 日）周围水肿加重，建议复查；②右侧额顶叶交界区脑表面小结节强化灶，考虑转移可能，较前新发（图 4-2A、图 4-2B）；③双侧额叶皮层下、双侧半卵圆中心、放射冠区多发缺血 / 腔梗灶；④脑桥小软化灶形成；⑤双侧额部硬膜下积液；⑥脑萎缩；⑦蝶窦及双侧上颌窦炎。

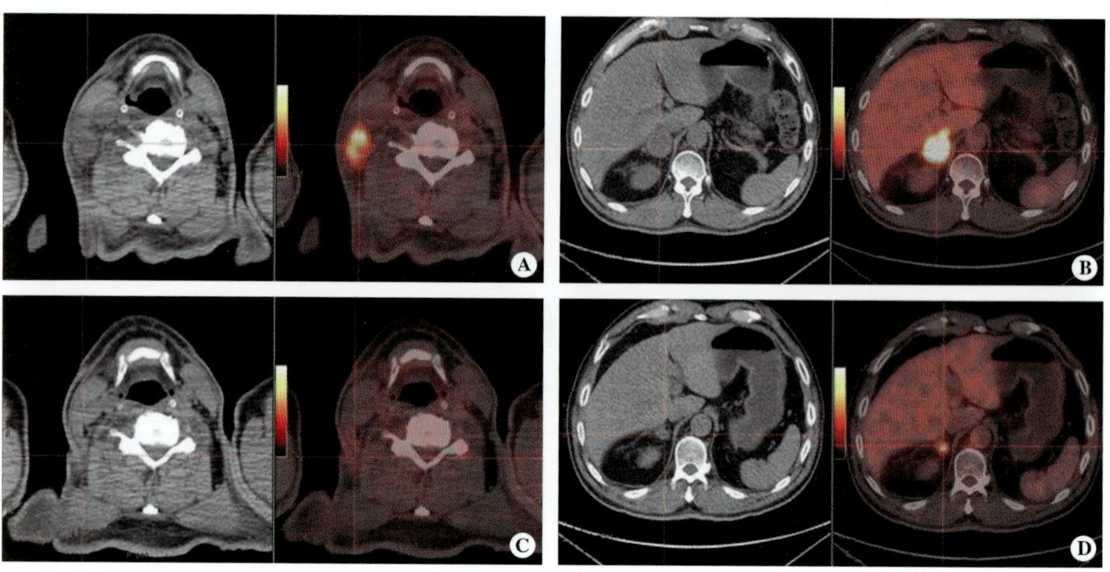

图 4-1 PET-CT

A. 右侧颈部淋巴结肿大，代谢增高；右肾上腺占位，代谢增高（2017 年 11 月 15 日）；B. 右肾上腺占位，代谢增高（2017 年 11 月 15 日）；C. 右颈部淋巴结切除术后（2018 年 7 月 27 日）；D. 右肾上腺区占位较前明显减小，代谢较前减低（2018 年 7 月 27 日）

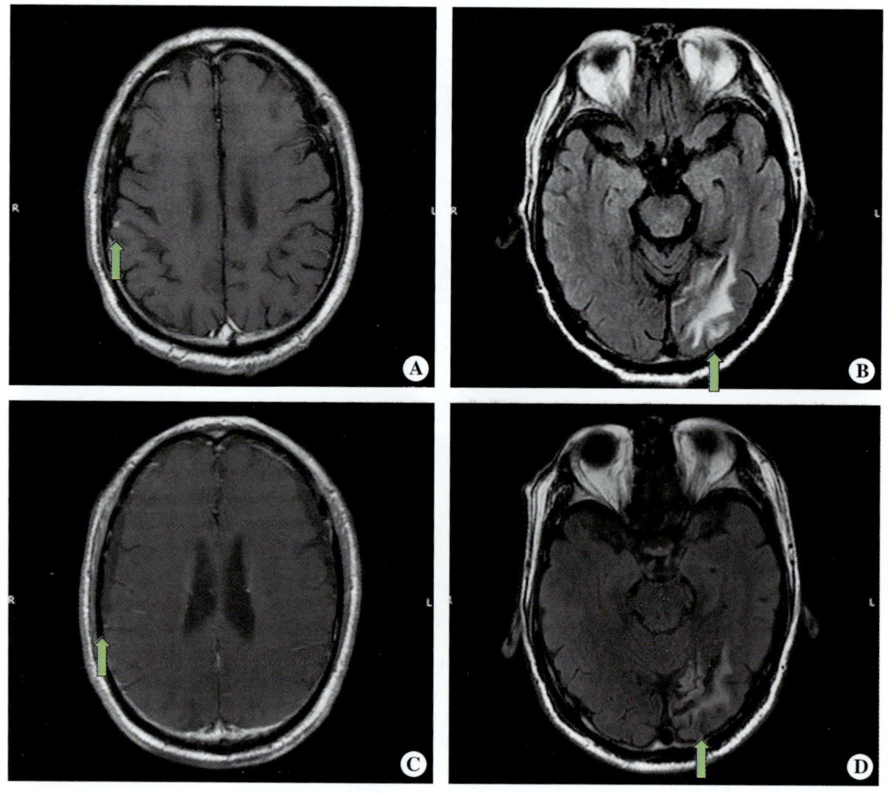

图 4-2 头部 MRI

A. 左侧枕叶异常信号，结合病史考虑放疗后改变，较前（2019 年 2 月 20 日）周围水肿加重（2019 年 6 月 24 日）；B. 右侧额顶叶交界区脑表面小结节强化灶，考虑转移可能，较前新发（2019 年 6 月 24 日）；C. 左侧枕叶异常信号，较前水肿减轻，结合病史考虑放疗后改变（2019 年 10 月 24 日）；D. 右侧顶叶交界区脑表面小结节强化灶，考虑转移可能，病灶较前变小（2019 年 10 月 24 日）

头部磁共振平扫 + 增强 + 弥散（2019 年 10 月 24 日）：①左侧枕叶异常信号，较前水肿减轻，结合病史考虑放疗后改变；②右侧额顶叶交界区脑表面小结节强化灶，考虑转移可能，病灶较前变小（图 4-2C、图 4-2D）；③双侧额叶皮层下、双侧半卵圆中心、放射冠区多发缺血 / 腔梗灶；④脑桥小软化灶形成；⑤双侧额部硬膜下积液；⑥脑萎缩；⑦蝶窦及双侧上颌窦炎。

（二）临床诊断

左肺中低分化腺癌术后复发（颈部、纵隔、肾上腺、脑），*EGFR*（–），*ALK*（–），PD-L1 检测表达 60%。

（三）病理诊断

（1）右侧颈部淋巴结活检病理：淋巴结转移性中 - 低分化腺癌，结合病史，考虑肺腺癌转移（图 4-3A）。

（2）右侧肾上腺切除病理：转移性低分化癌，考虑肺腺癌转移（图 4-3B）。免疫组化：CgA（–），Syn（–），Ki-67（90% 左右 +）。

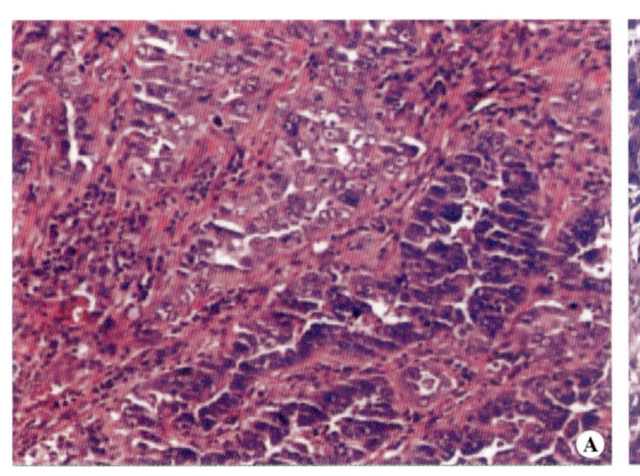
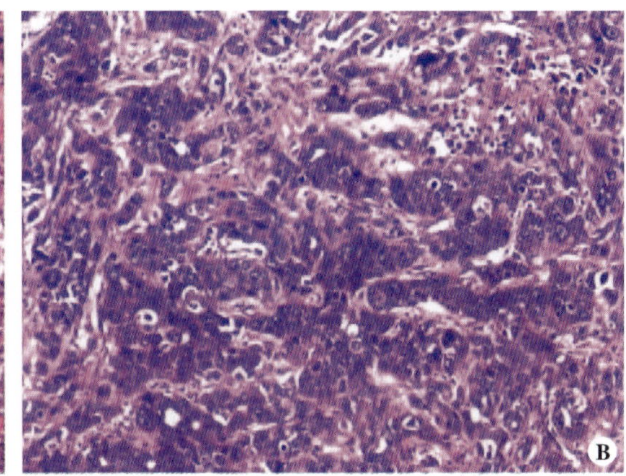

图 4-3 病理结果

A. 右侧颈部淋巴结活检病理：淋巴结转移性中低分化腺癌，结合病史，考虑肺腺癌转移；B. 右侧肾上腺切除病理：转移性低分化癌，考虑肺腺癌转移

（四）诊疗经过

患者于 2017 年 11 月 21 日行右颈部淋巴结活检术，术后病理：右颈部淋巴结转移性中低分化腺癌，结合临床病史，考虑肺腺癌转移。NGS 基因检测结果：*EGFR*（–），*ALK*（–），PD-L1 检测表达 60%。2017 年 12 月 1 日开始行帕博利珠单抗（200mg）免疫治疗，过程顺利。后定期复查，患者病情稳定。2017 年 12 月外院头部磁共振示左侧枕叶病灶，患者无明显症状，未给予特殊处理。2018 年 8 月复查头部磁共振示左侧枕叶病灶水肿带增大，2018 年 8 月 9 ～ 17 日行脑大体肿瘤靶区（GTV）（3000cGy/5f）立体定向放疗，过程顺利。2019 年 2 月 20 日 PET-CT：右肾上腺区占位较前增大，代谢较前增高，考

虑肿瘤性病变进展。于 2019 年 3 月 4 日全麻下行腹腔镜下右侧肾上腺占位切除术。术后病理：（右肾上腺肿块）转移性低分化癌，结合临床病史及免疫组化结果，考虑为肺腺癌转移。NGS 组织基因检测结果：PD-L1 检测表达 60%，*KRAS* 突变，丰度 58.4%，*ARID1A* 无义突变，*RB1*、*TP53* 突变。于 2019 年 4 月 1 日开始行 2 个周期白蛋白 - 紫杉醇（130mg/m^2 d1 d8）+ 帕博利珠单抗（200mg q3w）治疗。影像学复查评价疗效为 SD。后患者因化疗耐受性差，拒绝原方案继续治疗，于 2019 年 6 月 3 日开始继续单药帕博利珠单抗 200mg 治疗，过程顺利。2019 年 6 月 24 日头部磁共振平扫 + 增强 + 弥散：左侧枕叶异常信号，结合病史考虑放疗后改变，较前（2019 年 2 月 20 日）周围水肿加重，建议复查；右侧额顶叶交界区脑表面小结节强化灶，考虑转移可能，较前新发。请放射科专家会诊：左侧枕叶异常信号，结合病史考虑放疗后改变，较前（2019 年 2 月 20 日）周围水肿加重，右侧额顶叶交界区脑表面小结节强化灶，多为新发转移灶。于 2019 年 6 月 26 日开始接受帕博利珠单抗（200mg）+ 贝伐珠单抗（500mg）治疗，过程顺利。2019 年 10 月 24 日头部磁共振平扫 + 增强 + 弥散：右侧额顶叶交界区脑表面小结节强化灶，考虑转移可能，病灶较前变小。继续行帕博利珠单抗（200mg）单药治疗。

二、病例点评

免疫治疗近年来成为晚期非小细胞肺癌治疗的重要手段之一，就整体人群而言，其有效率约为 20%，对于 PD-L1 高表达（≥ 50%）患者其有效率高达 45%。晚期非小细胞肺癌对于免疫治疗平均反应持续时间为 12 ～ 25 个月，为传统化疗的 2 ～ 3 倍。

本例患者诊断为左肺中低分化腺癌术后复发（颈部、纵隔、肾上腺、脑），*EGFR*（–），*ALK*（–），PD-L1 检测表达 60%，根据 2017 年美国国立综合癌症网络（NCCN）指南第 9 版推荐，PD-L1 高表达、驱动基因阴性患者可选择免疫治疗，因此 2017 年 12 月患者开始接受帕博利珠单抗单药治疗，PFS 为 8 个月。2018 年 8 月患者出现脑寡转移病灶进展，根据 NCCN 指南推荐，肺腺癌患者出现脑寡转移病灶可考虑手术或立体定向放疗，与患者沟通后，选择脑部速锋刀放疗，后继续使用帕博利珠单抗单药治疗，PFS 为 7 个月。2019 年 2 月患者再次出现局部耐药，肾上腺病灶进展，根据 Gettinger 等的一项回顾性研究结果显示，免疫治疗患者出现局部耐药后进行局部治疗，患者可有生存获益，与患者充分沟通后，选择肾上腺局部病灶切除，肿瘤病理类型由中低分化腺癌转化为低分化腺癌，Ki-67 指数高达 90%，再次进行 NGS 基因检测，PD-L1 表达为 60%，此时选择继续帕博利珠单抗 + 白蛋白 - 紫杉醇治疗，患者因治疗耐受性不佳，停止白蛋白 - 紫杉醇化疗，PFS 为 3 个月。2019 年 6 月患者脑部出现新发病灶，基础研究结果显示，免疫治疗联合抗血管生成治疗可增强免疫治疗效果，综合考虑患者体能状态，于 2019 年 6 月开始帕博利珠单抗 + 贝伐珠单抗治疗，脑部新发病灶缩小，PFS ＞ 6 个月。至此，患者在帕博利珠单抗治疗中出现 3 次局部耐药，根据不同耐药部位选择 SBRT 放疗、手术、贝伐珠单抗治疗，成功克服免疫耐药，PFS ＞ 24 个月。

目前免疫治疗耐药的发生机制及发生率均未明确，为何部分患者免疫治疗过程中持续获益、部分患者原发耐药、部分患者治疗一段时间后获得性耐药，是大家关注及讨论的热点。Gettinger 等于 2018 年发表了一项关于免疫耐药患者临床特点及处理的回顾性单中心研究，文中收集了耶鲁癌症中心进行免疫治疗后获得性耐药的 26 例非小细胞肺癌患者的临床数据，研究结果显示，患者 2 年生存率为 70%，发生获得性耐药平均时间为 313 天（约 10 个月），54% 的患者为单处病灶进展，35% 的患者为 2 处病灶进展，15 例患者（58%）接受了局部治疗（放疗 / 手术 / 冷冻疗法），其中 11 例患者继续使用免疫治疗。耐药后接受局部治疗的患者 2 年生存率高达 92%，高于整体人群，因此作者认为，接受免疫治疗局部耐药患者在接受局部治疗后，可有生存获益。关于免疫治疗获得性耐药的临床研究非常少，如何克服免疫治疗获得性耐药尚无定论。本病例为解决这一难题提供了值得探索的方向，对于免疫治疗有反应的患者，在出现局部进展以后，进行局部治疗；不适合局部治疗的患者加用化疗、抗血管治疗，同时免疫治疗不中断，可能使患者获益。

（王金林　褚　倩　华中科技大学同济医学院附属同济医院）

参考文献

Borghaei H，Paz-Ares L，Horn L，et al，2015. Nivolumab versus docetaxel in advanced nonsquamous non-small-cell lung cancer. N Engl J Med，373（17）：1627-1639.

Garon EB，Rizvi NA，Hui R，et al，2015. Pembrolizumab for the treatment of non-small-cell lung cancer. N Engl J Med，372（21）：2018-2028.

Gettinger SN，Horn L，Gandhi L，et al，2015. Overall survival and long-term safety of nivolumab（anti-programmed death 1 antibody，BMS-936558，ONO-4538）in patients with previously treated advanced non-small-cell lung cancer. J Clin Oncol，33（18）：2004-2012.

Gettinger SN，Wurtz A，Goldberg SB，et al，2018. Clinical features and management of acquired resistance to PD-1 axis inhibitors in 26 patients with advanced non-small cell lung cancer. J Thorac Oncol，13（6）：831-839.

Herbst RS，Baas P，Kim DW，et al，2016. Pembrolizumab versus docetaxel for previously treated，PD-L1-positive，advanced non-small-cell lung cancer（KEYNOTE-010）：a randomized controlled trial. Lancet，387（10027）：1540-1550.

Reck M，Rodríguez-Abreu D，Robinson AG，et al，2016. Pembrolizumab versus chemotherapy for PD-L1-positive non-small-cell lung cancer. N Engl J Med，375（19）：1823-1833.

Rittmeyer A，Barlesi F，Waterkamp D，et al，2017. Atezolizumab versus docetaxel in patients with previously treated non-small-cell lung cancer（OAK）：a phase 3，open-label，multicentre randomized controlled trial. Lancet，389（10066）：255-265.

Tian L，Goldstein A，Wang H，et al，2017. Mutual regulation of tumour vessel normalization and immunostimulatory reprogramming. Nature，544（7649）：250-254.

病例 5 替雷利珠单抗单药二线治疗Ⅳ期鳞状非小细胞肺癌，PFS 超 25 个月

一、病例介绍

（一）病史简介

患者男性，59 岁，因“确诊左上鳞状非小细胞肺癌 1 年余，化放疗后”就诊。

患者于 2017 年 4 月体检发现左上肺阴影，于外院行 PET-CT：左上叶占位伴代谢增高，最大截面 55mm×52mm，远端阻塞性改变，右颈后三角区、双侧锁骨上区、纵隔及左肺门多发肿大淋巴结，伴代谢增高，考虑转移。气管镜提示左舌叶上舌段支气管开口肿物，表面覆盖坏死物，下舌段各亚段狭窄，气管镜细胞学病理诊断发现鳞状非小细胞肺癌细胞。2017 年 5 月 15 日～2017 年 8 月 1 日行吉西他滨联合顺铂化疗 4 个周期，出现Ⅱ度骨髓抑制，病灶有所缩小，疗效评价为 SD。2017 年 8 月 31 日～2017 年 10 月 7 日行胸部放疗，照射范围包括肺部病灶及转移淋巴结，95% 计划靶区（PTV）46.8Gy/26f，95% 肿瘤计划靶区（PGTV）55.9Gy/26f，放疗后肿物较前明显缩小，最佳疗效评价为 PR。出现Ⅰ度放射性肺炎，Ⅰ度放射性食管炎，Ⅱ度骨髓抑制，予以对症治疗。2018 年 3 月复查发现左上肺病灶较放疗后增大，病变进展，为进一步诊治收入院。

既往史：既往体健。

个人史：吸烟史 30 年，平均每日 20 支；少量饮酒。

家族史：无特殊。

体格检查：神志清，精神可，双侧锁骨上淋巴结未触及肿大，双肺呼吸音清，未闻及干湿啰音，心率 84 次 / 分，律齐，未闻及病理性杂音，腹软，无压痛、反跳痛、肌紧张，肝脾肋下未触及，神经系统（–）。

影像学检查：

胸部 CT（外院，2018 年 3 月）：左上肺病灶较放疗后增大，病情进展。

（二）临床诊断

左上鳞状非小细胞肺癌，左肺门、纵隔淋巴结转移，双侧锁骨上、右颈淋巴结转移，放化疗后，放射性肺炎，T3N3M1b，Ⅳ期。

（三）诊疗经过

血常规（2018 年 4 月 2 日）：血红蛋白 136g/L，白细胞计数 6.58×10^9/L，中性粒细胞计数 4.6×10^9/L，血小板计数 252×10^9/L；肿瘤标志物（2018 年 4 月 2 日）：CEA 3.51μg/L，NSE

13.62μg/L，胃泌素前体 44.48 pg/ml，鳞状非小细胞肺癌抗原 0.72μg/L，CYFRA21-1 11.27μg/L。

胸部增强 CT（2018 年 4 月 3 日）：左上肺 30mm×28mm 不规则软组织密度影，形态不规则，增强呈不规则强化，左舌叶不规则片状高密度影，双肺纵隔旁片状高密度影及条索影，纵隔内可见小淋巴结，双侧胸膜增厚。头部增强 MRI（2018 年 4 月 2 日）：双侧大脑非特异性脑白质改变。腹部增强 CT（2018 年 4 月 4 日）：双肾小囊肿。盆腔增强 CT（2018 年 4 月 5 日）：未见明显异常。骨扫描：未见明显骨转移。

左上叶肺穿刺活检病理：角化型鳞状非小细胞肺癌。ALK（–）。免疫组化（dako 平台，22C3 抗体）：PD-L1（90%+）见图 5-1。

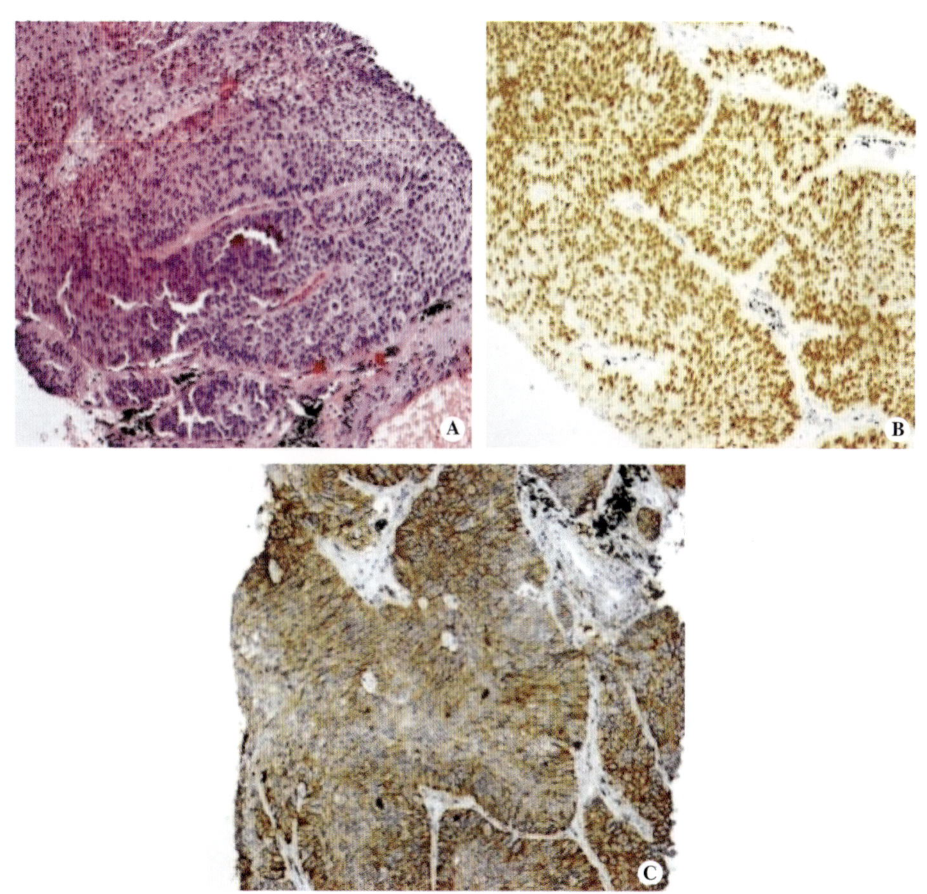

图 5-1 肺穿刺活检病理

A. HE 染色，角化型鳞状非小细胞肺癌；B. 免疫组化提示 P40（+）；C. PD-L1（90%+）（dako 平台，22C3 抗体）

临床分期：T3N3M1b，Ⅳ期，符合替雷利珠单抗（BGB-A317）对照多西他赛的二线 / 三线治疗晚期非小细胞肺癌Ⅲ期临床研究，患者自愿签署知情同意书，随机至试验组，2018 年 4 月 25 日～2020 年 6 月 3 日共进行 33 个周期替雷利珠单抗（200mg q3w）治疗。治疗 6 个周期后复查靶病灶，左上肺结节直径由 30mm 缩小至 24mm，缩小 20%，最佳疗效评价为 SD，见图 5-2。

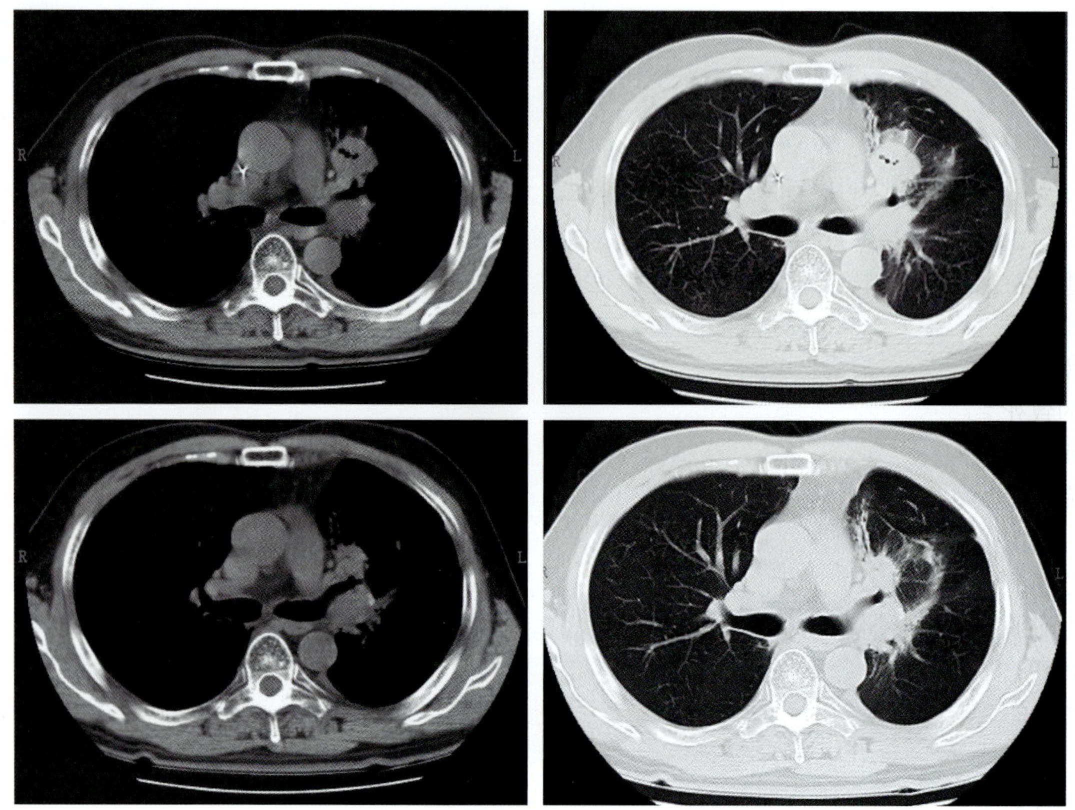

图 5-2　免疫治疗前及 6 个周期治疗后胸部 CT

左上叶靶病灶直径由 30mm 缩小至 24mm，缩小 20%，疗效评价为 SD

2019 年 6 月 8 日患者出现胸闷 4 次，外院查心电图及心肌酶均无异常，嘱其密切随诊；2019 年 6 月 9 日患者胸闷加重，心电图无异常，心肌酶动态升高，建议转诊。冠脉造影提示前降支单支病变，狭窄超过 75%，置入支架 2 枚，患者胸闷症状缓解，心肌酶降至正常范围。后口服氯吡格雷、肠溶阿司匹林、阿托伐他汀等，心内科评估病情稳定后，2019 年 8 月 6 日重启替雷利珠单抗治疗，肿瘤病变稳定。

二、病例点评

接受二线治疗的晚期非小细胞肺癌预后差，多西他赛单药化疗是标准治疗，中位生存期仅为 5 ～ 10 个月，缓解率为 6% ～ 11%，已经获批的抗 PD-1/PD-L1 单抗作为二线治疗，较多西他赛 OS 延长 2 ～ 3 个月。CheckMate 017 试验在 272 例经过预治疗的鳞状非小细胞肺癌患者中对比纳武单抗与多西他赛的疗效，OS 和 PFS 均显著延长（中位 OS 9.2 个月 vs 6.0 个月，中位 PFS 3.5 个月 vs 2.8 个月），死亡风险降低 41%。CheckMate 078 试验是全球首个以中国人群为主的临床试验，充分证实纳武单抗在中国晚期非小细胞肺癌患者二线治疗中的疗效及安全性，与 CheckMate 017/057 试验结果高度一致。

替雷利珠单抗是一种新型国产 PD-1 单抗，属于免疫检查点抑制剂（ICI），前期试验显示出其有更好的有效性及可控的安全性，免疫相关不良反应与其他PD-1单抗一致，曾有1例接受替雷利珠单抗联合紫杉醇和顺铂化疗单次给药的患者发生了致命性心肌炎。

本例患者一线放化疗PFS仅为10个月。病变进展后再次活检提示PD-L1（90%+），接受替雷利珠单抗单药二线治疗目前已经取得了超过25个月的PFS，治疗仍在进行中。2020年4月患者出现Ⅰ度氨基转移酶升高，考虑为阿托伐他汀所致，调整为瑞舒伐他汀及口服保肝药物对症治疗，2周后复查氨基转移酶恢复正常；未见明显免疫相关不良反应。患者从替雷利珠单抗治疗中获益明显，考虑与其PD-L1高表达，为ICI治疗的优势人群有关。

患者突发胸闷，心肌酶动态升高，心电图表现不典型，在ICI治疗第14个月发生非免疫相关性心肌炎（常见发生时期为ICI用药第1～2个周期后）。因免疫相关性心肌炎的致死率高达46%，理论上可以发生在ICI用药期间甚至停药后。本例患者经过鉴别诊断明确为伴发的急性非ST段抬高型心肌梗死，有明确罪犯血管，经过置入支架后患者症状完全缓解，心肌酶恢复正常，临床排除了免疫相关性心肌炎。

ICI的广泛使用使其心脏毒性的不良反应越来越受到重视，免疫相关性心肌炎、心包炎、心肌病、心律失常、心肌梗死都有报道。肿瘤患者在ICI治疗时伴发心肌梗死和免疫相关性心肌炎需要鉴别，伴发者通过冠脉造影可以找到明确的罪犯血管，经过介入治疗症状缓解者，不需要行激素治疗，本例患者属于此类情况。多项研究显示ICI治疗可增加免疫相关性心肌炎的发生风险，在接受ICI治疗的肺癌患者免疫相关性心肌炎的发生率高达1%，可能机制包括急性免疫炎症诱发已有的冠状动脉粥样硬化斑块破裂、冠脉血管痉挛导致缺血性病变和冠脉血管炎等。根据专家共识，在伴发急性心肌梗死治疗缓解后至少需要30天的观察随访，经过多学科会诊心血管病变稳定后才可以考虑重启ICI治疗。

（吴卫华　唐俊舫　刘　喆　首都医科大学附属北京胸科医院）

参考文献

Bazaz R，Marriott HM，Francis SE，et al，2013. Mechanistic links between acute respiratory tract infections and acute coronary syndromes. J Infect，66（1）：1-17.

Borghaei H，Paz-Ares L，Horn L，et al，2015. Nivolumab versus docetaxel in advanced nonsquamous non-small-cell lung cancer. N Engl J Med，373（17）：1627-1639.

Hu YB，Zhang Q，Li HJ，et al，2017. Evaluation of rare but severe immune related adverse effects in PD-1 and PD-L1 inhibitors in non-small cell lung cancer：a meta-analysis. Transl Lung Cancer Res，6（Suppl 1）：S8-S20.

Lyon AR，Yousaf N，Battisti NML，et al，2018. Immune checkpoint inhibitors and cardiovascular toxicity. Lancet Oncol，19（9）：e447-e458.

Nykl R，Fischer O，Vykoupil K，et al，2017. A unique reason for coronary spasm causing temporary ST elevation myocardial infarction（inferior STEMI）-systemic inflammatory response syndrome after use of pembrolizumab. Arch Med Sci Atheroscler Dis，2：e100-e102.

病例 6 纳武单抗联合安罗替尼三线治疗 Ⅳb 期肺腺癌

一、病例介绍

（一）病史简介

患者男性，50 岁，因“咳嗽、咳痰 1 月余，发现肺占位 3 天”就诊。

患者 1 月余前出现咳嗽、咳白色黏痰，无鼻塞、流涕，无发热、胸闷、气喘，无胸痛、咯血等症状，于当地诊所对症治疗，症状缓解不明显，3 天前患者在外院行胸部 CT：右肺占位性病变，考虑恶性肿瘤可能。

既往史：20 年前患者双手烧伤，在当地医院对症治疗后，恢复可，否认高血压、心脏病病史，否认糖尿病、脑血管疾病病史。

个人史：有饮酒史，吸烟 30 年，每日吸烟约 20 支。

家族史：家族中无类似疾病发生，否认家族性遗传病史。

体格检查：神志清，精神稍差，全身浅表淋巴结无肿大，双肺呼吸音清晰，双肺未闻及干湿啰音，无胸膜摩擦音。心率 95 次 / 分，心脏各瓣膜听诊区未见明显异常，腹部柔软，无压痛、反跳痛，腹部无包块。肝脏未触及，脾脏未触及，墨菲征阴性，肾脏无叩击痛，无移动性浊音。肠鸣音正常，4 次 / 分。神经系统（–）。

实验室检查：血常规示白细胞计数 6.37×10^9/L，中性粒细胞计数 3.48×10^9/L，红细胞计数 4.50×10^{12}/L，血红蛋白 128g/L，血小板计数 301×10^9/L。肿瘤标志物示 CEA 7.19μg/L，CA125 36.29U/ml，CA19-9 446.8kU/L，CA15-3 51.03kU/L。

影像学检查：

头颅、颈部、盆腔、胸部、全腹部 CT（2017 年 9 月 19 日）：①右肺中叶条片状软组织影，肺门处可见肿大淋巴结，不除外恶性可能，建议进一步检查；②双肺多发微小结节，建议动态观察；③右肺炎症，部分陈旧性病变；④双侧胸膜局限性增厚；⑤肝内小囊肿可能，双肾囊肿；⑥双侧上颌窦炎；⑦右侧髂骨、右胫骨近端高密度影，建议进一步检查。

全身骨显像：右侧约第 1 前肋、右侧髂骨及右胫骨近端摄取放射性增高灶，考虑骨转移可能。

（二）临床诊断

右肺占位性病变：肺癌？

（三）病理诊断

首次病理结果：右中叶盲检示恶性肿瘤，结合组织形态及免疫组化结果，符合腺癌。免疫组化：ALK-D5F3（–），CK7（+），Ki-67（30%+），Napsin A（+），TTF-1（+），CEA（灶状 +），Mucin-2（–），CK8/18（+）。基因检测结果：*EGFR*（–），*ROS1*（–）。

二次病理结果：（右肺穿刺组织）腺癌。免疫组化结果：CDX-2（–），CK20（–），CK7（+），Ki-67（10%+），Napsin A（+），PSA（–），TTF-1（+），Villin（–），ALK-D5F3（–），PD-1（2%+），PD-L1（20%+）。基因检测结果：*EGFR*（–），*ROS1*（–）。

（四）诊疗经过

患者 2017 年 9 月 20 日全麻下行气管镜检查，术中见声门开放良好，气管通畅，黏膜光滑，隆嵴锐利；左主支气管及所属各叶段支气管黏膜光滑，管腔通畅；右主支气管、右上叶、右下叶支气管管腔通畅，黏膜光滑；右中叶支气管远端呈鼠尾样狭窄，黏膜充血肥厚，镜身不能通过（镜身直径 6.0mm），更换 BF-P260F 支气管镜，镜身勉强通过，见右中叶内侧段、外侧段支气管呈针缝样狭窄，黏膜肥厚，远端不能窥及。依据镜下表现与胸部 CT，于右中叶支气管远端活检，右中叶支气管灌洗、刷检。术毕，观察无活动出血后安全退镜。术后病理结果：①（右中叶支气管刷片）镜检见炎症细胞、纤毛柱状上皮细胞及少量圆形深染细胞，未见明确异型瘤细胞；②（右肺中叶支气管远端活检）支气管黏膜组织，局灶不典型增生，间质纤维组织增生，炎症细胞浸润。免疫组化：ALK-D5F3（–），CK7（+），Ki-67（30%+），Napsin A（+），TTF-1（+），CEA（灶状 +），Mucin-2（–），CK8/18（+），见图 6-1。结合组织形态及免疫组化结果：符合腺癌。基因检测结果：*EGFR*（–），*ROS1*（–）。

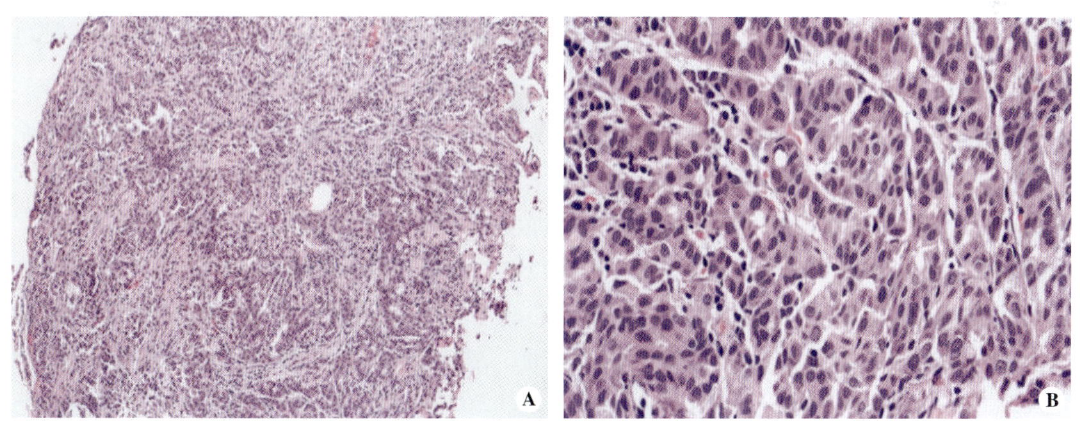

图 6-1　气管镜活检病理

A. HE 染色病理片中找到恶性肿瘤细胞，符合腺癌；B. 免疫组化提示 CK7（+），Ki-67（30%+），Napsin A（+），TTF-1（+），CK8/18（+）

通过肺组织病理结果，患者诊断明确：右肺腺癌 cT4N1M1c，Ⅳb期，*EGFR/ALK/ROS1*（–）。PS 评分 1 分。患者于 2017 年 9 月 25 日接受培美曲塞 + 顺铂方案化疗，化疗 2 个周期后疗效评价达到 PR，症状明显改善，继续目前方案化疗共 6 个周期。2018 年 2 月 1 日～ 2018 年 10 月 3 日患者接受培美曲塞方案维持治疗 11 个周期，其间复查 CT 提示肺部病灶稳定，肿瘤标志物较前明显下降。2018 年 10 月 25 日复查 CT：①右肺腺癌化疗后复查，与 2017 年 12 月 21 日片对比肿块明显增大；②双肺多发微小结节；③右肺癌性淋巴管炎不除外；④右肾囊肿，左肾低密度影；⑤右侧第 1 肋骨、L_2、双侧髂骨、骶骨、双侧髋臼、左侧坐骨、右侧股骨转子、胫骨间多发高密度影（图 6-2）。肿瘤标志物：CEA 9.16μg/L，CA125 30.19U/ml，CA19-9 206.8kU/L，CA15-3 40.83kU/L。提示疾病进展。

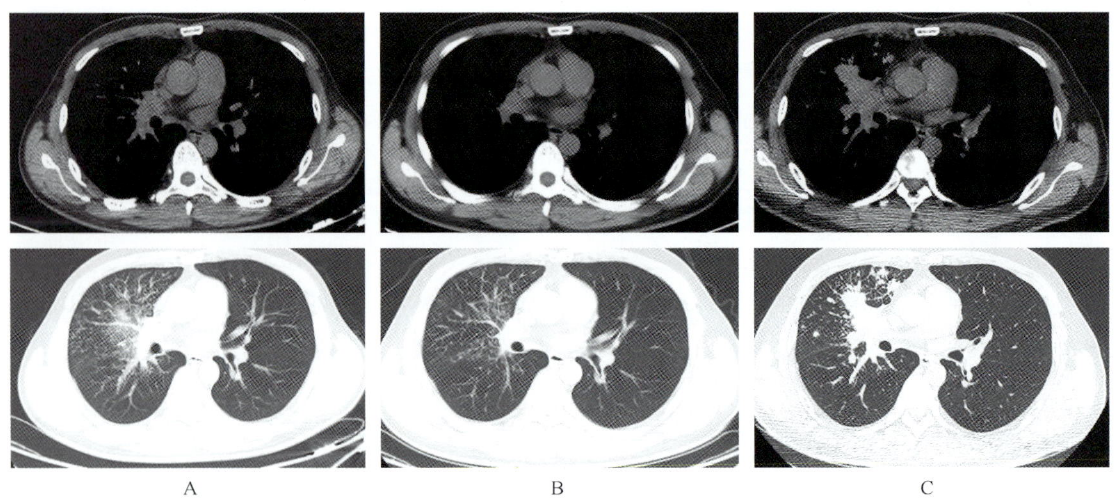

A　　B　　C

图 6-2　培美曲塞 + 顺铂治疗前后胸部 CT

A. 培美曲塞 + 顺铂治疗前胸部 CT（基线）（2017 年 9 月 19 日）；B. 培美曲塞 + 顺铂治疗 3 个周期后胸部 CT（2017 年 12 月 21 日）；C. 培美曲塞维持治疗 11 个周期后胸部 CT（2018 年 10 月 25 日）

为进一步明确病情，患者于 2018 年 10 月 28 日行 CT 引导下肺占位穿刺活检术，病理：（右肺穿刺组织）腺癌。免疫组化：CDX-2（–），CK20（–），CK7（+），Ki-67（10%+），Napsin A（+），PSA（–），TTF-1（+），Villin（–），ALK-D5F3（–），PD-1（2%+），PD-L1（20%+）。基因检测：*EGFR*（–），*ROS1*（–）。PS 评分 1 分。考虑患者病情进展，遂更改化疗方案，于 2018 年 10 月 28 日、2018 年 11 月 20 日给予多西他赛 + 顺铂化疗 2 个周期。后患者出现低热、乏力、间断咳嗽，2018 年 12 月 11 日复查评估病情，肿瘤标志物：CEA 9.16μg/L，CA125 63.19U/ml，CA19-9 286.9kU/L，CA15-3 80.71kU/L。胸部 CT：右肺腺癌化疗后复查，对比 2018 年 10 月 25 日片，右肺病灶范围增大（图 6-3）。PS 评分 2 分。患者于 2018 年 12 月 16 日接受安罗替尼 12mg qd d1 ～ d14 q3w 抗血管治疗 2 个

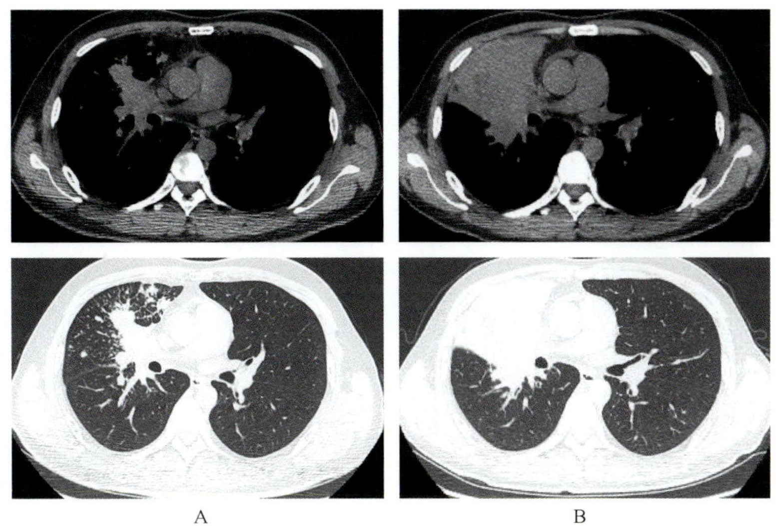

A　　　　B

图 6-3　多西他赛 + 顺铂治疗前后胸部 CT

A. 多西他赛 + 顺铂治疗前胸部 CT（2018 年 10 月 25 日）；B. 多西他赛 + 顺铂治疗 2 个周期后胸部 CT（2018 年 12 月 11 日）

周期，耐受可，但患者低热、乏力仍持续存在，2019 年 1 月 29 日复查 CT 提示肺部病灶较 2018 年 12 月 11 日范围缩小，但缩小不明显（图 6-4），与患者家属协商后，加用免疫治疗，2019 年 2 月 14 日给予安罗替尼 12mg qd q3w+ 纳武单抗 200mg d1 q2w 维持治疗，患者耐受可，其间间断复查评估疗效，肿瘤标志物：CEA 10.06μg/L，CA125 39.94U/ml，CA19-9 76.9kU/L，CA15-3 35.57kU/L。CT 提示肺部肿块较前明显缩小（图 6-5）。

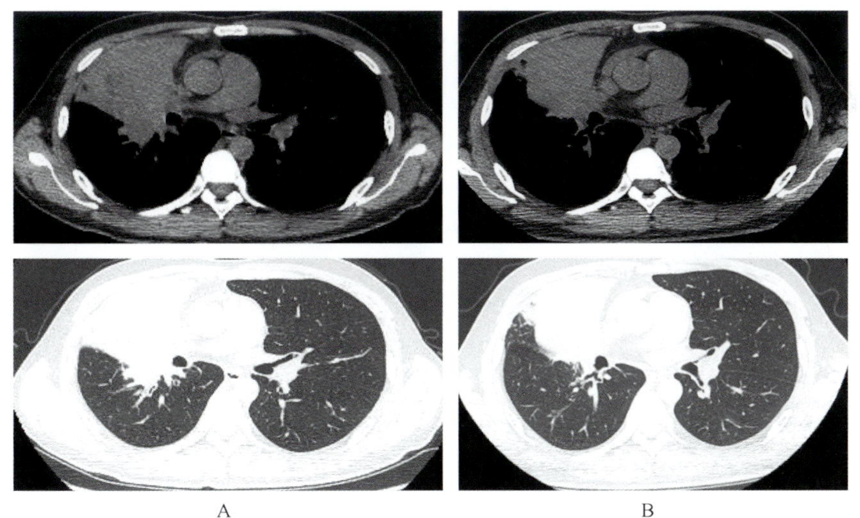

A　　　　B

图 6-4　抗血管生成药物治疗前后胸部 CT

A. 安罗替尼治疗前胸部 CT（2018 年 12 月 11 日）；B. 安罗替尼治疗 2 个周期后胸部 CT（2019 年 1 月 29 日）

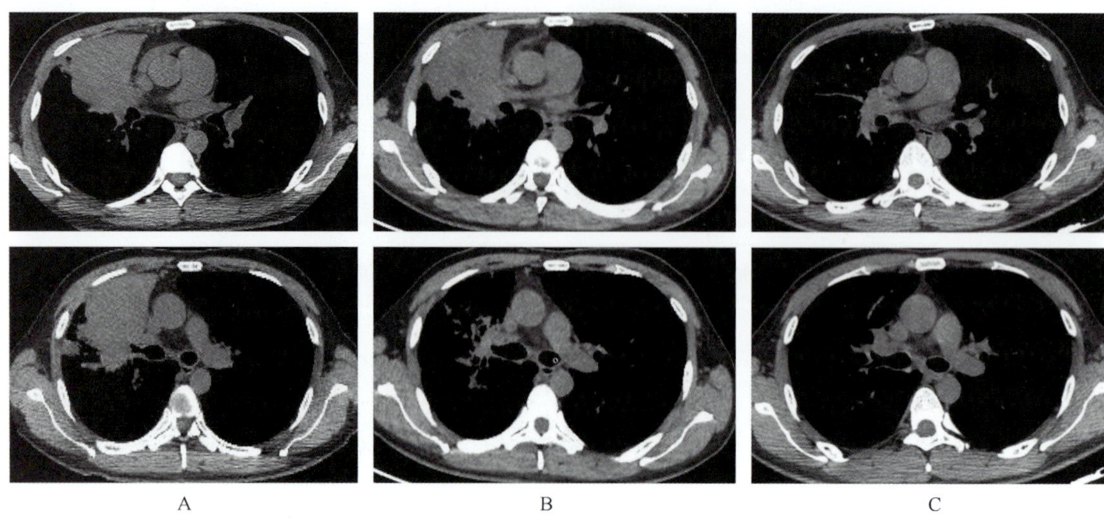

图 6-5　抗血管生成药物 + 免疫治疗前后胸部 CT

A. 安罗替尼 + 纳武单抗治疗前胸部 CT（2019 年 1 月 29 日）；B. 双药联合治疗 2 个月后胸部 CT（2019 年 4 月 2 日）；C. 双药联合治疗 6 个月后胸部 CT（2019 年 10 月 8 日）

二、病例点评

此患者为中年男性，初步诊断为Ⅳb 期驱动基因阴性的肺腺癌患者，PS 评分 1 分，一线治疗推荐含铂双药（培美曲塞 + 顺铂）联合的方案化疗，6 个周期后疾病控制稳定，PS 评分好、化疗耐受性可，给予培美曲塞单药维持治疗。维持治疗 11 个周期后患者出现疾病进展，再次行肺组织病理检测，检测结果同前（驱动基因阴性的肺腺癌）。患者一线方案治疗 13 个月后出现进展，考虑铂类敏感，PS 评分 1 分，继续给予多西他赛 + 顺铂二线方案化疗。二线方案治疗 2 个周期后复查，肺部病灶较前增大，肿瘤标志物较前升高，提示疾病控制欠佳，改三线治疗给予抗血管生成药物安罗替尼治疗，2 个周期后评价，患者耐受可，加用纳武单抗治疗。免疫治疗 + 抗血管生成药物治疗期间肺部病灶逐渐减小，肿瘤标志物逐渐下降，疾病控制可。

《2019 中国临床肿瘤学会非小细胞肺癌诊疗指南》推荐非小细胞肺癌的三线治疗可采用纳武单抗、安罗替尼或多西他赛单药治疗。安罗替尼是一种多靶点抗血管生成药物，具有抗肿瘤血管生成和抑制肿瘤生长的双重作用。目前，免疫治疗成为无驱动基因突变的非小细胞肺癌患者的新治疗标准。虽然免疫检查点抑制剂在肺癌治疗中已经取得了相当大的成功，但是临床治疗有效率有限。抗血管生成治疗贯穿免疫治疗的多个步骤，同时激活免疫机制杀伤肿瘤细胞，两者联合具有协同作用。具体机制为抗血管生成药物能够降低髓源性抑制细胞和调节性 T 细胞的活性，重塑肿瘤微环境，从免疫抑制模式转变为免疫许可模式，通过阻断 VEGF 介导的对树突状细胞成熟的抑制，使结合肿瘤抗原的相关 T 细胞能够更高效率地启动和活化，正常化肿瘤血管结构，促进 T 细胞浸润肿瘤组织，而免疫检查点抑制剂通过 T 细胞介导的肿瘤细胞杀伤进而恢复抗肿瘤免疫功能，进一步增强免疫功能恢复。临床数据显示，抗血管生成药物与免疫检查点抑制剂联合使用能够发挥更好的抗肿瘤作用，延缓耐药。安罗替尼一线联合信迪利单抗治疗晚期非小细胞肺癌的探索性研究的初步结果提示：安罗替尼一线联合方案安全性较好，患者耐受性高，ORR 为 72.7%。但是此研究共入组 22 例患者，未来仍需要大样本临床研究验证。提示免疫检查点抑制剂联合安罗替尼为驱动基因阴性晚期非小细胞肺癌的治疗模式提供了新的治疗选择。

该患者一线、二线治疗后疾病控制欠佳，后线方案按照指南推荐，采用安罗替尼和免疫检查点抑制剂纳武单抗联合治疗疾病后肺部病灶逐渐减小，双药联合取得了更长时间的 PFS，表明取得不错的疗效，患者耐受性可，疾病症状较前减轻，提示免疫 + 抗血管生成药物是一种安全有效的治疗手段，但是此联合治疗对于晚期非小细胞肺癌患者获益有多少，是否与 PD-L1 的表达有关需要进一步的证据来验证。关于无驱动基因突变的非小细胞肺癌患者的后线治疗，选择单独抗血管生成药物治疗、免疫 + 抗血管生成药物治疗、免疫联合免疫治疗或免疫联合化疗，哪种生存获益更好，目前还没有定论，需要进一步的循证医学证据来支持。

（苏路路　河南省人民医院）

参考文献

中华医学会，中华医学会肿瘤学分会，中华医学会杂志社，2018. 中华医学会肺癌临床诊疗指南（2018 版）. 中华肿瘤杂志，40（12）：935-964.

Han B，Chu T，Zhong R，et al，2019. JCSE 01.11 efficacy and safety of sintilimab with anlotinib as first-line therapy for advanced non-small cell lung cancer（NSCLC）. J Thorac Oncol，14（10）：S129.

Kwilas AR，Donahue RN，Tsang KY，et al，2015. Immune consequences of tyrosine kinase inhibitors that synergize with cancer immunotherapy . Cancer Cell Microenviron，2（1）：e677.

病例 7　替雷利珠单抗联合化疗一线治疗Ⅳb 期非鳞状非小细胞肺癌

一、病例介绍

（一）病史简介

患者男性，58 岁，因“左肺腺癌双肺转移Ⅳ期 1 月余”入院。

既往史：高血压 3 年，CTCAE 1 级，已服用苯磺酸氨氯地平片 3 年（5mg qd po）；慢性胃炎 30 年，CTCAE 1 级，按需服用维 U 颠茄铝镁，服用剂量未固定。

个人史：吸烟史 34 年，饮酒史 20 年，已戒烟酒 2 个月。

体格检查：身高 164cm，体重 53.5kg，T 36.5℃，P 64 次 / 分，BP 118/73mmHg，一般状态可，神志清，步入病房，自动体位。浅表淋巴结未触及明显肿大，双肺呼吸音清，左肺呼吸较弱，双肺未闻及干湿啰音。头、眼、耳鼻喉、心血管、肌肉、骨骼、神经系统无异常。腹平软，肝脾肋下未触及，肠鸣音 5 次 / 分。ECOG：0 分。

实验室检查（2019 年 5 月 4 日）：血红蛋白 147g/L，白细胞计数 6.06×10^9/L，中性粒细胞计数 4.28×10^9/L，血小板计数 283×10^9/L，红细胞计数 5.02×10^{12}/L，肌酐 56μmol/L，CK 57U/L，CK-MB 15.3U/L，ALT 19U/L，AST 20U/L。

影像学检查：

胸部增强 CT（2019 年 4 月 28 日）：双肺纹理分布正常，两肺见多发结节状、团块状密影，边界尚清，部分呈分叶状，部分边缘可见短毛刺，大者位于左肺，跨叶生长，左下肺前基底段支气管狭窄、闭塞，肿块大小约 5.5cm×8.9cm，增强后轻中度不均匀强化。

头部 CT（2019 年 4 月 28 日）：未见异常。

全腹部 CT（2019 年 4 月 28 日）：肝右叶钙化灶或肝内胆管结石；前列腺多发钙化灶形成。

（二）临床诊断

左肺腺癌，肺门、纵隔淋巴结、肺内多发转移（cT3N2M1，Ⅳb 期）。

（三）病理诊断

免疫组化：肿瘤细胞 CK7（+），TTF-1（+），Napsin A（+），M-CEA（+），P63（–），Calponin（–）。结合 HE 形态及免疫组化结果，病变符合肺腺癌。

（四）诊疗经过

患者于 2019 年 3 月外院体检发现左肺部肿物，后转入中山大学附属第一医院完善相关检查，2019 年 3 月 22 日穿刺病理确诊为左肺腺癌，*EGFR* 野生型、*ALK*（–），未进行相关肺癌治疗。2019 年 4 月 24 日为求进一步治疗来诊，充分知情和给予足够时间考虑后，患者自愿加入 RATIONALE 304 临床试验。2019 年 5 月 10 日～ 2019 年 9 月 3 日给予 PD-1 200mg+ 培美曲塞 765mg+ 卡铂 613mg 6 个周期用药，过程顺利，6 个周期治疗后疗效评价为 PR。2019 年 9 月 10 日、2019 年 10 月 18 日、2019 年 11 月 7 日给予 PD-1+ 培美曲塞维持治疗 3 个周期。2019 年 10 月 25 日患者回院行 CT 检查（头、胸、全腹），根据 RESIST 1.1 疗效评价为 PR（图 7-1）。患者自诉头晕、咯血、关节痛暂未缓解，血压稳定，胃炎症状控制。ECOG 评分 1 分。不良事件：肝脏毒性 CS 1 级（2019 年 10 月 25 日～2019 年 11 月 6 日），考虑与化疗药物相关，与 PD-1 无关，给予对症治疗。

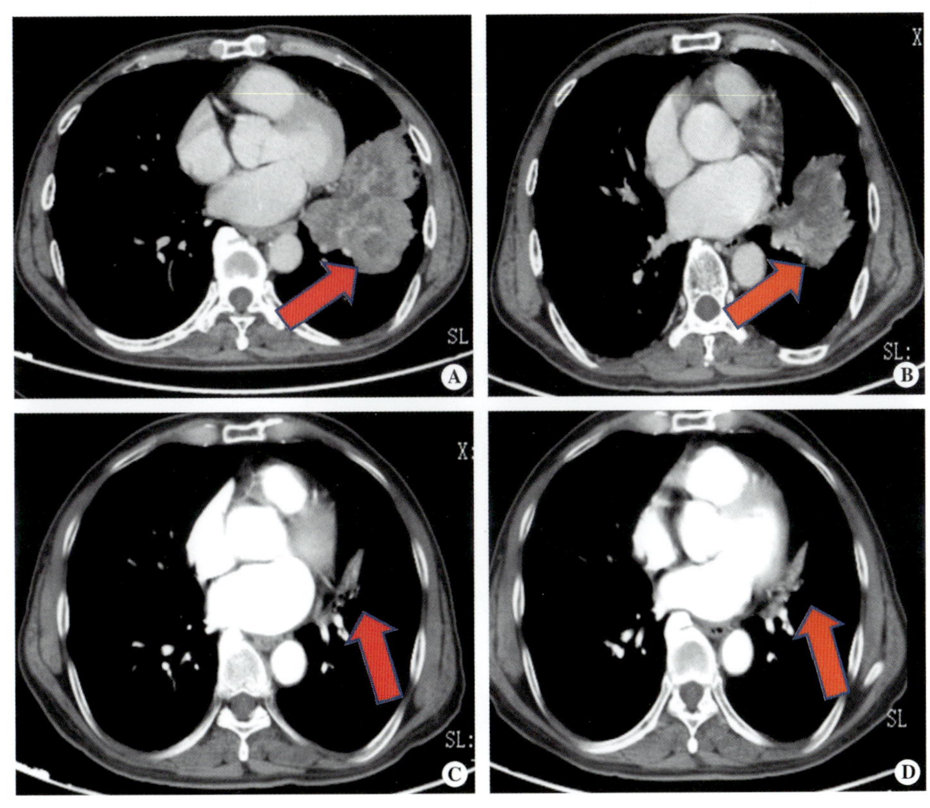

图 7-1　治疗后肺部 CT

A. 治疗前肺部肿物大小（基线）；B. 治疗 2 个周期后肺部肿物大小；C. 治疗 6 个周期后肺部肿物大小；D. 维持治疗 2 个周期后肺部肿物大小，箭头指示为肿瘤位置

二、病例点评

晚期肺腺癌治疗既往以全身化疗、靶向治疗为主，而对于启动基因阴性患者，既往培美曲塞联合铂类，或者紫杉醇 + 铂类联合贝伐珠单抗是治疗的标准方法，但总体 PFS 及 OS 均不高。是否有更佳的一线方案改变治疗模式，成为近期临床研究的焦点。一项关于 PD-1 抑制剂的 CheckMate 078 研究发现，纳武单抗在晚期肺腺癌二线治疗中能明显提高

PFS，并可延长 OS，而且安全性良好，该结果提示 PD-1 抑制剂对晚期肺癌治疗有着重要的意义。

然而，在 PD-1 抑制剂治疗晚期肺腺癌一线研究中，KEYNOTE-189 结果表明，无论 PD-L1 表达如何，帕博利珠单抗联合培美曲塞 + 铂类疗效明显优于培美曲塞联合铂类，对于 PD-L1 高表达患者，获益更加明显，而且安全性良好，因此研究结果也改变了晚期肺腺癌一线治疗模式。

本例患者通过替雷利珠单抗（PD-1 抑制剂）联合培美曲塞 + 铂类治疗 6 个疗程后疗效评价良好，原发病灶达到 PR，之后行替雷利珠单抗联合培美曲塞继续维持治疗，维持治疗中，病灶继续缩小，而从安全性上分析，患者未见 3 级及以上免疫相关不良反应，化疗相关不良反应主要为 1 级肝功能损害，经护肝对症处理后可耐受继续治疗。本例患者经替雷利珠单抗（PD-1 抑制剂）联合培美曲塞 + 铂类治疗，疗效良好，且安全性良好。

本病例结果表明，替雷利珠单抗（PD-1 抑制剂）联合化疗对晚期腺癌一线治疗可能安全有效，可进一步经大样本临床研究证实。

（李卫东　王碧荣　广州医科大学附属肿瘤医院）

参考文献

Gandhi L，Rodríguez-Abreu D，Gadgeel S，et al，2018. Pembrolizumab plus chemotherapy in metastatic non-small-cell lung cancer. N Engl J Med，378：2078-2092.

Wu YL，Lu S，2019. Nivolumab versus docetaxel in a predominantly Chinese patient population with previously treated advanced non-small cell lung cancer（NSCLC）：results of the phase 3 CheckMate 078 study[EB/OL]. http：//www. abstractsonline. com/[2019-1-1]

病例8　纳武单抗联合伊匹木单抗一线治疗晚期肺腺癌

一、病例介绍

（一）病史简介

患者女性，63岁，因“咳嗽、咳痰9个多月”就诊。

2019年2月患者无明显诱因下反复咳嗽、咳痰，咳嗽为阵发性，痰为白色稀样，易咳出，咳嗽剧烈时伴胸前区及肩胛区疼痛，夜间无明显加重，无咯血、呕血，无盗汗、低热，无呼吸困难。患者未重视，未就诊。2019年5月上旬患者外院常规体检，行胸部CT：①右肺门占位性病变，建议进一步检查；②右肺中叶结节，右肺门及纵隔多发肿大淋巴结，建议进一步检查；③冠状动脉硬化性改变。2019年5月10日行全身浅表淋巴结超声：左侧颈部及双侧锁骨上窝多发异形肿大淋巴结。2019年5月11日行全身骨显像：①左侧第3～5前肋骨质代谢异常活跃；②颈椎下段、T_5、T_6、左侧第8后肋、胸骨、左侧股骨上段骨质代谢异常活跃；③多关节对称性骨质代谢轻度异常活跃。

既往史：否认肝炎史、疟疾史、结核史，否认高血压、冠心病病史。患2型糖尿病1年，空腹血糖6.5～8.7mmol/L，餐后血糖11.5mmol/L左右，间断服用阿卡波糖，血糖控制尚可。否认脑血管病病史、精神病病史。10余年前因左膝关节滑膜囊肿在外院行“左膝关节滑膜囊肿切除术”。术后恢复可，遗留左下肢跛行。否认外伤史、输血史，否认过敏史，预防接种史不详。

家族史：否认家族性遗传病史。

体格检查：神志清，查体合作，PS评分1分。双侧锁骨上及颈后可触及多枚肿大淋巴结，部分融合，最大者短径约3cm，质韧，边界尚清，无压痛，活动度尚可，皮肤可见活检术瘢痕，颜色微红，顶端无破溃，胸廓外观正常，双肺叩诊呈清音，听诊呼吸规整，双肺呼吸低，未闻及干湿啰音，心前区无隆起，心率87次/分，律齐，未闻及明显心脏器质性杂音。

实验室检查：血常规示白细胞计数6.33×10^9/L，血红蛋白115g/L，血小板计数282×10^9/L，超敏CRP 49.48mg/L。血生化示白蛋白37.5g/L，葡萄糖8.42mmol/L，淀粉酶595U/L。甲状腺功能：FT_3 3.157pmol/L。

影像学检查：

颈、胸、全腹部CT平扫+增强（2019年7月17日）：①右肺上叶前段及邻近中叶内侧段见一不规则软组织肿块影，呈分叶状，边缘少许短毛刺，大小约3.1cm×2.1cm×2.1cm，增强后不均匀强化，肿块局部跨水平裂，与邻近右前下胸膜牵拉。邻近右肺上叶内见数个微小结节影，较大者直径约0.3cm。②双侧颈根部、锁骨上下窝、腋窝、气食管沟、左颈后间隙、右肺门及纵隔内可见多发肿大淋巴结影，部分呈融合状，较大者位于左锁骨上窝，大小约 3.0cm×2.2cm。胸骨、多个颈胸椎椎体、左侧股骨颈可见多发骨质密度改变。③肝门区见一不规则软组织肿块影，大小约 6.7cm×5.2cm，增强后不均匀强化，肿块与邻近肝尾叶、胰腺分界不清。肝胃间隙、腹膜后可见多个肿大淋巴结影，较大者短径约 1.4cm，部分与邻近左肾上腺分界不清。

（二）临床诊断

右肺腺癌伴双侧颈部、锁骨上、腋窝、气食管沟、右肺门、纵隔、肝胃间隙、腹膜后淋巴结、骨、肝门区转移（T2aN3M1c，Ⅳb 期）；2 型糖尿病。

（三）病理诊断

2019 年 5 月 24 日病理诊断：（左颈淋巴结）查见转移性恶性肿瘤伴钙化、沙砾体形成，可试做免疫组化协助诊断。2019 年 5 月 28 日病理检查补充诊断：免疫表型支持肺腺癌转移。CK7（+），CK5/6（弱+），TTF-1（+），P63（–），P40（–），Napsin A（+），GATA-3（–），CgA（–），CD56（–），Syn（–），mammaglobin（–），CK（+）。

2019 年 5 月 31 日基因检测提示：未检测到 *EGFR* 基因 18～21 外显子基因突变，未检测到 *ALK-EML4* 融合基因、*ROS1* 融合基因突变。患者行进一步 PD-L1 检测（采用 22C3 抗体）提示肿瘤组织中 80% 的细胞 PD-L1 表达阳性（TPS 80%）。

（四）诊治经过

患者于 2019 年 5 月 23 日行左颈淋巴结组织学穿刺活检，病理诊断（2019 年 5 月 24 日）：查见转移性恶性肿瘤伴钙化、沙砾体形成，可试做免疫组化协助诊断（图 8-1）。补充病理诊断（2019 年 5 月 28 日）：免疫表型支持肺腺癌转移，CK7（+），CK5/6（弱+），TTF-1（+），P63（–），P40（–），Napsin A（+），GATA-3（–），CgA（–），CD56（–），Syn（–），mammaglobin（–），CK（+）。2019 年 5 月 31 日行基因检测：未检测到 *EGFR* 基因 18～21 外显子基因突变，未检测到 *ALK-EML4* 融合基因、*ROS1* 融合基因突变。

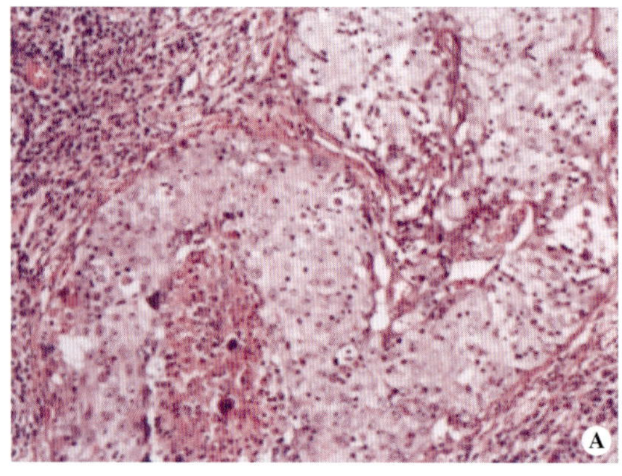

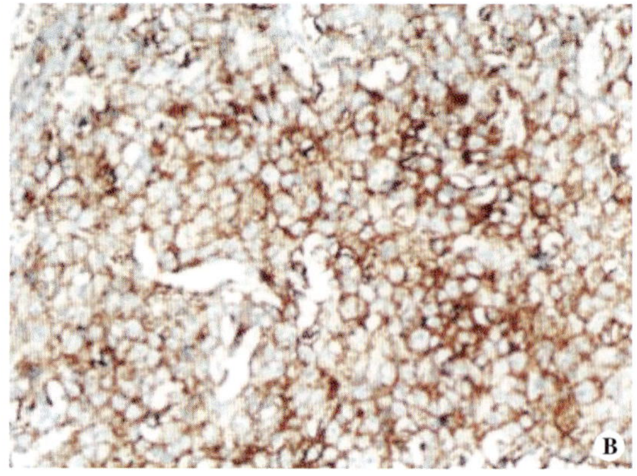

图 8-1　病理结果

A. HE 染色病理片查见转移性恶性肿瘤（免疫组化结果如前所述）；B. 肿瘤组织中 80% 的细胞 PD-L1 表达阳性（TPS 80%）

患者符合 CA209-227 研究入组条件，于 2019 年 7 月 12 日签署 CA209-227 研究第三部分知情同意书。患者随机进入免疫双药治疗组，具体方案为纳武单抗 3mg/kg q2w+ 伊匹木单抗 1mg/kg q6w。患者于 2019 年 7 月 19 日进行纳武单抗 + 伊匹木单抗方案第 1 次免疫治疗。此后，患者分别于 2019 年 7 月 31 日、2019 年 8 月 14 日进行纳武单抗方案第 2、3 次免疫治疗。2019 年 8 月 26 日复查颈、胸、全腹部 CT 平扫 + 增强，与 2019 年 7 月 17 日 CT 片对比，右肺上叶段及邻近中叶内侧段软组织结节较前缩小，邻近右肺上叶内数个微小结节较前密度变淡、部分显示不清。左颈部、双侧颈根部、锁骨上下窝、腋窝、气食管沟、左颈后间隙、右肺门、纵隔内、肝胃间隙、腹膜后多发小、稍大及增大淋巴结，较前不同程度缩小、减少。肝门区不规则软组织肿块，与邻近肝尾叶、胰腺分界不清，考虑转移淋巴结所致可能性大，较前缩小（图 8-2）。

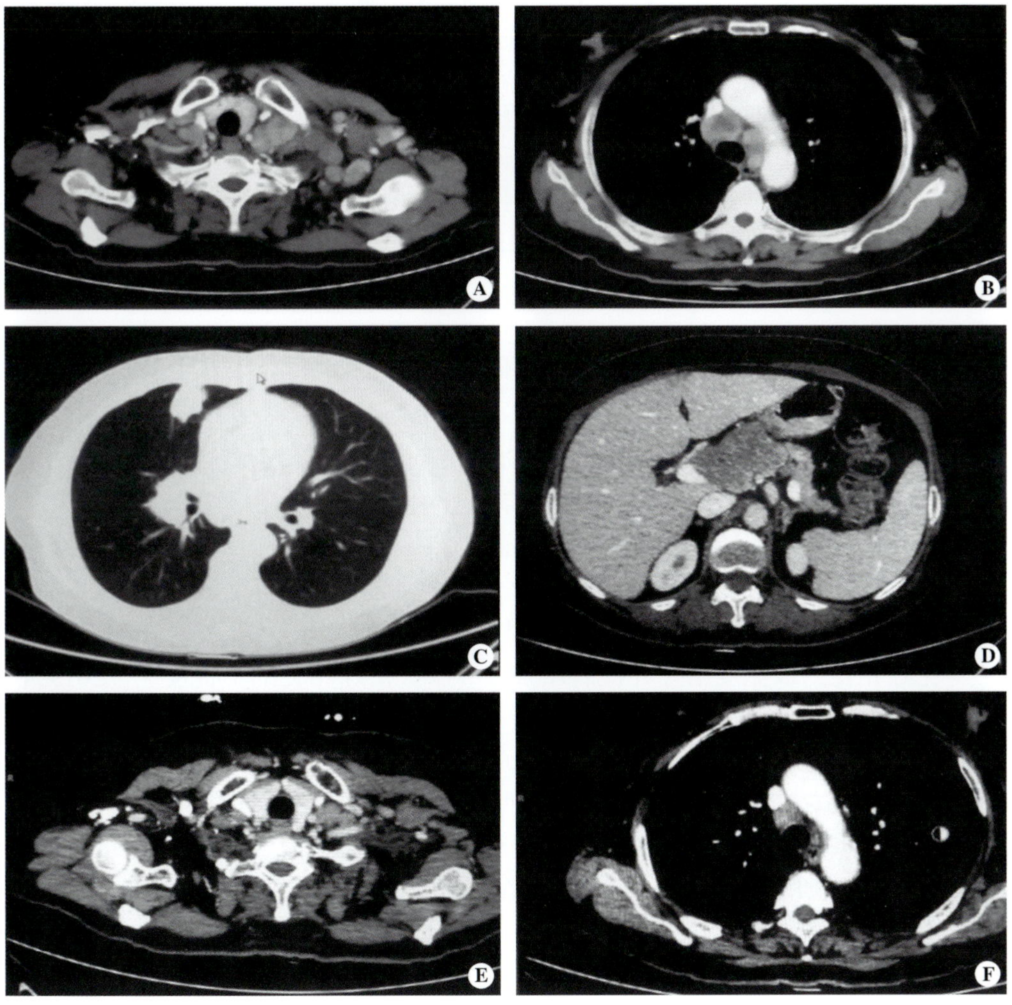

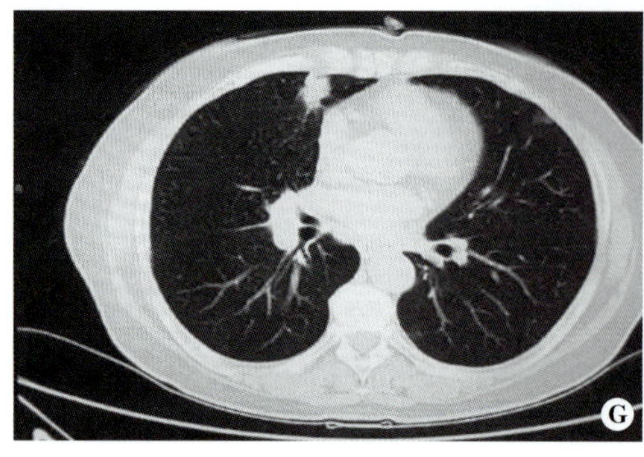

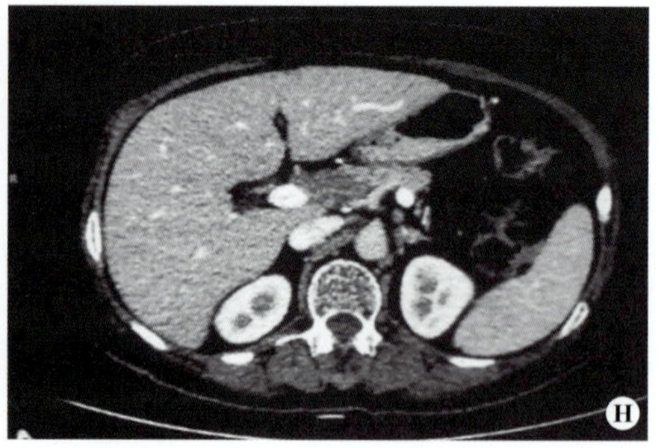

图 8-2　免疫治疗前后的情况

颈、胸、全腹部 CT 提示靶病灶均明显缩小，疗效评价为 PR。A ～ D 分别代表左锁骨上淋巴结、纵隔淋巴结、右上肺肿瘤、肝门区肿瘤的基线情况（2019 年 7 月 17 日）；E ～ H 分别代表第 1 次疗效评价时，左锁骨上淋巴结、纵隔淋巴结、右上肺肿瘤、肝门区肿瘤的情况（2019 年 8 月 26 日）

患者于 2019 年 8 月 28 日行第 4 个周期免疫治疗，方案为纳武单抗 + 伊匹木单抗。于 2019 年 9 月 11 日、2019 年 9 月 25 日行第 5、6 个周期免疫治疗，方案为纳武单抗。2019 年 10 月 8 日行颈、胸、全腹部 CT 平扫 + 增强，与 2019 年 8 月 26 日 CT 片对比，大部分病灶较前继续缩小。患者于 2019 年 10 月 9 日进行第 7 个周期免疫治疗，方案为纳武单抗 + 伊匹木单抗。

二、病例点评

CheckMate 017/057/078 研究已经奠定了纳武单抗在全球 / 中国晚期非小细胞肺癌二线标准治疗中的地位。随后，纳武单抗一线治疗的数据也不断更新。

2018 年《新英格兰医学杂志》发表了 CheckMate 227 研究第一部分的前期数据。在不考虑 PD-L1 表达状况的情况下，与化疗相比，将纳武单抗 + 伊匹木单抗用于高肿瘤突变负荷（TMB ≥ 10 个突变 /Mb）患者，试验结果体现出了双免疫治疗在 PFS 方面的优势。另外，与化疗相比，双免疫治疗并没有增加 3 ～ 4 级治疗相关的不良反应。2019 年 9 月 28 日，ESMO 公布了 CheckMate 227 研究第一部分的完整数据。在晚期非小细胞肺癌一线治疗中，证实了纳武单抗 + 低剂量伊匹木单抗的双免疫联合治疗与含铂化疗相比，能显著延长患者 OS，为 *EGFR* 及 *ALK* 阴性患者提供一个“去化疗”的一线治疗方案。

此前，肺癌患者双免疫治疗的数据大多来自国外，而本例患者是 CA209-227 研究第三部分（CHESS）中国患者中的代表。患者在该研究中表现出了较好的疗效，首次疗效评价就达到 PR。在不良反应方面，除高胆固醇血症 CTCAE 1 级、三酰甘油升高 CTCAE 1 级外，并未观察到明显的免疫治疗相关毒性。

目前，纳武单抗 + 伊匹木单抗的联合治疗方案有望成为我国 *EGFR* 及 *ALK* 阴性患者“去化疗”的一线可选方案之一，且低剂量的伊匹木单抗在增加疗效的同时并没有明显增加不良事件的发生率。

（葛　俊　四川省肿瘤医院）

参考文献

Hellmann MD，Ciuleanu TE，Pluzanski A，et al，2018. Nivolumab plus ipilimumab in lung cancer with a high tumor mutational burden. N Engl J Med，378（22）：2093-2104.

Peters S，Ramalingam SS，Paz-Ares L，et al，2019. Nivolumab（NIVO）+ low-dose ipilimumab（IPI）vs platinum-doublet chemotherapy（chemo）as first-line（1L）treatment（tx）for advanced non-small cell lung cancer（NSCLC）：CheckMate 227 part 1 final analysis. Ann Oncol，30：v913-v934.

Vokes EE，Ready N，Felip E，et al，2018. Nivolumab versus docetaxel in previously treated advanced non-small-cell lung cancer（CheckMate 017 and CheckMate 057）：3-year update and outcomes in patients with liver metastases. Ann Oncol，29（4）：959-965.

Wu YL，Lu S，Cheng Y，et al，2019. Nivolumab versus docetaxel in a predominantly Chinese patient population with previously treated advanced NSCLC：CheckMate 078 randomized phase Ⅲ clinical trial. J Thorac Oncol，14（5）：867-875.

病例 9　信迪利单抗联合化疗治疗 EGFR-TKI 耐药 Ⅳb 期肺腺癌

一、病例介绍

（一）病史简介

患者女性，42 岁，因“咳嗽 1 年余，肺腺癌靶向治疗 5 个多月进展”入院。

1 年余前患者无明显诱因出现咳嗽，干咳为主，伴少量痰中带血，无心悸、气促、乏力、胸痛、头痛等不适。症状进行性加重，于 2018 年 8 月 3 日在当地医院行胸部 CT 检查：左肺下叶团块占位，考虑肿瘤性病变。纤维支气管镜活检诊断为左肺腺癌，基因检测结果：*EGFR* 基因 19 外显子 19-Del 基因缺失突变，口服埃克替尼靶向治疗 5 个多月后病情再次进展入院。

既往史：否认高血压、糖尿病病史，余无特殊。

家族史：否认家族恶性肿瘤病史和遗传病病史。

体格检查: 神志清，查体合作，全身浅表淋巴结未触及肿大，胸廓正常，右肺叩诊呈清音，左肺底叩诊呈浊音，听诊呼吸规整，右肺呼吸音清，左肺呼吸音降低，未闻及干湿啰音，心前区无隆起，心率 72 次 / 分，律齐，未闻及明显心脏器质性杂音，腹部平软，无压痛，肝脾未触及，双下肢不肿，神经系统（–）。

影像学检查：

胸及中上腹增强 CT（2018 年 8 月 28 日）示：①左肺下叶不规则软组织肿块占位，考虑肺癌伴阻塞性肺炎；左肺门区及纵隔内可见散在稍大及增大的淋巴结，考虑淋巴结转移。②右肺散在小结节及斑点，结合病史，可能为肿瘤转移所致；左侧胸膜局部稍增厚。③右侧第 4 后肋腋段骨质破坏伴软组织增厚强化，考虑为骨转移所致。④肝左内叶包膜下稍低密度结节，待排除肿瘤转移所致，建议密切随访。双侧大脑实质内可见多个环形强化结节伴水肿，考虑为肿瘤转移所致。

全身骨扫描（2018 年 8 月 28 日）：右侧第 4 肋后支腋段、L_3 椎体、左侧骶髂关节处有放射性异常浓聚。

头部磁共振（2018 年 9 月 3 日）：左侧额叶、两侧颞叶可见多发性强化结节，考虑脑转移瘤。

（二）临床诊断

左肺腺癌伴左肺门、纵隔淋巴结、肺内、骨、脑转移［cT4N2M1c，Ⅳb 期，*EGFR*：19-Del（+）］。

（三）病理诊断

病理结果（2018 年 9 月 5 日）：（左上叶开口）纤维支气管镜活检组织，非小细胞肺癌。肿瘤细胞免疫表型：ROS1（–），PD-L1（50%+），CK7（+），TTF-1（+），P63（+），P40（部分弱 +），Napsin A（+），ALK-V（–），Ki-67（80%+），病变为低分化腺癌。基因检测：检测到 *EGFR* 基因 19 外显子 19-Del 基因突变，未检测到 *ALK-EML4* 融合基因突变，未检测到 *ROS1* 融合基因突变。

（四）诊疗经过

（1）放疗联合靶向治疗：放疗科会诊后指出放疗指征，排除放疗禁忌证，2018 年 9 月 17 日开始针对脑转移行 IGRT 放疗，共放疗 20 次，剂量：CTV 40Gy/20f，GTV 59Gy/20f，于 2018 年 9 月 13 日开始行埃克替尼（凯美纳）治疗。2018 年 9 月 5 日、2018 年 10 月 8 日行唑来膦酸治疗。患者症状明显改善，复查 CT提示治疗有效。2018 年 10 月 18 日胸部 CT 平扫与 2018 年 8 月 28 日 CT 片对比：左肺下叶不规则软组织肿块占位，较前缩小；邻近局部肺不张及少许炎性改变较前减轻；左肺门区及纵隔内散在稍大淋巴结，部分较前缩小。右肺散在小斑点及条索影，原右肺下叶内基底段小结节未见确切显示；左侧胸膜局部稍增厚，与前相似。右侧第 4 后肋腋段骨质破坏，考虑转移，病灶较前密度增高，周围软组织增厚较前减轻（图 9-1）。

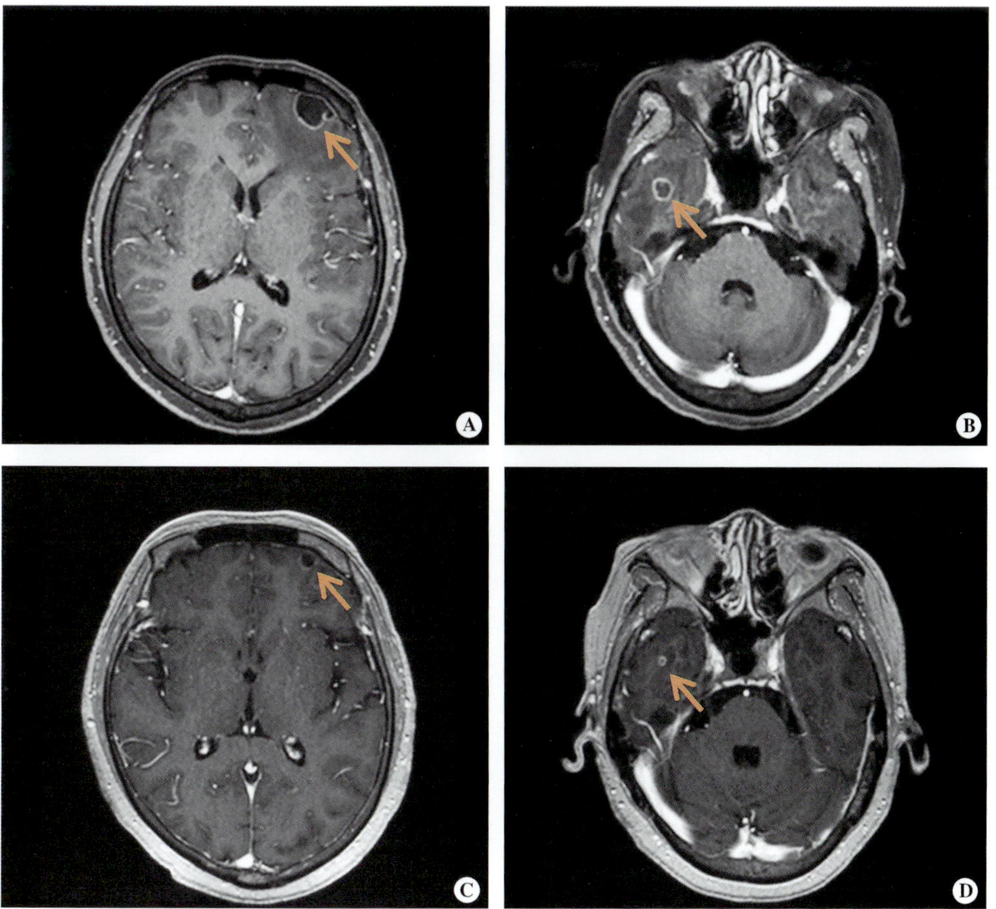

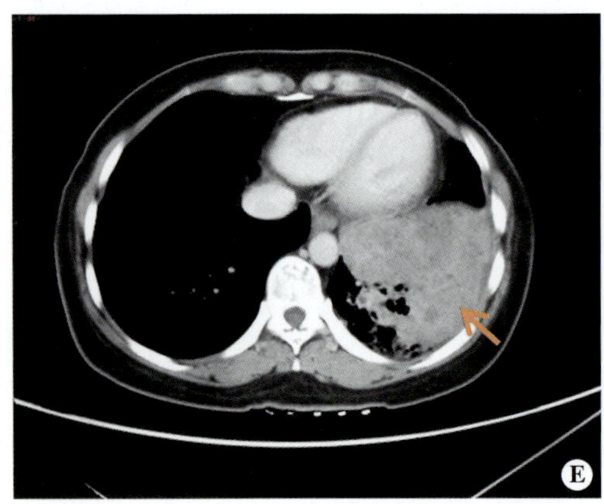

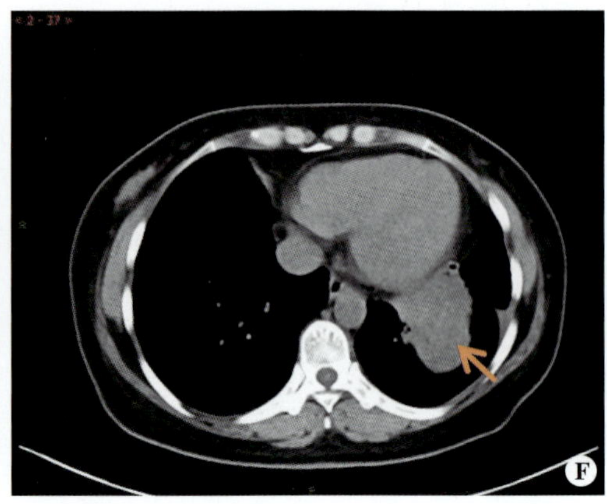

图 9-1　患者靶向治疗联合头部放疗进展（影像学检查情况）

A、B. 2018 年 9 月 3 日头部磁共振；C、D. 2018 年 11 月 3 日头部磁共振；E. 2018 年 8 月 28 日胸部增强 CT；F. 2018 年 10 月 18 日胸部 CT 平扫

（2）靶向单药治疗：患者继续口服埃克替尼，病情稳定，定期随访。

（3）全身化疗联合抗血管治疗：患者门诊复查提示肿瘤进展，行血液 NGS 检测未发现 *T790M* 突变，更换方案于 2019 年 2 月 1 日、2019 年 3 月 5 日、2019 年 3 月 29 日、2019 年 4 月 29 日行 4 个周期培美曲塞 + 奈达铂联合重组人血管内皮抑制素（恩度）抗血管治疗。复查头部磁共振示脑部病灶稳定，胸部 CT 示病灶处病情进展。

2019 年 5 月 22 日胸部增强 CT：①左肺下叶占位及邻近左下肺大部分实变不张，两者分界不清，病灶较前增大（6.9cm×8.7cm），病灶周围模糊斑片索条影较前增多，邻近左肺局部支气管稍扩张并周围少许炎性改变，较前明显；②右肺散在数个小结节，部分较前新增，转移可能，左锁骨上窝、左肺门区及纵隔内淋巴结，部分较前增大（图 9-2）。

（4）免疫治疗联合化疗

第 1 个周期（2019 年 5 月 29 日）：紫杉醇 + 卡铂 + 信迪利单抗 100mg 方案化疗。2019 年 6 月 6 日复查胸部 CT（图 9-3）：左侧胸腔大量积液、左肺全肺不张。

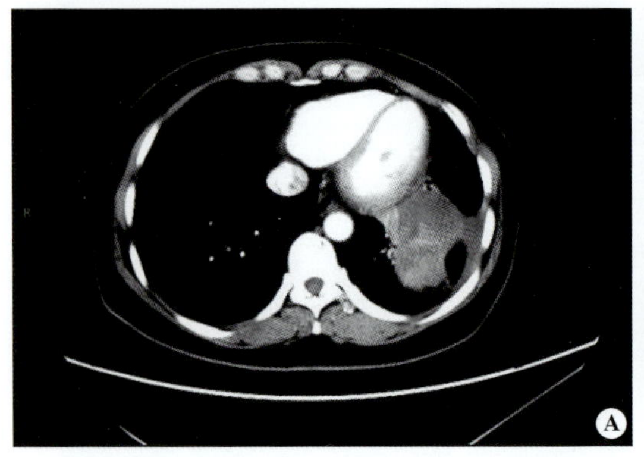

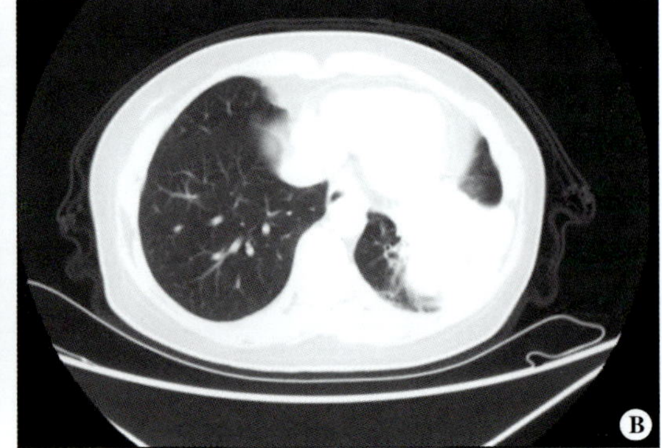

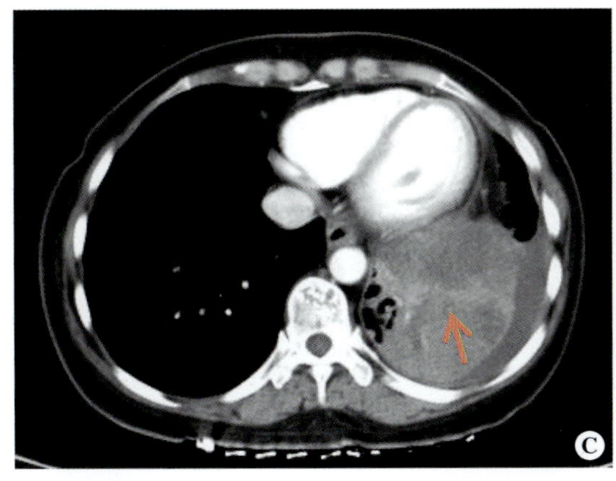
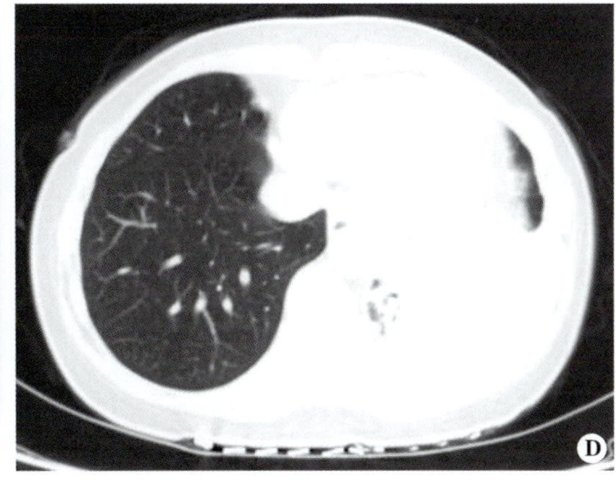

图 9-2　患者靶向治疗后进展（影像学检查情况）

A、B. 2019 年 1 月 28 日胸部增强 CT；C、D. 2019 年 5 月 22 日胸部增强 CT

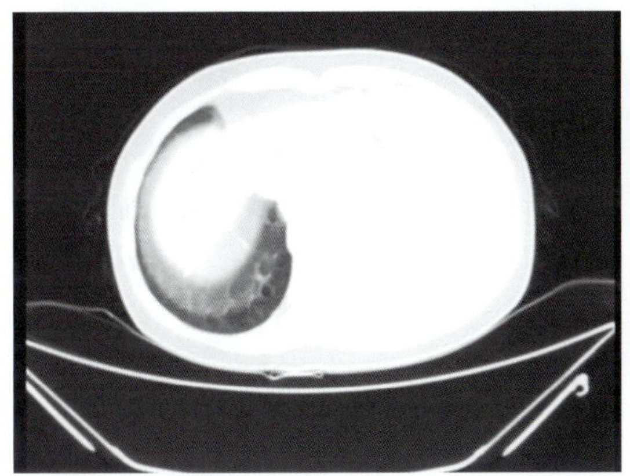
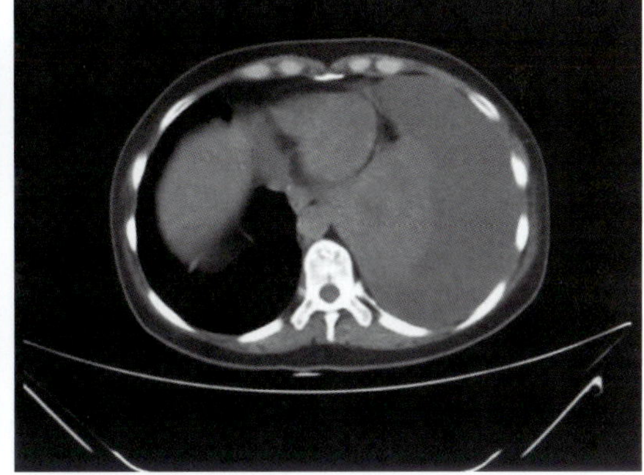

图 9-3　2019 年 6 月 6 日胸部 CT

患者左侧大量胸腔积液，给予胸腔穿刺置管引流术处理胸腔积液，胸腔积液减少后症状缓解，出院。

第 2 个周期（2019 年 6 月 27 日）：紫杉醇 + 卡铂 + 信迪利单抗 100mg 方案化疗。于 2019 年 7 月 19 日复查胸部 CT（图 9-4），结果与 2019 年 6 月 6 日对比，疗效评价为 PR。

第 3 个周期（2019 年 7 月 30 日）：紫杉醇 + 卡铂 + 信迪利单抗 100mg 方案化疗。患者一般状况良好，暂未做评估。

第 4 个周期（2019 年 8 月 26 日）：紫杉醇 + 卡铂 + 信迪利单抗 100mg 方案化疗。患者 2019 年 9 月 12 日复查胸部 + 全腹部增强 CT（图 9-5），与 2019 年 5 月 22 日对比，疗效评价为 PR。患者开始行信迪利单抗单药免疫治疗，病情稳定，一般状况良好。

（五）总结

患者为 *EGFR* 敏感突变患者，经过了 TKI 治疗进展后，又经历了化疗联合抗血管治疗，病情再次进展后，经过和患者充分沟通，签署免疫治疗知情同意书之后使用信迪利单抗联合化疗 4 个周期后，疗效评价为 PR，单药维持治疗，持续获益。

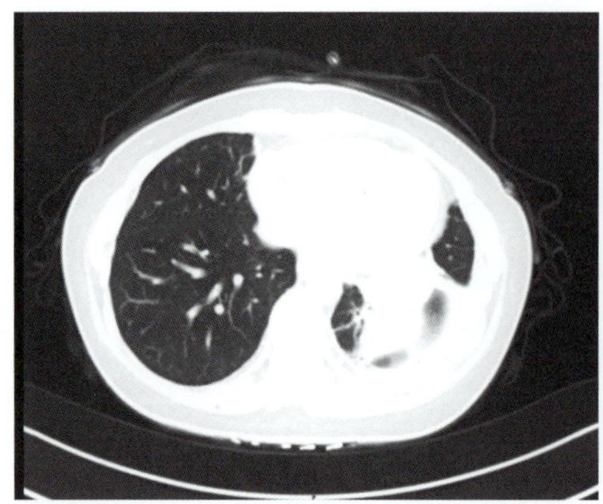
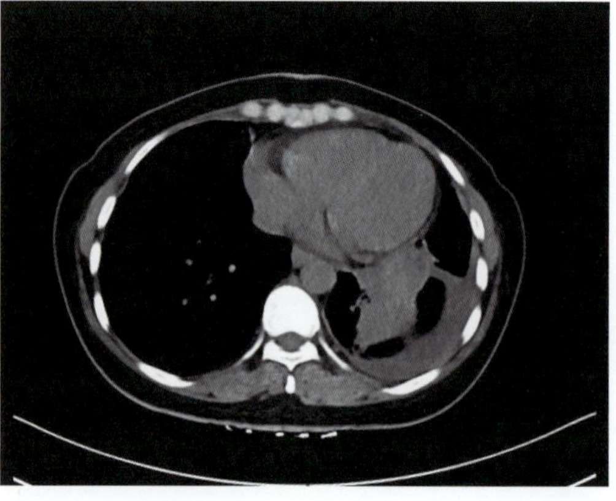

图 9-4 2019 年 7 月 19 日胸部 CT

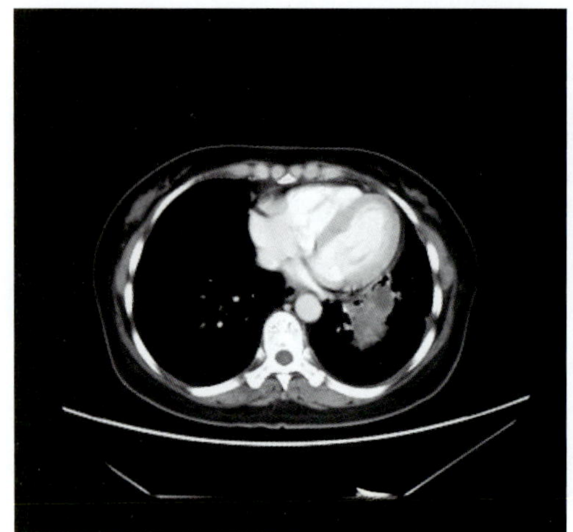
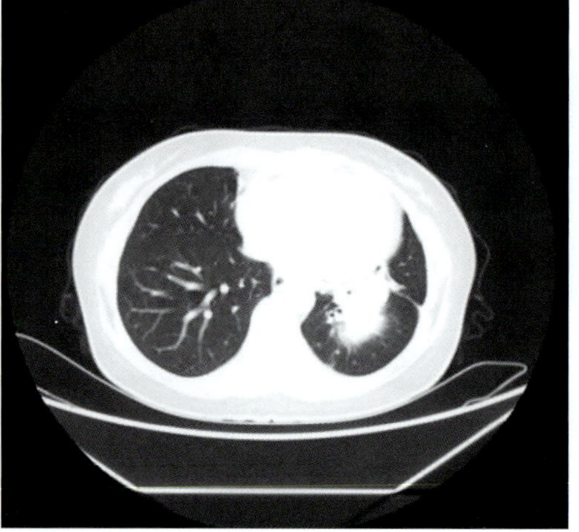

图 9-5 2019 年 9 月 12 日胸部 + 全腹部增强 CT

二、病例点评

在非鳞状非小细胞肺癌患者中，驱动基因阳性的患者可使用对应的靶向治疗。*EGFR* 突变的患者一线推荐使用 TKI（吉非替尼、厄洛替尼或埃克替尼）。TKI 治疗后进展，如果存在 T790M 突变，可以使用 T790M 抑制剂如奥希替尼治疗。本例患者的 T790M 突变阴性，故系统治疗选择含铂双药化疗并联合抗血管治疗。但是本例患者对该方案疗效欠佳，临床上迫切需要新的治疗选择。从既往的临床实践和临床研究发现，*EGFR* 突变的患者很少或者不能从 PD-1/PD-L1 治疗中获益，而且有部分 EGFR-TKI 治疗耐药后出现 T790M 突变的患者，用 PD-1 治疗后暴发进展。本例患者的病理活检示 PD-L1（50%+），提示患者可能对免疫治疗获益，结合 IMpower150 临床研究的结果，为临床治疗选择方案提供了循证医学依据。IMpower150 研究结果提示，PD-1/PD-L1 单抗和贝伐珠单抗联合化疗治疗 TKI 失败的 *EGFR* 突变的晚期非鳞状非小细胞肺癌可能给患者带来额外的临床获益。

（柳 斌 四川省肿瘤医院）

病例 10　纳武单抗联合化疗新辅助治疗为Ⅲb 期非小细胞肺癌患者创造手术机会

一、病例介绍

（一）病史简介

患者男性，68 岁，主因“咳嗽、咳痰 1 月余，发现左肺占位 2 周”就诊。

患者 1 个多月前无明显诱因出现咳嗽、咳痰，给予抗感染治疗 1 周余未见好转。2 周前患者于外院行胸部 CT 提示左肺上叶近肺门占位，高度怀疑肺癌可能。

个人史：吸烟史 50 年，每日 40 支。

既往史：高血压病史 20 年。

家族史：无肿瘤家族史。

实验室检查：血清学检查未见异常，肺功能：FEV_1 2.18 L，FEV_1/FVC Pred%：71.1%，DLCO Pred%：91.2%。

影像学检查：

PET-CT（2019 年 7 月 31 日）：①左肺上叶近肺门直径 5.4cm FDG 摄取增高肿物（SUV_{max} 12.7），与左肺门淋巴结分界不清。②纵隔 6 区可见 FDG 摄取增高肿大淋巴结（SUV_{max} 14.1），短径 2.4cm，见图 10-1A、B。③考虑左肺上叶中心型肺癌伴肺门及纵隔淋巴结转移（cT3N2M0，Ⅲb 期）。④其余全身未见明确转移征象。

ECOG PS 评分：0 分。

（二）临床诊断

左肺中心型占位（肺癌可能性大）。

（三）病理诊断

左全肺切除标本：左肺中心型鳞状非小细胞肺癌，伴大片变性、坏死，灶片状泡沫状组织细胞反应及胆固醇裂隙样结构，瘤巢占瘤床比例＜ 10%，符合化疗后改变。可见脉管内癌栓，未侵及脏胸膜；支气管和血管断端未见癌侵犯；6、10组淋巴结可见癌转移，4、5、7、9、11、12 组淋巴结未见癌转移。其中 11、12 组淋巴结可见灶片状泡沫状组织细胞反应，可见变性、坏死及胆固醇裂隙样结构。癌组织免疫组化染色结果：CK 5/6（+），P40（+），TTF-1（–）。术后病理分期：ypT2aN2M0，Ⅲa（AJCC 第八版 TNM 分期），见图 10-1。

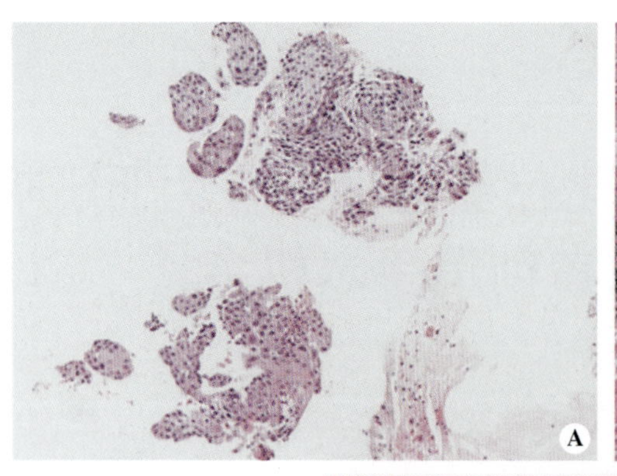

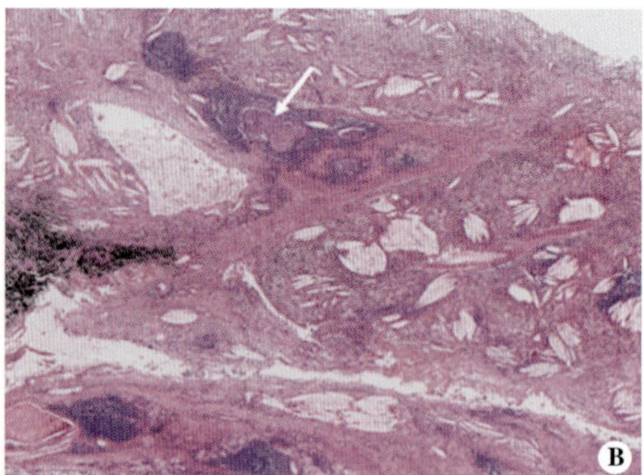

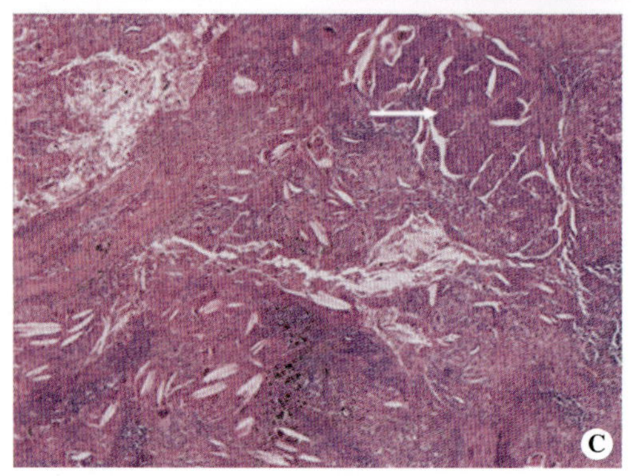

图 10-1 手术前及手术后病理诊断

A. 术前 EBUS-TBNA 穿刺肿瘤病理，可见巢团状分布的恶性肿瘤细胞，复合鳞状非小细胞肺癌；B、C. 手术切除后肿瘤病理，可见鳞状非小细胞肺癌癌巢残余（白色箭头，瘤巢占瘤床比例＜ 10%），周围大部分组织有大片变性、坏死、灶片状泡沫状组织细胞反应及胆固醇裂隙样结构，符合化疗后改变

（四）诊疗经过

患者于 2019 年 8 月 1 日行 EBUS-TBNA，穿刺肺门肿物病理：可见片状及巢团状分布的肿瘤细胞，细胞核有异型性，结合免疫组化结果，符合鳞状非小细胞肺癌。免疫组化染色结果：P40（+），P63（+），Napsin A（−），TTF-1（−），见图 10-2A。肿瘤基因检测：*EGFR*（−），*ALK*（−），PD-L1 70%（TPS %）。考虑诊断：左肺上叶中心型鳞状非小细胞肺癌（cT3N2M0，Ⅲb 期），建议先行手术前新辅助治疗。与患者及家属充分交流沟通后，决定参考 NADIM 研究设计中的用药方案对患者进行术前免疫治疗联合化疗新辅助治疗，具体方案：纳武单抗 200mg+ 白蛋白 - 紫杉醇 490mg+ 卡铂 450mg。患者分别于 2019 年 8 月 6 日、2019 年 8 月 27 日、2019 年 9 月 20 日行 3 个周期免疫联合化疗新辅助治疗。患者第 2 个周期新辅助治疗后出现左上肢肿胀，血管超声提示 PICC 置管周围血栓形成，给予低分子肝素抗凝治疗 2 周后拔除 PICC，未出现严重不良反应。

患者于 2019 年 10 月 8 日复查胸部增强 CT：左肺上叶尖后段近肺门肿物，大小约 3.3cm×2.9cm，平扫 CT 值 40HU，增强扫描未见明确强化，内可见散在空泡影，纵隔内见散在小淋巴结，增强扫描可见均匀强化。PET-CT：①左肺上叶近肺门处直径 3.5cm FDG 摄取增高肿物（SUV_{max} 4.8），与左侧肺门淋巴结分界不清。②纵隔 6 区可见 FDG 摄取增高肿大淋巴结（SUV_{max} 3.3），短径约 1.1cm。头部增强 MRI：未见转移。依据 RECIST 标准疗效评价为 PR（图 10-2C、图 10-2D）。

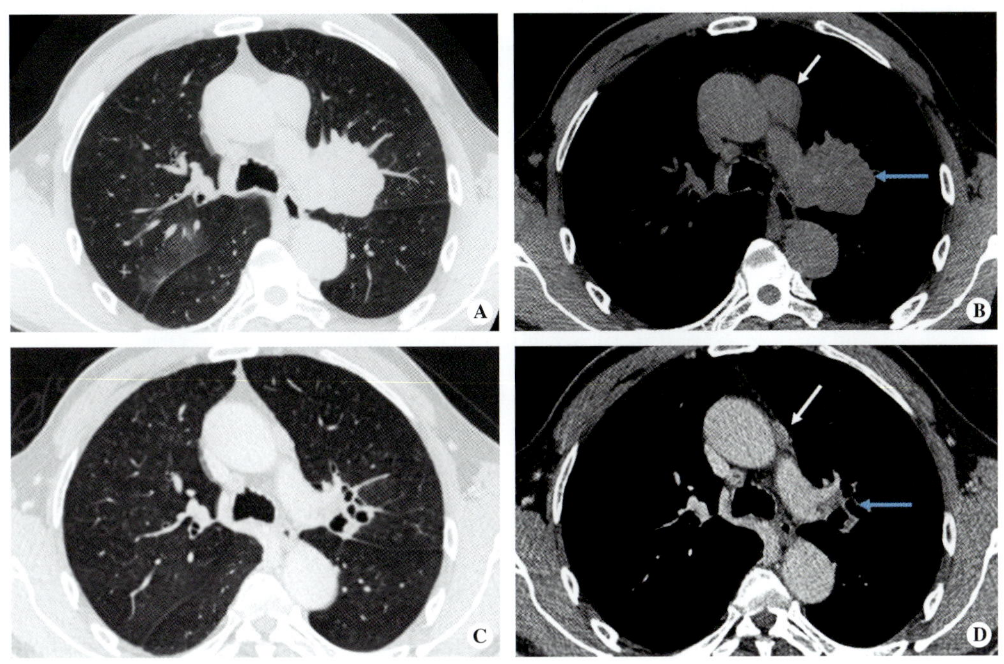

图 10-2　免疫联合化疗新辅助治疗前后胸部 CT 表现

A、B. 新辅助治疗前胸部 PET-CT（2019 年 7 月 31 日），左肺上叶近肺门处直径 5.4cm 肿物（蓝色箭头），纵隔 6 区肿大淋巴结，短径 2.4cm（白色箭头）；C、D. 新辅助治疗后胸部 PET-CT（2019 年 10 月 8 日）：左肺肿物缩小至 3.3cm，伴有空洞形成，纵隔 6 区肿大淋巴结缩小至 1.1cm，左肺动脉主干周围肿瘤侵犯明显减轻

患者于 2019 年 10 月 17 日行全麻胸腔镜下左全肺切除术 + 纵隔淋巴结清扫术，术中可见左肺动脉主干及左肺尖前干动脉根部几乎完全被肿瘤包绕，难以将肿瘤与左肺尖前干动脉根部及部分左肺动脉主干完全游离，遂打开心包，于心包内闭合左肺动脉主干，进而按术前计划行左全肺切除术。

二、病例点评

TKI 在晚期非小细胞肺癌治疗中的地位变得越来越重要。与此同时，可手术的肺癌患者进行术前免疫新辅助治疗的研究显示了良好的前期数据，逐渐成为研究的热点。CheckMate 159 研究是第一个全文发表的免疫新辅助治疗非小细胞肺癌的Ⅱ期临床研究。其中 45% 的患者显示出主要病理缓解（major pathologic response，MPR），且在治疗过程中没有预期外的毒副作用，证实了纳武单抗免疫新辅助治疗可切除的非小细胞肺癌的安全性和可行性。此后在近 2 年的国际肿瘤研究会议上，3 项不同的用药方案的Ⅱ期免疫新辅助治疗研究被多次报道。LCMC3 研究是目前完成入组样本量最大的免疫新辅助治疗研究，证实了阿特珠单抗单药作为新辅助治疗的安全性和疗效。NEOSTAR 研究则对比了纳武单抗单药和纳武单抗联合伊匹木单抗作为新辅助治疗在可切除的非小细胞肺癌患者中的疗效，研究显示，两种免疫新辅助治疗方式的疗效并无明显差别，和新辅助化疗类似。NADIM 研究是首个在Ⅲa 期非小细胞肺癌患者中探究免疫联合化疗作为新辅助治疗方案疗效和安全性的Ⅱ期、单臂临床研究，新辅助治疗方案为纳武单抗联合紫杉醇 + 卡铂，研究显示，41 例最终接受手术的患者中，MPR 高达 85.36%，病理学完全缓解率为 71.4%，创造了非小细胞肺癌新辅助治疗的历史新高。目前，尚有多项在研的免疫新辅助治疗局部晚期非小细胞肺癌的相关临床研究（如 CheckMate 816、KEYNOTE-671、IMpower 030 等），最优的新辅助治疗模式有待更多临床研究证实。

本例患者术前诊断左肺上叶中心型鳞状非小细胞肺癌（cT3N2M0，Ⅲb 期，AJCC 第 8 版 TNM 分期），影像学检查可见左肺门肿瘤与左肺动脉主干关系极为密切，同时纵隔 6 区淋巴结肿大明显，考虑难以达到 R0 切除。依据 2019 年《NCCN 肺癌治疗指南》和《中国临床肿瘤学会原发性肺癌诊疗指南》的推荐，为患者提供的治疗方案需考虑新辅助治疗后的肿瘤可切除性，再决定是否行根治手术切除。目前开展的多项免疫新辅助治疗药物方案选择和治疗周期选择存在差异，NADIM 研究较其他研究具有更好的 MPR。在单纯免疫新辅助治疗尚未得到大规模验证之时，为保证患者最大可能的临床获益，我们选择 NADIM 研究中的含铂双药化疗联合纳武单抗作为新辅助治疗方案。同时考虑到目前暂无翔实的亚洲人群免疫联合化疗新辅助治疗的安全性数据，故按照纳武单抗获批说明书的剂量（3mg/kg）进行治疗，最终方案为纳武单抗 200mg+ 白蛋白 - 紫杉醇 490mg+ 卡铂 450mg q3w，共 3 个周期治疗。新辅助治疗过程中，患者未出现严重治疗相关不良事件，用药安全性良好。

新辅助治疗对于手术操作和安全性的影响，是外科医师关注的主要问题之一，尤其我国的肺癌患者，由于既往感染和空气污染，肺门大血管旁常被异常增生肿大的淋巴结包绕。手术难度远高于肺门正常的欧美患者，这是我国肺癌胸腔镜手术的独特难题。我们采用优先打开血管鞘膜的方法，从看似最危险的血管鞘内处理肺血管，可以有效避免欧美国家粗糙的钝性分离方法可能造成的大出血。然而，新辅助治疗后可能会使肺血管鞘增厚、粘连，进而增加手术难度和中转开胸的风险。尽管在 NEOSTAR 研究最新的报道中有一些具体的安全性的数据，如免疫新辅助治疗后的患者中位手术时间为 147 分钟，中位出血量为 100ml，且对围术期肺功能、手术切除率和复杂性影响较小，但是该研究胸腔镜手术的比例仅有 27%，远低于我国肺癌患者新辅助治疗后接受胸腔镜手术的比例。因此，免疫新辅助治疗对于我国患者的手术影响究竟如何，还需要我们自己的研究数据。

本病例依据 RECIST 1.1 标准疗效评价为 PR。同时，左肺动脉主干周围肿瘤侵犯较新辅助治疗前明显减轻，肿瘤和纵隔淋巴结的明显缩小也为 R0 手术切除提供了必要的条件。患者胸腔镜手术过程中，血管鞘膜存在一定程度的增厚，但对鞘内分离并未造成严重的影响。只是肿瘤仍包绕左肺动脉主干及左肺尖前干动脉根部，难以游离，遂行左全肺切除术，手术时间为 135 分钟，手术出血量为 40ml。本中心近年来胸腔镜全肺切除术（包括不进行新辅助治疗的患者）的平均手术时间在 200 分钟，平均术中出血量在 100ml。因此，本例患者在经过免疫联合化疗新辅助治疗后的手术难度未超过预期，未出现严重的围术期并发症；同时，患者术后病理达到 MPR，由不可切除Ⅲb 期降期为可完整切除Ⅲa期。

综上，目前的研究和临床实践展示了免疫检查点抑制剂在非小细胞肺癌新辅助治疗中的应用前景，各项研究均开展了相关生物标志物的转化性探索研究。

（王　迅　陈克终　北京大学人民医院）

参考文献

李运，杨帆，王俊，等，2012. 58 例复杂原发性肺癌的全胸腔镜肺叶切除手术 . 中华胸心血管外科杂志，28（8）：467-469，512.

Cascone T，William WN，Weissferdt A，et al，2019. Neoadjuvant nivolumab（N）or nivolumab plus ipilimumab（NI）for resectable non-small cell lung cancer（NSCLC）：clinical and correlative results from the NEOSTAR study. J Clin Oncol，37（15）：8504.

Chen KZ，Wang X，Yang F，et al，2017. Propensity-matched comparison of video-assisted thoracoscopic with thoracotomy lobectomy for locally advanced non-small cell lung cancer. J Thorac Cardiovasc Surg，153（4）：967-976.

Forde PM，Chaft JE，Smith KN. et al，2018. Neoadjuvant PD-1 blockade in resectable lung cancer. N Engl J Med，378（21）：1976-1986.

Kwiatkowski，DJ，Rusch VW，Chaft JE，et al，2019. Neoadjuvant atezolizumab in resectable non-small cell lung cancer（NSCLC）：Interim analysis and biomarker data from a multicenter study（LCMC3）. J Clin Oncol，37（15）：8503.

Provencio-Pulla M，Nadal-Alforja E，Cobo M，et al，2018. Neoadjuvant chemo/immunotherapy for the treatment of stages ⅢA resectable non-small cell lung cancer（NSCLC）：a phase Ⅱ multicenter exploratory study—NADIM study-SLCG. J Clin Oncol，36（Suppl 15）：8521.

Provencio M，Nadal E，Insa A，et al，2019. OA 13. 05. NADIM study：updated clinical research and outcomes. J Thorac Oncol，14（10）：S241.

Sepesi B，Cascone T，William W，et al，2019. OA 13. 06 surgical outcomes following neoadjuvant nivolumab or nivolumab plus ipilimumab in non-small cell lung cancer-NEOSTAR study. J Clin Oncol，14（10）：S241-S242.

病例 11　替雷利珠单抗联合化疗一线治疗 Ⅲb 期肺腺癌

一、病例介绍

（一）病史简介

患者女性，60 岁，于 2019 年 5 月发现颈部肿物，约核桃大小，外院就诊，活检病理：肺腺癌，基因检测：*EGFR* 野生型、*ALK*（–）。在外院未进行任何化疗或免疫治疗。

个人史：无饮酒和吸烟史。停经 5 年。

既往史：高血压病史 4 年余，口服硝苯地平缓释片及厄贝沙坦片，血压控制稳定。咳嗽咳痰 2 月余，未进行系统治疗。无乙肝、糖尿病及丙肝病史。

家族史：否认家族史。

体格检查：一般状态可，神志清，头、眼、耳鼻喉、肌肉骨骼和神经系统无异常。浅表淋巴结未触及明显肿大，双肺呼吸音清，左下肺呼吸较弱，双肺未闻及干湿啰音。ECOG：1 分。

实验室检查：血红蛋白 139g/L，白细胞计数 7.4×10^9/L，中性粒细胞计数 5.37×10^9/L，血小板计数 278×10^9/L，红细胞计数 4.64×10^{12}/L，肌酐 51μmol/L，CK 111U/L，CK-MB 164.4U/L，ALT 14U/L，AST 22U/L。

影像学检查：

胸部增强 CT（2019 年 5 月 31 日）：①左下肺背段占位，考虑周围型肺癌，大小约 35mm× 35mm，左肺门、纵隔多发淋巴结转移；②左下肺炎症。

头颅 CT（2019 年 5 月 31 日）：未见异常。

颈部 CT（2019 年 5 月 31 日）：左侧颈部多发淋巴结转移。

全腹部 CT（2019 年 5 月 31 日）：①腹膜后淋巴结转移；②左肾囊肿。

（二）临床诊断

左肺腺癌，肺门、纵隔、颈部多发淋巴结转移（cT2N3M0，Ⅲb 期）。

（三）病理诊断

左侧颈部淋巴结可见转移性中分化腺癌（4/4），结合病史，符合转移性肺腺癌。免疫组化：GATA-3（部分 +），Napsin A（+），CK7（+），TTF-1（+）、P53（–）、ER（部分 +），PR（–），CA19-9（–），CA125（+），PAX-8（–）。

（四）诊疗经过

患者于 2019 年 5 月 9 日行颈部穿刺病理活检：（左侧颈部淋巴结）可见转移性中分化腺癌（4/4），结合病史，符合转移性肺腺癌。免疫组化：GATA-3（部分 +），Napsin A（+），CK7（+），TTF-1（+）、P53（-）、ER（部分 +），PR（-），CA19-9（-），CA125（+），PAX-8（-）。

患者于 2019 年 5 月 28 日自愿加入 RATIONALE 304 临床试验，签署知情同意书后进行筛选检查。2019 年 5 月 31 日行 CT 检测（头部、颈部、胸部、全腹部）、心电图、肺功能、实验室检查。综合所有检查结果及病史资料，判断符合 RATIONALE 304 临床试验入组条件。患者于 2019 年 6 月 17 日随机入组至 PD-1（200mg）联合化疗（培美曲塞 500mg/m^2+ 卡铂 AUC5）治疗组，2019 年 6 月 25 日～ 2019 年 7 月 4 日患者出现Ⅲ度骨髓抑制，皮下注射重组人粒细胞刺激因子（200μg qd）进行升白细胞处理。2019 年 7 月 15 日～ 2019 年 7 月 19 日，患者出现 3 级肝毒性，给予护肝治疗（异甘草酸镁美 100mg qd；多烯磷脂酰胆碱 465mg qd），推迟免疫治疗及化疗。2019 年 7 月 25 日患者复查血常规及血生化提示肝毒性及骨髓抑制完全缓解。2019 年 7 月 26 日～ 2019 年 10 月 25 日继续行 PD-1（200mg）联合化疗（培美曲塞 375mg/m^2+ 卡铂 AUC4）。治疗 5 个周期，总体疗效评价为 PR。患者进入维持期，于 2019 年 11 月 15 日～ 2020 年 1 月 1 日行 PD-1（200mg）+ 培美曲塞（375mg/m^2）治疗 2 个周期。患者无明显不适症状，疗效评价为 PR（图 11-1）。

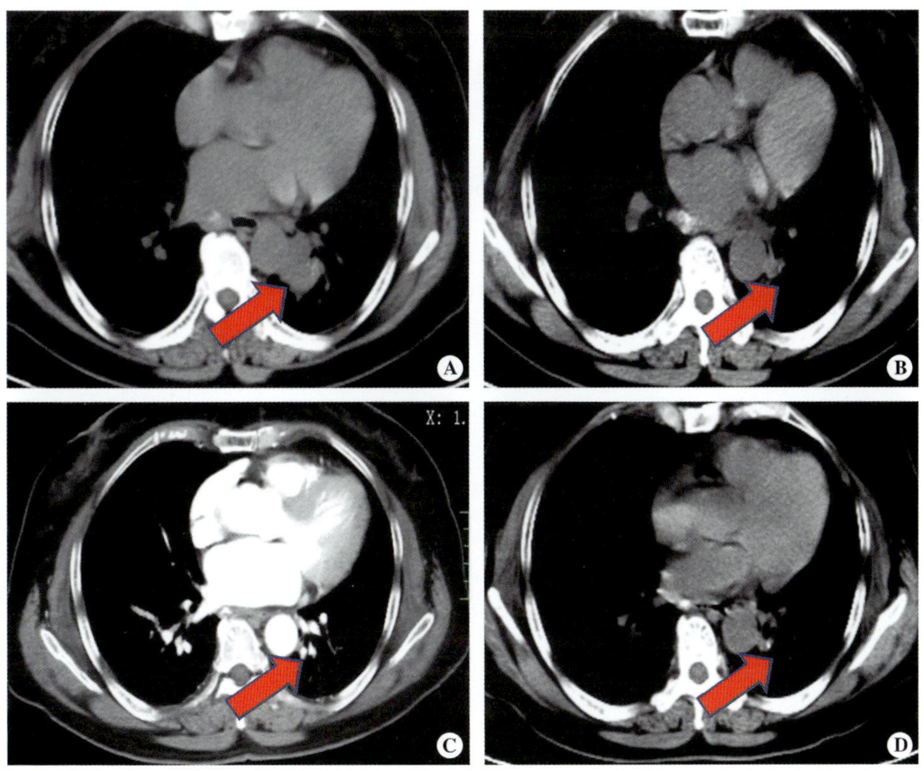

图 11-1　治疗前后肺部 CT

A. 治疗前肺部肿物大小（基线）；B. 治疗 2 个周期后肺部肿物大小；C. 治疗 6 个周期后肺部肿物大小；D. 维持治疗 2 个周期后肺部肿物大小，箭头指示为肿瘤位置

二、病例点评

不能手术的局部晚期非鳞状非小细胞肺癌，驱动基因阴性，治疗上以化疗联合局部放疗为主，但目前在该治疗模式下 OS 并不能得到很好延长，并且放疗引起的放射性肺炎、食管炎等不良反应也影响患者生存质量，因此，探索新的一线治疗模式是当前临床研究的焦点。PD-1 抑制剂是新的免疫治疗模式，也是近年来临床研究的热点。

一项单臂的Ⅱ期临床研究（KEYNOTE-024）表明，PD-1 抑制剂单药对局部晚期/晚期非鳞状非小细胞肺癌疗效良好，并显著延长患者 OS；而在另一个Ⅲ期临床研究 KEYNOTE-189 中采用 PD-1 抑制剂联合培美曲塞 + 铂类，并通过 PD-1 抑制剂联合培美曲塞作为维持治疗，该研究结果显示，联合 PD-1 抑制剂能显著延长局部晚期/晚期非鳞状非小细胞肺癌患者生存期，而且安全性良好，该结果还发现，PD-1 抑制剂的疗效与 PD-L1 表达相关，PD-L1 高表达，疗效可能更好。

本病例采用替雷利珠单抗（PD-1 抑制剂）联合培美曲塞 + 卡铂治疗，5 个周期后疗效评价为 PR，由于患者出现与化疗相关骨髓抑制及肝损害，均达到 3 级，因此提前进入替雷利珠单抗联合培美曲塞维持治疗，维持治疗 2 个周期，患者病情稳定，未出现骨髓抑制及肝损害，治疗过程中，未出现免疫相关不良反应。

本病例结果表明，替雷利珠单抗（PD-1 抑制剂）联合培美曲塞 + 卡铂治疗局部晚期非鳞状非小细胞肺癌可能是安全有效的，需要大样本进一步证实。

（李卫东　王碧荣　广州医科大学附属肿瘤医院）

参考文献

Brahmer JR，Rodríguez-Abreu D，Robinson AG，et al，2017. Health-related quality-of-life results for pembrolizumab versus chemotherapy in advanced，PD-L1- positive NSCLC（KEYNO TE-024）：a multicenter，international，randomized，open-label phase 3 trial. Lancet Oncol，18（12）：1600-1609.

Gandhi L，Rodríguez-Abreu D，Gadgeel S，et al，2018. Pembrolizumab plus chemotherapy in metastatic non-small-cell lung cancer. N Engl J Med，378（22）：2078-2092.

病例 12 帕博利珠单抗治疗Ⅳ期肺淋巴上皮瘤样癌

一、病例介绍

（一）病史简介

患者女性，54 岁，因“左侧胸部闷痛 3 月余”就诊。

患者于 3 个多月前无明显诱因出现左侧胸部闷痛不适，呈持续性闷痛感，可忍受，体位改变时明显加重，夜间平卧后伴有气促、胸闷痛加重，患者需被动右侧卧位症状才能缓解而入睡，平地行走 200m 或登两层楼时可伴有气促、胸闷痛症状，同时伴有咳嗽、呈非阵发性连声咳、无痰等，2 天前于外院就诊，行胸部 DR 检查提示胸腔积液，未见胸片及结果报告，为进一步治疗来诊，以“胸腔积液”收入院。自发病以来，患者精神状态良好，体力情况良好，食欲食量一般，睡眠情况一般，体重无明显变化，大小便正常。

个人史：无吸烟、饮酒史。

既往史：既往冠心病（心功能 1 级）、脑动脉硬化症、慢性乙肝、薄基底膜肾病、慢性胃炎病史；否认肝炎、结核等传染病史。

家族史：否认有家族肿瘤病史。

体格检查：KPS 80 分。全身浅表淋巴结未触及肿大，双肺呼吸音清，未闻及明显干湿啰音，心率 84 次 / 分，律齐，未闻及明显病理性杂音，腹软，无压痛、反跳痛、肌紧张，肝脾肋下未触及，神经系统（－）。

实验室检查：血红蛋白 100g/L，白细胞计数 5.09×10^9/L，中性粒细胞计数 3.18×10^9/L，血小板计数 454×10^9/L，红细胞计数 3.98×10^{12}/L；乙型肝炎 DNA 测定（定量）：乙肝病毒核酸扩增试验＜ 500IU/ml；生化 36 项：白蛋白 33.6g/L；钾 4.44mmol/L，钠 138.8mmol/L；肺癌四项：CEA 1.05μg/L，NSE 13.02μg/L，SCCA 0.6μg/L，CYFRA21-1 11.74μg/L；尿常规：镜检红细胞 3.98 个 /μl；大便常规无明显异常。2017 年 9 月 18 日胸腔积液常规检查：单个核细胞 40%；多个核细胞 60%；李凡他试验弱阳性（±）；透明度微浊；细胞总数 3600×10^6/L；颜色为黄色；有核细胞 450×10^6/L；胸腔积液生化：淀粉酶 53U/L；葡萄糖 5.85mmol/L；乳酸脱氢酶 560U/L；腺苷脱氢酶 14.2U/L；总胆固醇 2.19mmol/L；总蛋白 51.8g/L。

影像学检查：

PET-CT（2017 年 9 月 18 日）：左肺舌段肿物考虑肺癌，左胸膜多发转移瘤，纵隔、双肺门、左内乳多发淋巴结转移瘤，T_{10} 椎体骨转移瘤。

（二）临床诊断

左下肺淋巴上皮瘤样癌［cT3N3M1（胸膜、骨），Ⅳ期］，冠心病（心功能 1 级），脑动脉硬化症，慢性乙肝，薄基底膜肾病，慢性胃炎。

（三）病理诊断

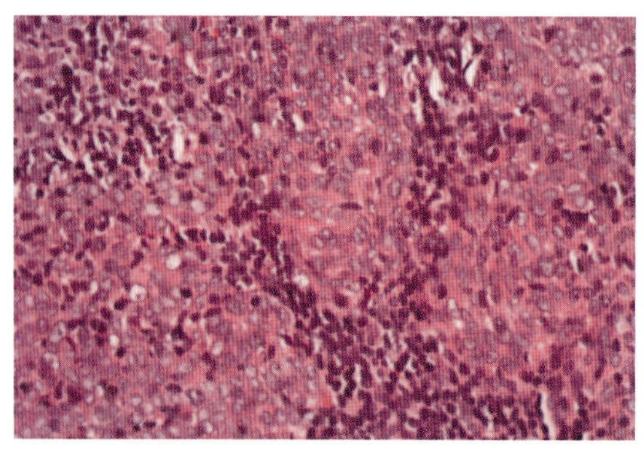

图 12-1 胸腔镜取胸膜组织行病理检查示（胸膜）转移性淋巴上皮瘤样癌，符合肺来源

2017 年 9 月 18 日胸腔镜取胸膜组织行病理检查示低分化鳞状非小细胞肺癌。免疫组化：CK（+），CK5/6（+），Ki-67（约 80%+）。

2017 年 10 月外院病理会诊：（胸膜）转移性淋巴上皮瘤样癌，符合肺来源。免疫组化：EBER（+），PD-1（NRQ-22）（–），PD-L1（sp142）（TC 40%，IC 5%），c-MET（20%+）（图 12-1）。

2019 年 11 月 13 日外院行左锁骨上淋巴结切取活检，病理结果示淋巴结转移性淋巴上皮瘤样癌。免疫组化：CK（3+），CK5/6（++），P63（+++），PD-L1（22C3）（75%+），PD-L1（–）。

（四）诊疗经过

患者胸腔镜检查（2017 年 9 月 18 日），病理：低分化鳞状非小细胞肺癌。免疫组化：CK（+），CK5/6（+），Ki-67（约 80%+）。外院病理会诊（2017 年 10 月）：（胸膜）转移性淋巴上皮瘤样癌，符合肺来源。免疫组化结果：EBER（+），PD-1（NRQ-22）（–），PD-L1（sp142）（TC 40%，IC 5%），c-MET（20%+）。

患者于 2017 年 10 月 26 日、2017 年 11 月 16 日行 d1 培美曲塞 700mg 方案化疗 2 个周期。

2017 年 12 月 5 日复查胸部 CT：左肺门区 - 左下肺纵隔旁可见不规则肿块影，大小约 18cm×4.3cm×7.2cm，左侧胸膜及左斜裂可见多发类结节状影，左锁骨上窝、双侧肺门区及纵隔内可见多发肿大淋巴结，考虑左下肺癌伴左侧胸膜及左斜裂多发转移，左锁骨上窝、双侧肺门区及纵隔内亦多发淋巴结转移，转移范围较广泛，原发病灶显示欠清。疗效评价为 PD（图 12-2）。

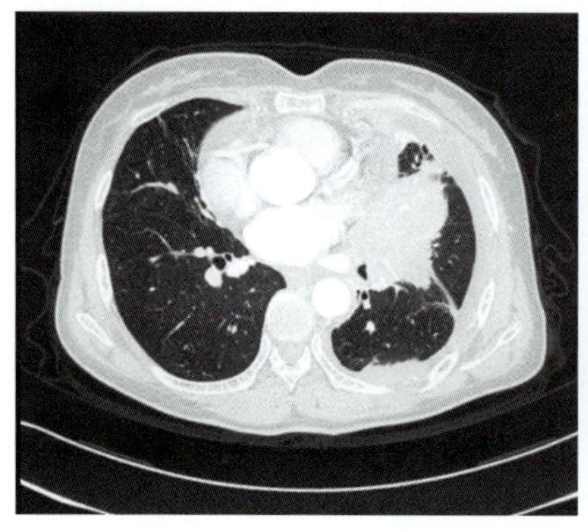

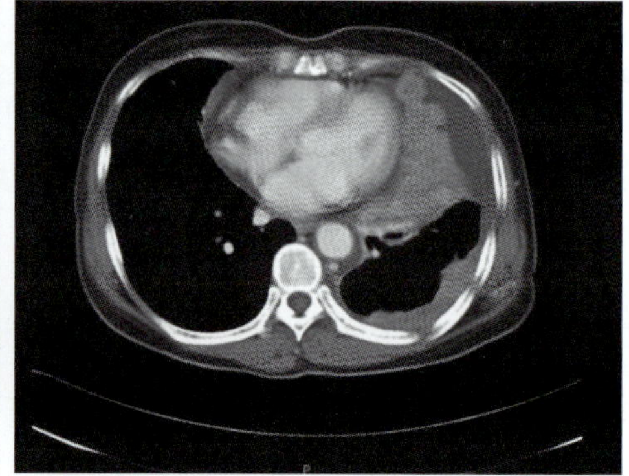

图 12-2 2017 年 12 月 5 日胸部 CT

根据患者 PD-L1（sp142）（TC 40%，IC 5%）阳性结果，遂更换治疗方案，2017 年 12 月 12 日予以帕博利珠单抗（PD-1）100mg 进行第 1 周期治疗，治疗后患者出现发热（38.5℃），予以对症治疗后好转。2018 年 1 月 5 日予以帕博利珠单抗（PD-1）100mg 治疗第 2 个周期。2018 年 1 月 19 日复查胸部 CT：左肺门区左下肺纵隔旁不规则肿块，较前片明显缩小，大小约 3.7cm×2.8cm×2.5cm，左侧胸膜及左斜裂多发类结节状影，较前片缩小，左锁骨上窝、双侧肺门区及纵隔内多发肿大淋巴结，病灶较前明显缩小，考虑左下肺癌伴左侧胸膜及左斜裂多发转移，左锁骨上窝、双侧肺门及纵隔内亦多发淋巴结转移，病灶较前缩小（图 12-3）。血常规（2018 年 1 月 19 日）：白细胞计数 2.76×10^9/L，中性粒细胞计数 12×10^9/L。行重组人粒细胞集落刺激因子升白细胞治疗。疗效评价为 PR。

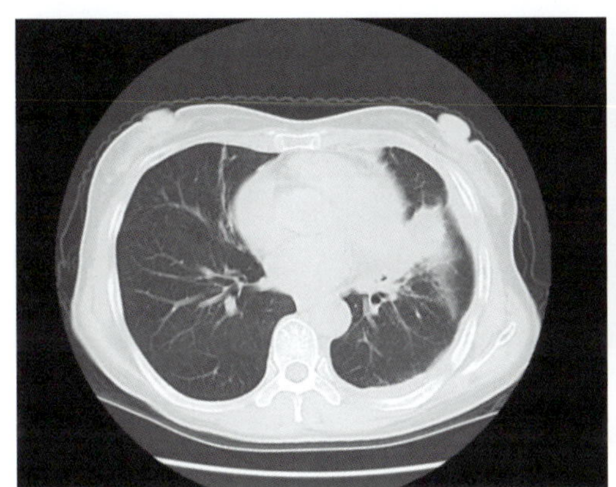
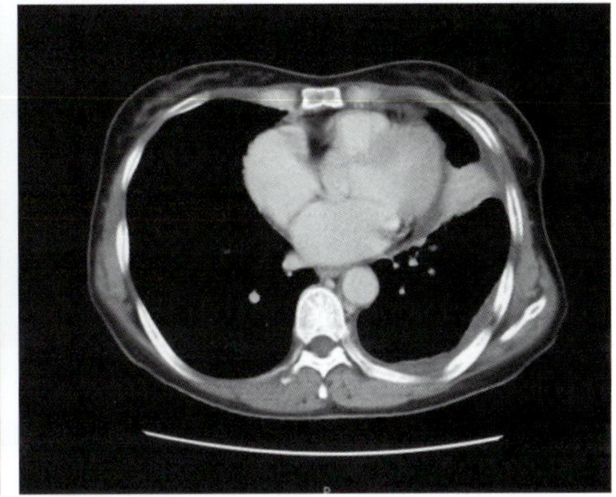

图 12-3　2018 年 1 月 19 日 胸部 CT

2018 年 2 月 1 日继续予以帕博利珠单抗（PD-1）100mg 治疗第 3 个周期。2018 年 3 月 19 日复查胸部 + 上腹部 CT，与 2018 年 1 月 19 日的 CT 片对比，左肺门区 - 左下肺纵隔旁不规则肿块较前明显缩小，大小约 2.8cm×1.7cm×1.5cm；左侧胸膜及左斜裂可见多发类结节状影，较前缩小；左锁骨上窝、双侧肺门区及纵隔内可见多发肿大淋巴结，病灶较前缩小，仍考虑左下肺癌伴左侧胸膜及左斜裂多发转移，左锁骨上窝、双侧肺门区及纵隔内亦有多发淋巴结转移，病灶较前缩小。疗效评价为 PR（图 12-4）。

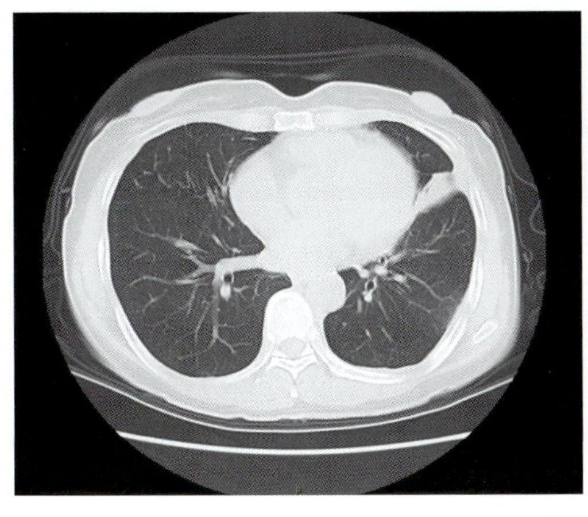
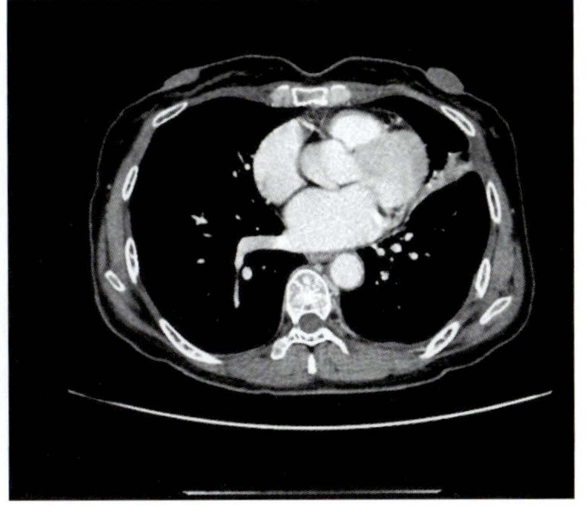

图 12-4　2018 年 3 月 19 日胸部 CT

2018 年 3 月 26 日和 2018 年 4 月 23 日继续予以帕博利珠单抗（PD-1）100mg 治疗第 4、5 个周期。2018 年 5 月 20 日复查胸部 CT：与 2018 年 3 月 19 日的 CT 片对比，左肺门区、左下肺纵隔旁不规则肿块，较前略缩小；左侧胸及左斜裂的多发类结节状影大致同前，左锁骨上窝、双侧肺门区及纵隔内仍见多发肿大淋巴结，部分较前稍缩小，考虑左下肺癌伴左侧胸膜及左斜裂多发转移，左锁骨上窝、双侧肺门及纵隔内亦有多发淋巴结转移，病灶较前缩小。疗效评价为 PR（图 12-5）。

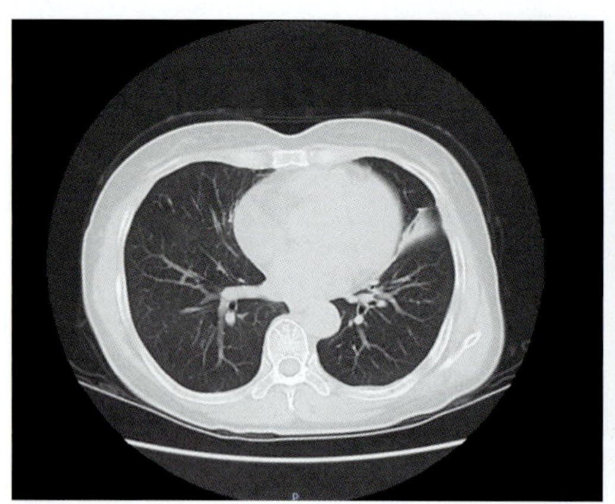
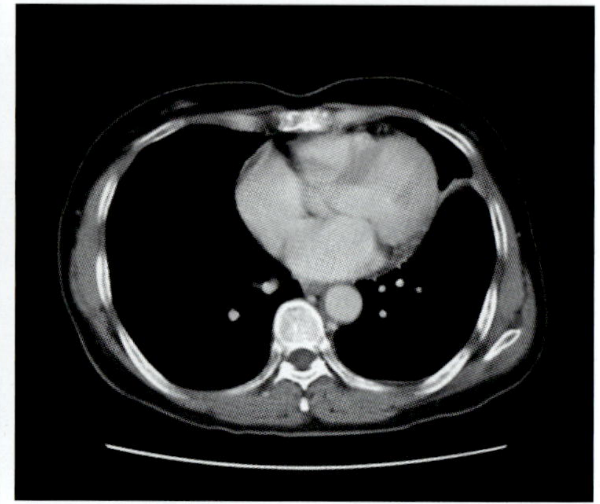

图 12-5　2018 年 5 月 20 日胸部 CT

2018 年 5 月 28 日和 2018 年 7 月 31 日继续予以帕博利珠单抗（PD-1）100mg 治疗第 6、7 个周期。2018 年 9 月 21 日复查胸部 CT 与 2018 年 5 月 20 日的 CT 片对比，左肺门区、左下肺纵隔旁未见明显肿块影；左侧胸膜及左斜裂类结节状影大致同前；左锁骨上窝、双侧肺门区及纵隔内多发肿大淋巴结与前相仿。疗效评价为 PR（图 12-6）。

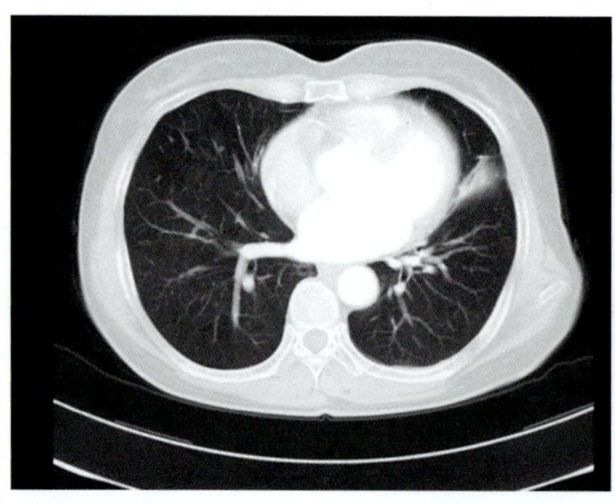
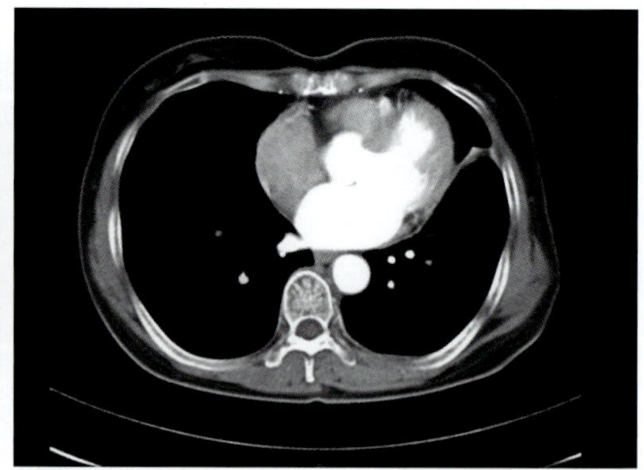

图 12-6　2018 年 9 月 21 日胸部 CT

2018 年 9 月 26 日、2018 年 12 月 7 日和 2019 年 4 月 12 日继续予以帕博利珠单抗（PD-1）100mg 治疗第 8 ～ 10 个周期。2019 年 6 月 13 日复查胸部 + 腹部 CT，与旧片对比，现左肺门区、左下肺纵隔旁未见明显肿块影；左侧胸膜及左斜裂类结节状影大致同前；左锁骨上窝、双侧肺门区及纵隔内多发肿大淋巴结，部分较前缩小，余与前相仿。疗效评价为 PR（图 12-7）。

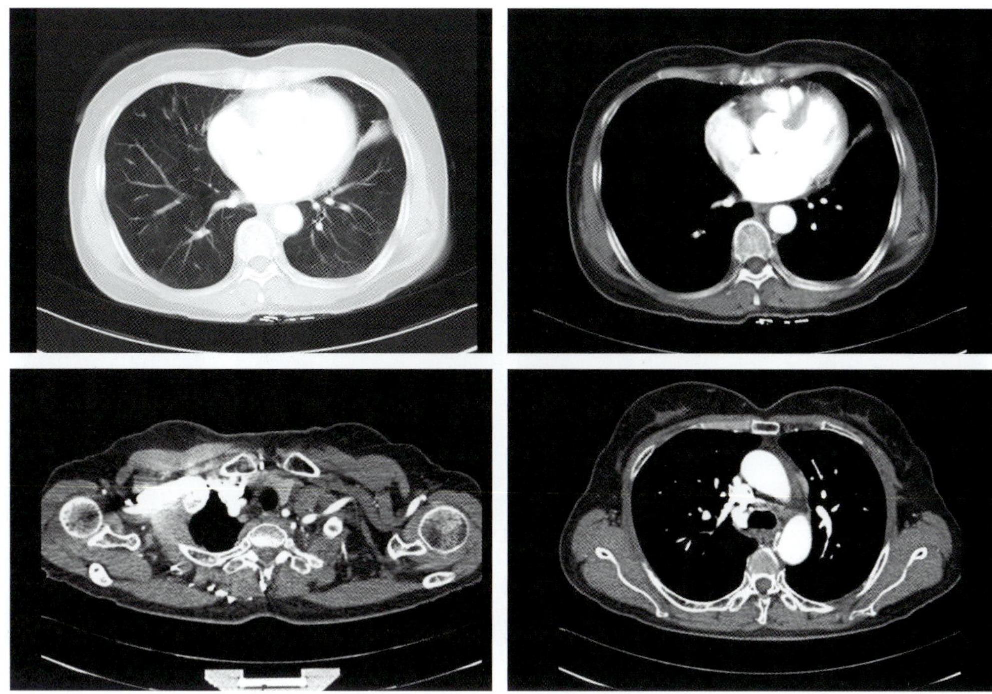

图 12-7　**2019 年 6 月 13 日胸部 CT**

2019 年 6 月 13 日、2019 年 8 月 30 日予以帕博利珠单抗（PD-1）100mg 治疗第 11、12 个周期。2019 年 8 月 31 日复查胸部 + 腹部 CT，与 2019 年 6 月 13 日的 CT 片对比，左侧胸膜及左斜裂类结节状影大致同前；左锁骨上窝、双侧肺门区及纵隔内多发肿大淋巴结较前不同程度增大。疗效评价为 SD（图 12-8）。

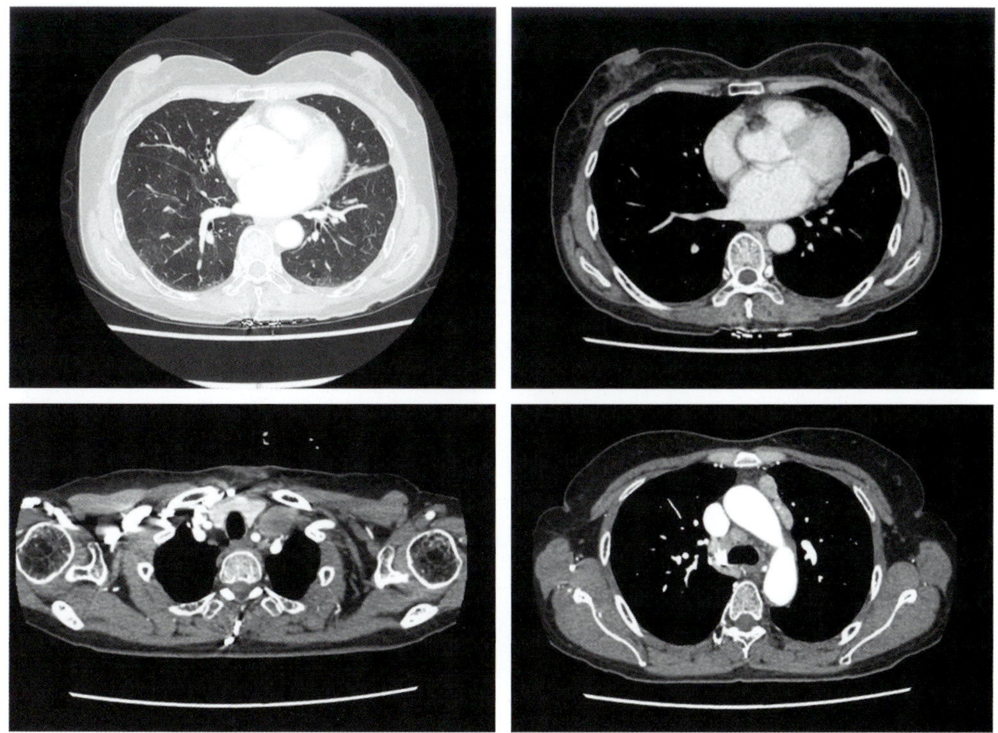

图 12-8　**2019 年 8 月 31 日胸部 CT**

2019 年 10 月 10 日予以帕博利珠单抗（PD-1）100mg 进行第 13 个周期治疗。2019 年 11 月 3 日复查胸部 + 腹部 CT，与 2019 年 8 月 31 日的 CT 片对比，左侧胸膜及左斜裂类结节状影大致同前；双锁骨上窝、双侧肺门区及纵隔内、腹膜后多发肿大淋巴结较前增多，部分较前增大，较大者位于左锁骨上，直径约 3cm。疗效评价为 SD（图 12-9）。

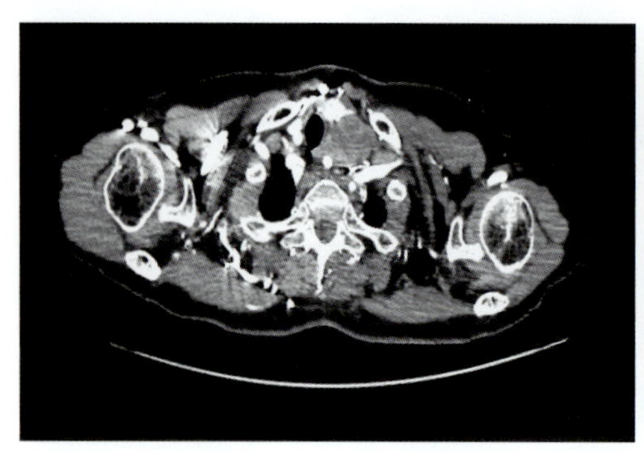
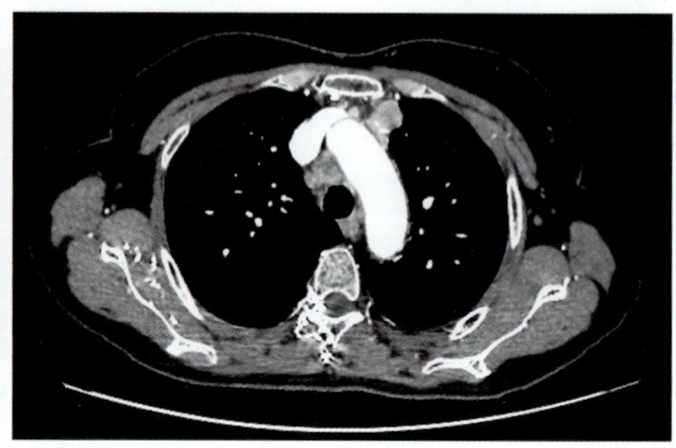

图 12-9　2019 年 11 月 3 日胸部 CT

二、病例点评

帕博利珠单抗（MK-3475）是人源化的抗 PD-1 单克隆抗体，2014 年 9 月美国食品药品监督管理局（FDA）批准帕博利珠单抗用于治疗晚期或不可切除的恶性黑色素瘤，它是免疫检查点抑制剂（ICI）。Ⅲ期临床试验 KEYNOTE-042 研究奠定了帕博利珠单抗在局部晚期或转移性非小细胞肺癌治疗中的关键地位。

KEYNOTE-042 临床试验比较了帕博利珠单抗单药与标准铂类化疗治疗局部晚期或转移性 PD-L1 阳性（TPS ≥ 1%）非小细胞肺癌患者的疗效，该临床试验是一项国际开放性Ⅲ期随机临床研究，共入组 1274 例患者，患者无 *EGFR* 或 *ALK* 基因突变，且未接受过针对晚期疾病的全身治疗，主要终点是依次评估 TPS ≥ 50%、≥ 20% 和≥ 1% 患者的 OS。该研究结果显示，帕博利珠单抗单药疗法相比化疗（卡铂 + 紫杉醇或卡铂 + 培美曲塞）在一线治疗非小细胞肺癌中有显著优势，不同 PD-L1 表达阳性肿瘤比例评分（TPS）患者 OS 均较化疗组显著延长，且不良反应也更小。

本例患者应用单药帕博利珠单抗治疗 22 个月后，全身多处淋巴结开始出现缓慢性增大，为此需要考虑两个问题。

（一）是“真性进展”还是“假性进展”

目前还没有明确的“假性进展”临床评价标准，多数鉴别方法都是基于临床经验的。如果出现新发转移病灶，那么基本可以认定是真正的病情进展。由于免疫治疗属于系统性治疗，除个别生理屏障（血脑屏障、血眼屏障、血睾屏障、血胎屏障）外，免疫细胞可以巡游全身，因此一般情况下有多个转移灶的“假性进展”通常是同时变化的，如同时变大。如果出现个别的某个或某几个病灶变化，则应该考虑是真正的病情进展。如果出现除上述生理屏障外的多个病灶同时变化，则考虑是“假性进展”。本病例患者全身多处淋巴结从一开始发病就是转移的，不属于新发转移病灶，那么如何“一锤定音”呢？需要进行病理检查。一定要鉴别“假性进展”的话，穿刺活检的证据最为可信。如果是假性进展，从检测结果中可以十分明显地看出免疫细胞进入肿瘤病灶中，那么上述的这种肿瘤病灶变大就可以放心面对了。

（二）如果是“真性进展”，那么后续治疗方案该“何去何从”

现在免疫治疗耐药后的治疗方案还没有规范，可以根据靶向治疗的方式处理［局部进展局部处理、缓慢进展继续用药和（或）局部放疗、快速进展换化疗］，也可以直接改为化疗。

后续发展：患者于 2019 年 11 月 13 日行左锁骨上淋巴结切取活检，病理结果示淋巴结转移性淋巴上皮瘤样癌，考虑为“真性进展”。2019 年 12 月 7 日～ 2020 年 1 月 14 日给予姑息放疗，由于患者出现放射性肺炎及食管炎，后期中断放疗，所以放疗剂量只到 4400cGy/20f。并在 2020 年 2 月 14 日、2020 年 3 月 28 日给予白蛋白 - 紫杉醇 350mg 姑息治疗 2 个周期，2020 年 3 月 28 日胸部 CT，对比 2019 年 11 月 3 日的 CT 片，左侧胸膜及左斜裂类结节状影大致同前；双锁骨上窝、双侧肺门区及纵隔内肿大淋巴结较前明显缩小、减少。疗效评价为 PR（图 12-10）。

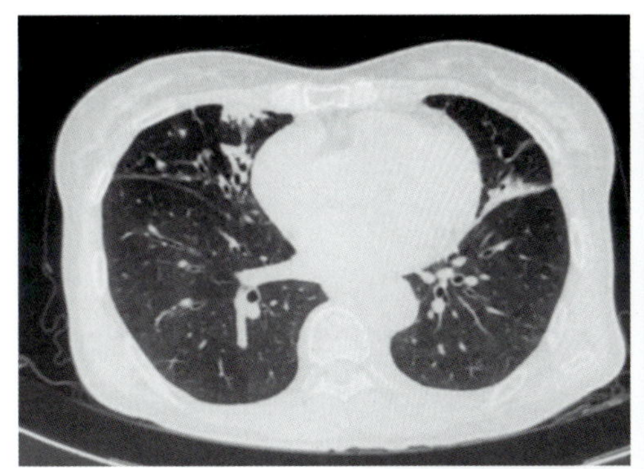
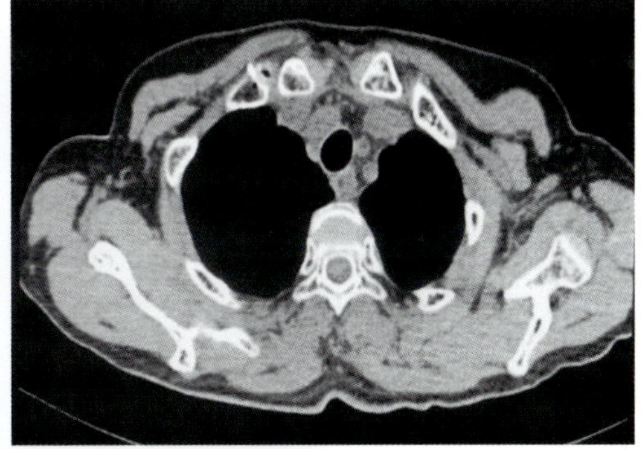
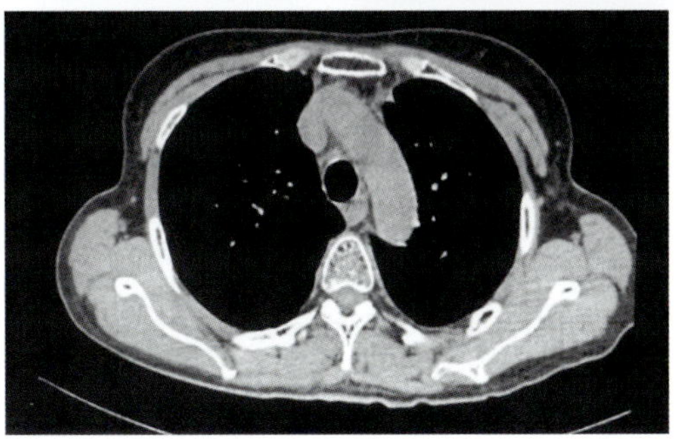

图 12-10　2020 年 3 月 28 日胸部 CT

（苏文媚　广东医科大学附属医院）

参考文献

Mok TSK，Wu YL，Kudaba I，et al，2019. Pembrolizumab versus chemotherapy for previously untreated，PD-L1-expressing，locally advanced or metastatic non-small-cell lung cancer（KEYNOTE-042）：a randomized，open-label，controlled，phase 3 trial. Lancet，393（10183）：1819-1830.

Mountzios G，Remon J，Novello S，et al，2019. Position of an international panel of lung cancer experts on the decision for expansion of approval for pembrolizumab in advanced non-small cell lung cancer with a PD-L1 expression level of ≥ 1% by the USA Food and Drug Administration. Ann Oncol，30（11）：1686-1688.

Nosaki K，Saka H，Hosomi Y，et al，2019. Safety and efficacy of pembrolizumab monotherapy in elderly patients with PD-L1-positive advanced non-small-cell lung cancer：pooled analysis from the KEYNOTE-010，KEYNOTE-024，and KEYNOTE-042 studies. Lung Cancer，135：188-195.

病例 13　替雷利珠单抗治疗一线化疗进展后Ⅳ期鳞状非小细胞肺癌

一、病例介绍

（一）病史简介

患者男性，68 岁，因“咳嗽、咳痰 3 月余”就诊。

患者于 2018 年 8 月始无明显诱因出现咳嗽、咳痰症状，无胸闷、胸痛，无发热、盗汗，未予重视，逐渐加重。

个人史：吸烟史 40 余年，无饮酒史。

既往史：无明显异常。

家族史：无明显异常。

体格检查：未见明显异常。

辅助检查：

全身骨显像：①右侧第 4 肋、左侧第 5 前肋异常放射性浓聚。② T_{10} ～ T_{12} 椎体异常放射性浓聚，考虑退行性变。

支气管镜下活检（2018 年 11 月 30 日）：右上肺新生物性质待定（局部活检 6 块，待病理结果）。

头颅 MRI（2018 年 12 月 2 日）：①左侧额叶多发缺血灶；②脑萎缩；③部分空蝶鞍。

胸部 + 上腹部 CT 平扫 + 增强（2018 年 12 月 4 日）：①考虑右肺上叶中央型肺癌，伴右肺上叶不张（图 13-1A）；②右肺下叶及左肺多发结节；③双肺气肿，双肺多发肺大疱；④左肺少许慢性炎症；⑤纵隔内多发淋巴结；⑥左侧少量胸腔积液；⑦主动脉硬化；⑧右侧第 4 肋、左侧第 5 肋陈旧性骨折；⑨胸椎侧弯；⑩肝内多发小囊肿；⑪双肾多发囊肿。

右上肺新生物活检病理（2018 年 12 月 6 日）：结合免疫组化结果，符合鳞状非小细胞肺癌伴坏死。免疫组化：CK7（–），CK20（–），CK5/6（+），P63（+），Ki-67（30%+），CD56（–），Syn（–），CgA（–）。

（二）临床诊断

右肺上叶鳞状非小细胞癌伴双肺转移（cT2bN3M1，Ⅳ期）。

（三）诊疗经过

患者符合 RATIONALE 307 临床试验的入组条件，并自愿签署知情同意书，随机入组至 C 组（对照组）：紫杉醇 + 卡铂治疗组（疾病进展后，可以交叉接受替雷利珠单抗单药治疗）。

患者于2019年1月16日、2019年2月12日行TP方案（紫杉醇+卡铂）化疗2个周期，过程顺利。2019年2月18日复查胸部增强CT：右肺上叶恶性占位较前减小（较大截面约为3.9cm×2.0cm），阻塞性炎症较前吸收，右肺门及纵隔淋巴结较前减小，提示病情好转。疗效评价为PR（图13-1B）。于2019年3月5日、2019年3月26日继续行TP方案（紫杉醇+卡铂）化疗2个周期。2019年4月3日复查胸部增强CT右肺上叶中央型肺癌伴不张（较大截面约为5.3cm×3.7cm），占位较前增大。疗效评价为PD（图13-1C）。

患者一线标准化疗4个周期后肿瘤进展，签署知情同意书后，交叉接受替雷利珠单抗单药治疗。于2019年4～6月行PD-1单药（替雷利珠单抗200mg）维持治疗3个周期，过程顺利。2019年7月2日复查胸部增强CT：右肺上叶病灶新增扩张支气管影（较大截面约为5.8cm×3.7cm），范围较前变化不著。疗效评价为SD（图13-1D）。继续于2019年7～8月行替雷利珠单抗200mg治疗3个周期，共6个周期。2019年9月4日胸部增强CT：右肺上叶病灶范围较前缩小（较大截面约为3.2cm×3.6cm）。疗效评价：PR（图13-1E）。2019年9～10月继续行替雷利珠单抗治疗3个周期，共9个周期。2019年11月6日复查胸部增强CT：右肺上叶病灶范围与前相仿（较大截面约为3.2cm×3.6cm），疗效评价为PR（图13-1F）。

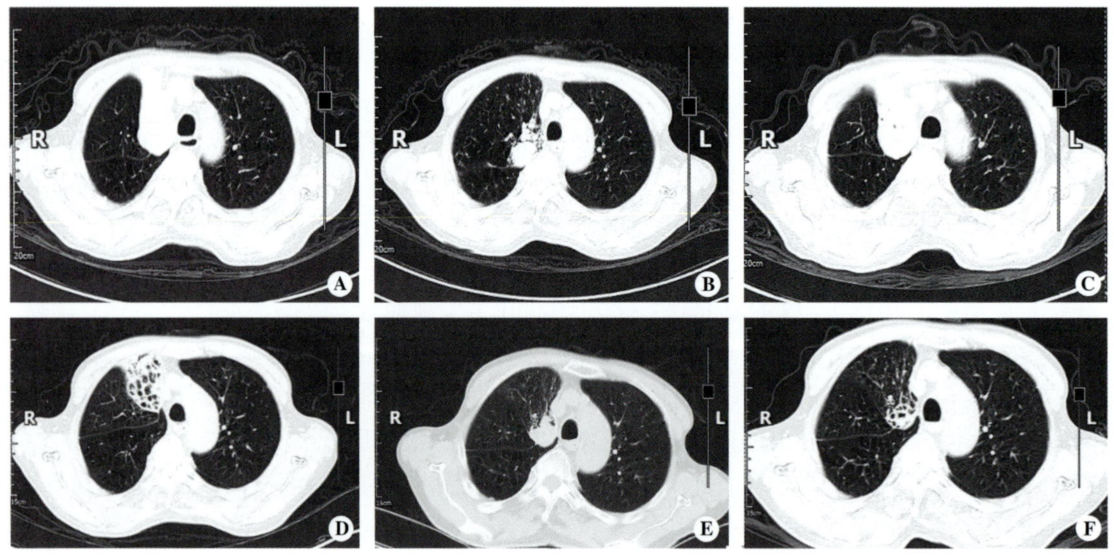

图13-1 胸部CT疗效评价

A～C. 患者一线紫杉醇+卡铂化疗后肿瘤进展；D～F. 患者交叉至替雷利珠单抗单药免疫治疗后病灶持续缩小

二、病例点评

本例患者为鳞状非小细胞肺癌Ⅳ期，在一线使用紫杉醇+卡铂标准化疗肿瘤进展后，交叉入组至替雷利珠单抗单药免疫治疗组，取得良好疗效，PFS超过8个月。在该病例中，替雷利珠单抗免疫治疗在一线标准化疗进展后的晚期鳞状非小细胞肺癌患者中展现出了优异的疗效。

已有相关研究表明，免疫治疗在鳞状非小细胞肺癌中展现出其临床获益。PACIFIC Ⅲ期临床试验表明，对于无法手术的Ⅲ期非小细胞肺癌患者（包括鳞状非小细胞肺癌），在接受完标准的根治性放疗后，一组接受 PD-L1 抑制剂度伐利尤单抗，一组按照目前临床规范密切随访，结果发现 PD-L1 治疗几乎可以降低一半的疾病恶化风险。而在一线治疗中，KEYNOTE-407 研究证实了帕博利珠单抗联合化疗在晚期鳞状非小细胞肺癌中的疗效和安全性，帕博利珠单抗联合化疗组和化疗组的中位 OS 分别为 15.9 个月和 11.3 个月，同时帕博利珠单抗联合化疗组也有更好的 PFS 和 ORR。IMpower131 针对晚期一线治疗的鳞状非小细胞肺癌，其化疗组与联合化疗组的 PFS 存在统计学差异，但 OS 未观察到获益。但在 PD-L1 表达水平的分层分析中发现，高表达水平的患者较化疗组生存时间显著延长。因此，目前对于无靶向药物用药相关的驱动基因突变的鳞状非小细胞肺癌患者来说，并没有发现与靶向药物用药相关的驱动基因突变，PD-1/PD-L1 抑制剂与含铂双药化疗联合已经成为标准的一线治疗方案，得到 NCCN、CSCO 等相关指南的推荐。

过去，在鳞状非小细胞肺癌二线治疗中，自多西他赛被批准用于晚期鳞状非小细胞肺癌的二线治疗以来进展甚微。而近年来 CA209-003、CheckMate 017、KEYNOTE-010 和 OAK 等多项临床研究显示，PD-1/PD-L1 抑制剂在二线治疗中能为患者带来长期生存。CheckMate 017 研究是一项随机、开放、Ⅲ期临床研究，纳入患者均为晚期鳞状非小细胞肺癌，并且在以铂类药物为基础的化疗过程中或之后出现疾病进展。该研究比较了纳武单抗与多西他赛用于先前治疗过的晚期鳞状非小细胞肺癌的有效性和安全性。汇总分析表明，纳武单抗客观缓解率较多西他赛高，并且在纳武单抗治疗组里已确定缓解的患者，在随访至 2 年时，有 37%（10/27）仍能产生持续的疗效，而多西他赛治疗组中能产生持久疗效的患者为 0。纳武单抗存在持续的 OS 获益，预计 3 年 OS 率为 17%（95% CI 14% ～ 21%），对照组为 8%（95% CI 6% ～ 11%），并且纳武单抗治疗相关不良反应（包括血液学和非血液学毒性事件）的发生率也都低于多西他赛。所以对于经治后的晚期鳞状非小细胞肺癌患者，相较于多西他赛，纳武单抗具有更好的长期疗效和安全性。而针对东亚人群，尤其是中国人群的 CheckMate 078 研究更进一步证实了这个结果，最短随访 8.8 个月时，两组的中位 OS 分别为 12.0 个月和 9.6 个月，中位 PFS 均为 2.8 个月，纳武单抗使疾病进展风险降低 23%。鳞状非小细胞肺癌和非鳞状非小细胞肺癌患者、不同 PD-L1 表达水平的患者均能获益。CheckMate 078 研究中的中国患者亚组分析证实，与化疗相比，免疫治疗药物纳武单抗能够显著改善包括 OS 在内的多项研究终点，与 CheckMate 017 研究表现一致，纳武单抗的获益和安全性无种族差异。这为中国的晚期鳞状非小细胞肺癌患者提供了新的治疗选择，具有突破性的意义。

替雷利珠单抗是一款在研的抗 PD-1 单抗，替雷利珠单抗独特的设计使之能够最小化与 FcγR 的结合，因而消除抗体依赖的细胞吞噬作用，从而避免这种作用引起的 T 细胞消耗及对抗 PD-1 抗体疗效的削弱。Ⅱ期临床研究（NCT03432598）评估了替雷利珠单抗（200mg q3w）与以含铂为基础的化疗方案（q3w）联合用于晚期非小细胞肺癌中国患者的一线治疗。其中，16 例非鳞状非小细胞肺癌患者，7 例有效；21 例鳞状非小细胞肺癌患者，16 例有效；17 例小细胞肺癌患者，13 例有效，一线直接使用替雷利珠单抗联合化疗，总体客观缓解率为 67%。

免疫治疗在鳞状非小细胞肺癌中已展现出其临床获益，替雷利珠单抗针对鳞状非小细胞肺癌的Ⅲ期临床试验亦在进行当中。该患者在一线标准化疗进展后使用替雷利珠单抗免疫治疗，获得较长的 PFS，进一步证实了替雷利珠单抗在鳞状非小细胞肺癌二线治疗中的有效性及安全性。但这些一线标准化疗进展后再使用免疫治疗并起效的患者，相对于一线治疗就使用免疫治疗联合化疗的患者来说，最终OS获益是否相同，仍需要进一步研究证实。

（李毅斌　厦门大学附属第一医院）

参考文献

Antonia SJ，Villegas A，Daniel D，et al，2018. Overall survival with durvalumab after chemoradiotherapy in stage Ⅲ NSCLC. N Engl J Med，379（24）：2342-2350.

Jotte RM，Cappuzzo F，Vynnychenko I，et al，2018. IMpower131：primary PFS and safety analysis of a randomized phase Ⅲ study of atezolizumab+ carboplatin+ paclitaxel or nab-paclitaxel vs carboplatin+ nab-paclitaxel as 1L therapy in advanced squamous NSCLC. J Clin Oncol，36（Suppl 18）：LBA9000.

Paz-Ares LG，Luft A，Tafreshi A，et al，2018. Phase 3 study of carboplatin-paclitaxel/nab-paclitaxel（Chemo）with or without pembrolizumab（Pembro）for patients（Pts）with metastatic squamous（Sq）non-small cell lung cancer（NSCLC）. J Clin Oncol，36（Suppl 15）：105.

Vokes EE，Ready N，Felip E，et al，2018. Nivolumab versus docetaxel in previously treated advanced non-small-cell lung cancer（CheckMate 017 and CheckMate 057）：3-year update and outcomes in patients with liver metastases. Ann Oncol，29（4）：959-965.

Wang J，Zhao J，Wang ZJ，et al，2019. Tislelizumab，an investigational anti-PD-1 antibody，combined with chemotherapy as first-line treatment for lung cancer in Chinese patients. J Clin Oncol，37（Suppl 15）：e14067.

Wu YL，Lu S，Cheng Y，et al，2019. Nivolumab versus docetaxel in a predominantly Chinese patient population with previously treated advanced NSCLC：CheckMate 078 randomized phase Ⅲ clinical trial. J Thorac Oncol，14（5）：867-875.

病例 14　纳武单抗二线治疗Ⅲb 期鳞状非小细胞肺癌

一、病例介绍

（一）病史简介

患者男性，67 岁，因“4 年前体检发现右肺占位”就诊。

患者 4 年前于外院体检行 CT 检查提示右肺上叶可见不规则肿物。

既往史：平素体健，否认肝炎、结核等急慢性传染病史，否认高血压、糖尿病、冠心病等病史，否认食物、药物过敏史，无手术、外伤史。

家族史：父母已去世，死因不详。2 哥 1 弟已去世，死因不详。否认遗传性、传染性疾病家族史。

个人史：吸烟史 30 余年，平均每日 40 支，无饮酒史。

体格检查：神志清，精神可，双侧锁骨上淋巴结未触及肿大，双肺呼吸音清，未闻及明显干湿啰音，心率 92 次 / 分，律齐，各瓣膜听诊区未闻及杂音，无心包摩擦音。腹软，无压痛、反跳痛，腹部无包块。肝脾肋下未触及，神经系统（–）。

实验室检查：血红蛋白 138g/L，白细胞计数为 5.81×10^9/L，中性粒细胞计数 4.89×10^9/L，血小板计数 200×10^9/L，红细胞计数 4.15×10^{12}/L。肿瘤标志物：CEA 0.95μg/L，CA19-9 5.27kU/L，CA72-4 1.27U/ml。血生化及凝血功能正常。肝肾功能无明显异常。

影像学检查：

胸部增强 CT（2015 年 10 月 20 日）：右肺上叶软组织包块伴阻塞性肺炎，大小约 48mm×59mm，恶性可能；纵隔内、右肺门多发淋巴结；T_9 右侧横突高密度影；甲状腺右叶低密度影。

头颅 MRI（2015 年 10 月 21 日）：脑内多发斑点状异常信号：考虑脱髓鞘改变。筛窦及蝶窦黏膜炎性改变。

全身骨扫描：未见明显浓聚影。

（二）临床诊断

右肺占位性病变，考虑肺癌。

（三）病理诊断

（1）电子支气管镜活检（2015 年 10 月 20 日）：会厌及声门正常；气管通畅，黏膜光滑；

隆嵴锐利；右上叶前段支气管口白色坏死物堵塞，于其腔内取标本，给予血凝酶针 1U 喷洒止血；其余各级支气管形态、黏膜大致正常。活检示（右上肺）非小细胞癌；刷片结果提示考虑低分化癌可能性大；灌洗未发现癌细胞。镜检诊断示右上肺癌。

（2）免疫组化：CK7（–），TTF-1（–），Napsin A（–），P40（+），Ki-67（约 50%+），Syn（–），CD56（+），结合免疫组化提示鳞状非小细胞肺癌，伴神经内分泌分化（图 14-1）。

（四）诊疗经过

结合相关检查，明确诊断为原发性右鳞状非小细胞肺癌（cT4N2M0，Ⅲb 期），经多学科会诊（MDT）拟给予同期放化疗。

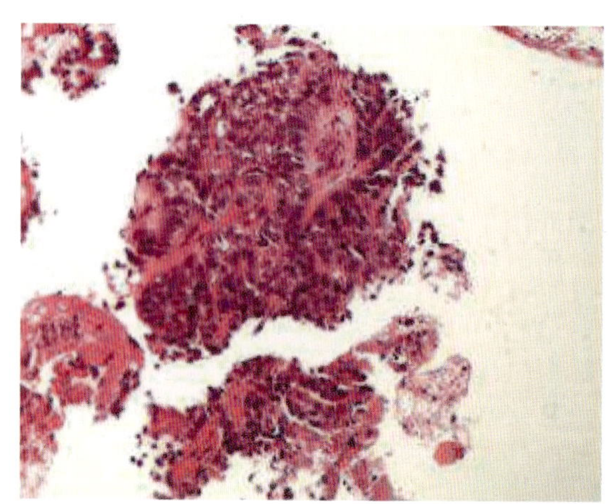
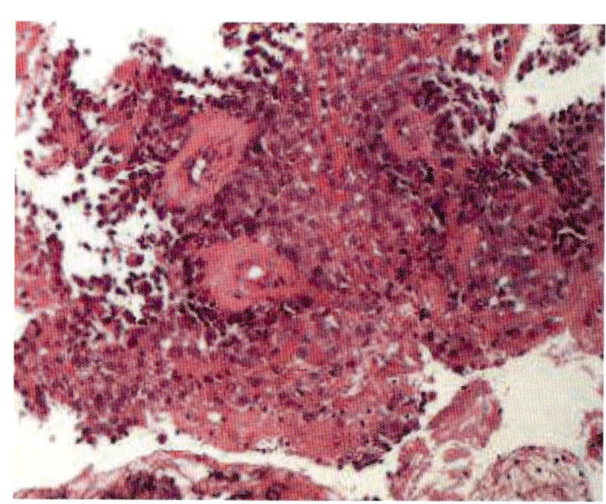

图 14-1 病理活检（光镜下）

病理活检（右肺上叶）：（右上肺）非小细胞癌；免疫组化：CK7（–），TTF-1（–），Napsin A（–），P40（+），Ki-67（约 50%+），Syn（–），CD56（+）

患者于 2015 年 10 月 30 日开始接受同步放化疗，放化疗计划为胸部病灶及淋巴结 6MV-X 线 IMRT DT 66Gy/33f，化疗方案：依托泊苷 0.1g d1 ～ d5，d29 ～ d33 联合顺铂 80mg d1 d8 d29 d36，共 2 个周期（由于恶心、呕吐反应较重，达到 3 级，第 2 个周期化疗顺铂减量为 70mg d1 d8）。治疗期间复查血常规提示Ⅰ度骨髓移植（白细胞计数 3.26×10^9/L，中性粒细胞计数 1.90×10^9/L），给予对症升白细胞处理后好转。其间复查 CT 疗效评价（2015 年 11 月 30 日）为缩小的 SD（图 14-2）：右肺上叶软组织包块较前略缩小，最大横截面约 44mm×38mm，阻塞性肺炎较前变化不大；纵隔内、右肺门多发淋巴结，部分较前略增大。患者同步放化疗治疗结束后出院，未按医嘱定期来院复查。

2016 年 3 月 30 日因“咳嗽并加重 1 周”入院，复查胸部 CT 提示病情较前进展（图 14-3、图 14-4）：右肺上叶软组织包块较前略缩小，最大横截面约 24mm×30mm，阻塞性肺炎较前变化不大；纵隔内多发淋巴结，较前增多、增大。符合“纳武单抗对比多西他赛治疗既往接受过治疗的晚期或转移性非小细胞肺癌的开放性、随机性、多个国家参加的Ⅲ期临床研究”入组条件，患者签署知情同意书，完成筛选阶段工作符合入排条件，随机分入纳武单抗治疗组。于 2016 年 4 月 22 日～ 2019 年 10 月 10 日给予纳武单抗 3mg/kg q14d 共治疗 90 个周期。入组筛查时复查 CT：右肺上叶软组织包块影，最大横截面约 24mm×32mm，纵隔内、右肺门多发淋巴结，纵隔内淋巴结大小约 28mm×21mm。纳武单抗治疗 6 个周期后，复查 CT（2016 年 7 月 12 日）提示病情稳定，纵隔淋巴结较前明显缩小，大小约 28mm×15mm。入组后最佳疗效评价为 PR（2017 年 2 月 4 日，图 14-5、图 14-6）：右肺上叶肿块整体较前缩小，大小约 20mm×30mm；右侧锁骨上、纵隔内及右肺门多发淋巴结，部分较前缩小，纵隔淋巴结约 23mm×13mm。后期仍定期复查，疗效评价为持续 PR 状态。

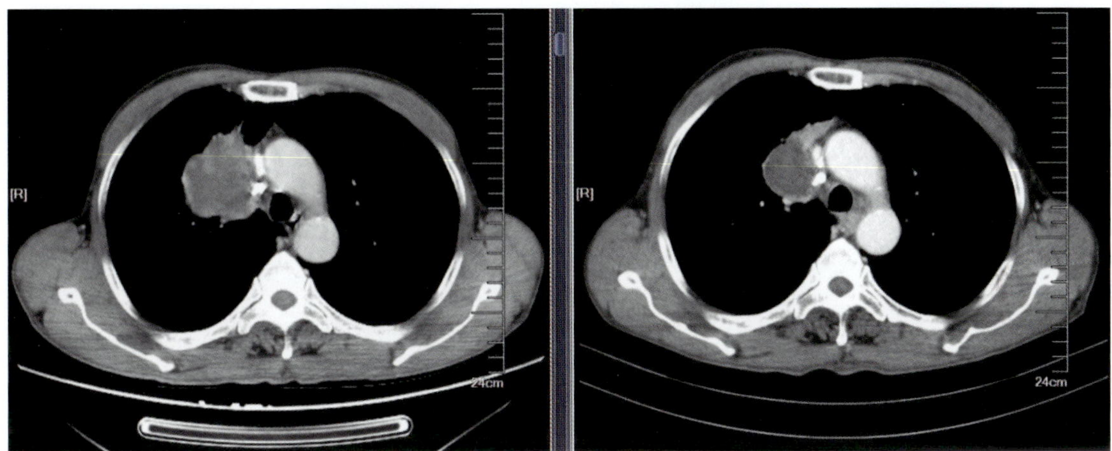

图 14-2　首次同步放化疗前后（2015 年 10 月 20 日对比 2015 年 11 月 30 日）胸部 CT 疗效评价

右肺上叶软组织包块较前略缩小，最大横截面约 44mm×38mm，阻塞性肺炎较前变化不大；纵隔内、右肺门多发淋巴结，部分较前略增大，疗效评价为 SD

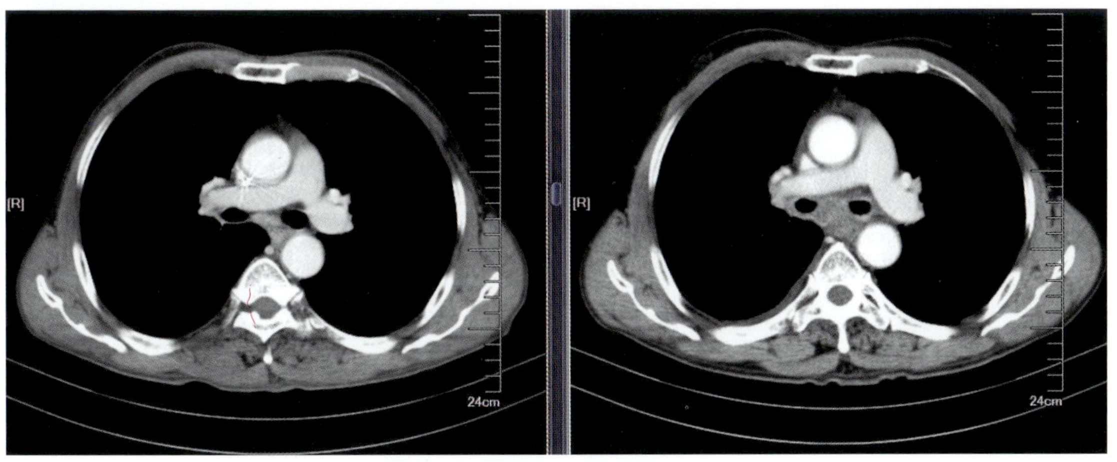

图 14-3　隆嵴下淋巴结胸部 CT 对比

2016 年 3 月 30 日复查胸部 CT 对比 2015 年 11 月 30 日胸部 CT 提示病情较前进展：右肺上叶软组织包块较前略缩小，最大横截面约 24mm×30mm，阻塞性肺炎较前变化不大；纵隔内多发淋巴结，较前增多、增大

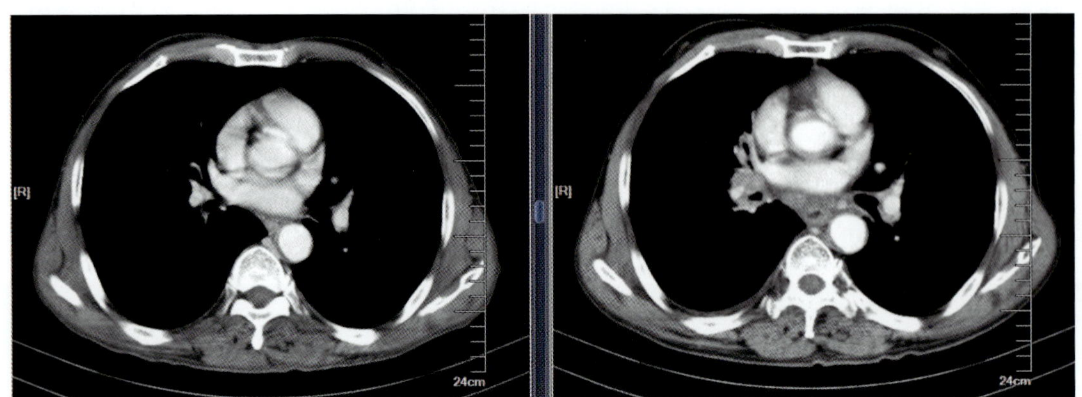

图 14-4 隆嵴下淋巴结对比（2016 年 3 月 30 日对比 2015 年 11 月 30 日）胸部 CT 疗效评价

2016 年 3 月 30 日复查胸部 CT 对比 2015 年 11 月 30 日 CT 提示病情较前进展；纵隔内多发淋巴结，较前增多、增大

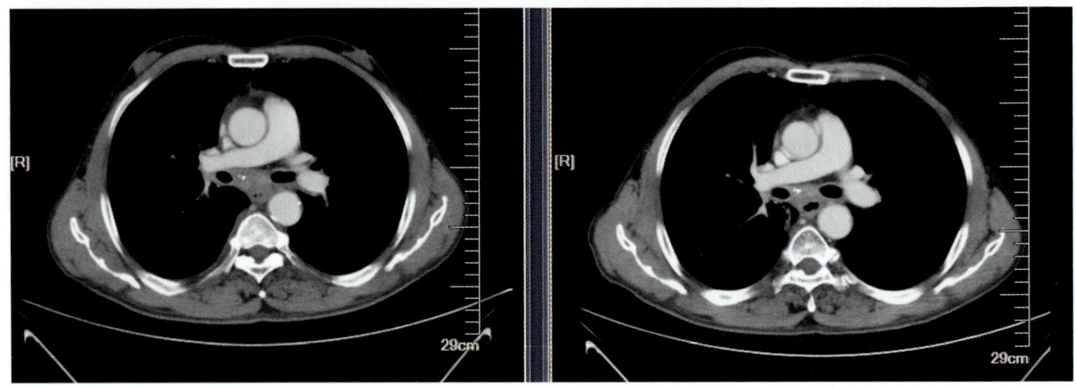

图 14-5 隆嵴下淋巴结对比 2016 年 7 月 12 日胸部 CT 疗效评价

入组后定期复查，病情稳定，至 2016 年 7 月 12 日复查评估纵隔淋巴结较前明显缩小，大小约 28mm×15mm

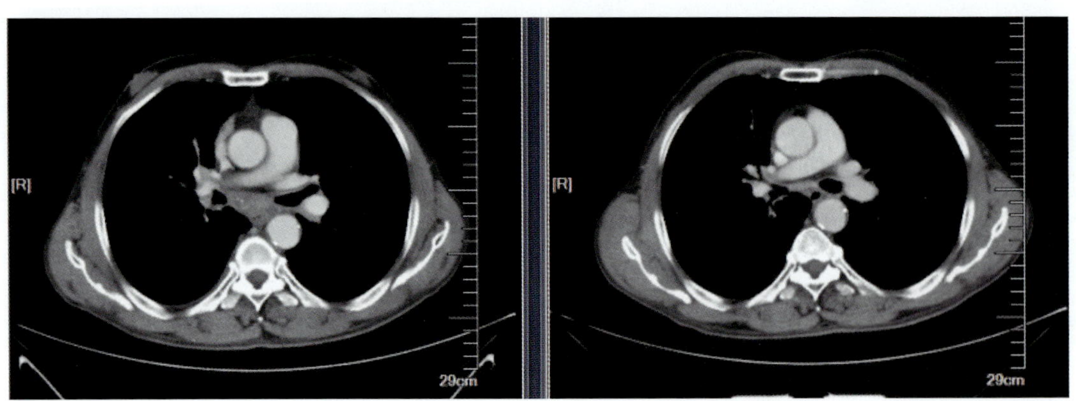

图 14-6 2017 年 2 月 4 日胸部 CT 疗效评价

二、病例点评

2015 年，基于 CheckMate 017 研究的结果，纳武单抗被 FDA 批准用于二线治疗晚期鳞状非小细胞肺癌。并且于 2018 年在中国获批用于非小细胞肺癌患者的二线治疗，其获批是基于中国Ⅲ期临床试验 CheckMate 078 研究的结果，而 CheckMate 017/057 研究是 CheckMate 078 研究的"全球版本"。三个研究的结果保持一致，显示无论是鳞状非小细胞肺癌还是非鳞状非小细胞肺癌患者，二线及以上纳武单抗免疫治疗均显著优于化疗。该患者确诊为右肺非小细胞癌（cT4N2M0，Ⅲb 期），经过标准的同步放化疗之后，疾病复发进展。后续二线治疗参加临床研究应用纳武单抗也是合乎诊疗规范的。

CheckMate 017/057 研究是关于纳武单抗的两项Ⅲ期、开放、随机临床试验，可谓是开启非小细胞肺癌免疫治疗篇章的经典研究。CheckMate 017 研究针对鳞状非小细胞肺癌，CheckMate 057 研究针对非鳞状非小细胞肺癌，研究主要评估纳武单抗（3mg/kg q2w）与标准治疗多西他赛（75mg/m^2 q3w）在既往含铂双药化疗期间或之后进展的晚期非小细胞肺癌患者中应用的疗效和安全性。在完成初次分析后，接受多西他赛治疗不再获益的患者可以交叉到纳武单抗组。两项研究的主要研究终点都为 OS。

2015 年 ASCO 年会上，首次报道 CheckMate 017 和 CheckMate 057 研究 1 年生存结果，在鳞状非小细胞肺癌患者中，纳武单抗组对比多西他赛组 1 年生存率分别为 42% vs 24%，死亡风险降低 41%；非鳞状非小细胞肺癌组为 51% vs 39%，死亡风险降低 27%。正是基于这两项临床研究的结果，全球不同地区相继获批了纳武单抗免疫单药二线治疗的适应证。2017 年报道了 CheckMate 017 研究和 CheckMate 057 研究 2 年的结果，纳武单抗组患者死亡风险较多西他赛组下降 28%，并且治疗相关的副作用发生率更低。2019 年世界肺癌大会（WCLC）会议数据更新了两项研究的 5 年随访结果，纳武单抗组和多西他赛组患者 5 年 OS 率分别为 13.4%vs 2.6%（HR 0.68，95%CI 0.59 ～ 0.78），显示纳武单抗较多西他赛能显著提高长期生存达 5 倍。在纳武单抗（19.7%）或多西他赛（11.2%）治疗有效的患者中，32% 接受纳武单抗治疗的患者在治疗 5 年时依旧应答，而多西他赛治疗组中已无应答患者，两组中位有效时间分别为 19.9 个月和 5.6 个月。经过 5 年随访，两组的幸存者中，纳武单抗组 36% 的患者仍在使用该药物，而多西他赛组为 0；两组中分别有 20% vs 67% 的患者接受了免疫治疗（无论是在组还是出组）；两组 10% vs 0 的患者不再使用研究药物后无进展且未接受后续治疗。该研究的长期生存分析提示免疫治疗一旦起效疗效持久，患者长期生存预后更好。

关于免疫治疗最佳获益人群的探讨也是临床研究的焦点。既往研究中观察到吸烟患者尤其是重度吸烟者接受免疫检查点抑制剂的疗效可能更好，主要是因为吸烟患者肿瘤突变负荷更高。KEYNOTE-001 研究的回顾性分析显示，既往接受过放疗的患者接受免疫检查点抑制剂治疗生存获益更多，而不管患者接受的是胸部放疗还是脑部放疗。放疗可以通过释放肿瘤抗原，引起树突状细胞的活化和迁移，增强树突状细胞的抗原递呈，增强抗肿瘤 T 细胞的识别和活性，使"冷肿瘤"变为"热肿瘤"，从而促进免疫治疗起效。而该患者有重度吸烟史，30 余年，平均每日 40 支；并且在同步化放疗后 3 个月出现疾病进展接受纳武单抗治疗，这可能是该患者能够从免疫检查点抑制剂治疗获益的原因。

目前该患者已接受了为期 3 年多的 90 个周期纳武单抗单药治疗，并且未发生 3、4 级以上不良反应，耐受性良好。

（邢如月　王慧娟　河南省肿瘤医院）

参考文献

Borghaei H，Paz-Ares L，Horn L，et al，2015. Nivolumab versus docetaxel in advanced nonsquamous non-small-cell lung cancer. N Engl J Med，373（17）：1627-1639.

Brahmer J，Reckamp KL，Baas P，et al，2015. Nivolumab versus docetaxel in advanced squamous-cell non-small-cell lung cancer. N Engl J Med，373（2）：123-135.

Gettinger S，Borghaei H，Brahmer J，et al，2019. OA14. 04 five-year outcomes from the randomized，phase 3 trials CheckMate 017/057：nivolumab vs docetaxel in previously treated NSCLC. J Thorac Oncol，14（10）：S244-S245.

Gibbons DL，Byers LA，Kurie JM，2014. Smoking，p53 mutation，and lung cancer. Mol Cancer Res，12（1）：3-13.

Gupta A，Probst HC，Vuong V，et al，2012. Radiotherapy promotes tumor-specific effector CD8+ T cells via dendritic cell activation. J Immunol，189：558-566.

Horn L，Spigel DR，Vokes EE，et al，2017. Nivolumab versus docetaxel in previously treated patients with advanced non-small-cell lung cancer：two-year outcomes from two randomized，open-label，phase Ⅲ trials（CheckMate 017 and CheckMate 057）. J Clin Oncol，35（35）：3924-3933.

Kytola V，Topaloglu U，Miller LD，et al，2017. Mutational landscapes of smoking-related cancers in caucasians and African Americans：precision oncology perspectives at wake forest Baptist comprehensive cancer center. Theranostics，7（11）：2914-2923.

Liao YP，Wang CC，Butterfield LH，et al，2004. Ionizing radiation affects human MART-1 melanoma antigen processing and presentation by dendritic cells. J Immunol，173（4）：2462-2469.

Lugade AA，Moran JP，Gerber SA，et al，2005. Local radiation therapy of B16 melanoma tumors increases the generation of tumor antigen-specific effector cells that traffic to the tumor. J Immunol，174（12）：7516-7523.

Schaue D，Comin-Anduix B，Ribas A，et al，2008. T-cell responses to survivin in cancer patients undergoing radiation therapy. Clin Cancer Res，14（15）：4883-4890.

Sharabi AB，Lim M，DeWeese TL，et al，2015. Radiation and checkpoint blockade immunotherapy：radiosensitisation and potential mechanisms of synergy. Lancet Oncol，16：e498-e509.

Sharabi AB，Nirschl CJ，Kochel CM，et al，2015. Stereotactic radiation therapy augments antigen-specific PD-1-mediated antitumor immune responses via cross-presentation of tumor antigen. Cancer Immunol Res，3：345-355.

Shaverdian N，Lisberg AE，Bornazyan K，et al，2017. Previous radiotherapy and the clinical activity and toxicity of pembrolizumab in the treatment of non-small-cell lung cancer：a secondary analysis of the KEYNOTE-001 phase 1 trial. Lancet Oncol，18（7）：895-903.

Wu YL，Lu S，Cheng Y，et al，2019. Nivolumab versus docetaxel in a predominantly Chinese patient population with previously treated advanced NSCLC：CheckMate 078 randomized phase Ⅲ clinical trial. J Thorac Oncol，14（5）：867-875.

病例 15　替雷利珠单抗联合白蛋白 - 紫杉醇加卡铂一线治疗Ⅲb 期鳞状非小细胞肺癌

一、病例介绍

（一）病史简介

患者男性，70 岁，因“咳嗽 1 周”来诊。

患者于 2018 年 11 月 27 日就诊于外院，行胸部 CT 提示左肺中叶占位。2018 年 11 月 28 日全身 PET-CT：①左肺舌段周围型肺癌（大小约 4.1cm×2.5cm）并纵隔（2R 区、4R 区、4L 区、7 区、10R 区、11R 区、10L 区、9R 区、9L 区）多发淋巴结转移可能；右肺下叶阻塞性肺炎（右肺门淋巴结肿大）；②肝实质内多发囊肿灶；③右肾结石；④骶骨右侧骨导；⑤前列腺增生伴钙化；⑥脊柱退行性病变；⑦脑 PET 显像未见异常 FDG 代谢增高灶。

既往史：平素体健，否认高血压，否认冠心病，否认糖尿病，否认肝炎，否认结核病，无伤寒、痢疾等传染病病史。无手术史，无输血史；过敏史：未发现。预防接种史不详。

个人史：吸烟史 40 余年，无饮酒史。

家族史：否认家族性遗传性疾病史及类似病史。

体格检查：KPS 90 分，耳前、耳后、乳突区、枕骨下区、颈后三角、颈前三角、锁骨上窝、腋窝、滑车上、腹股沟淋巴结未触及肿大。胸廓对称，胸骨无压痛，双肺呼吸运动正常，触诊语颤正常，无胸膜摩擦感，叩诊呈清音，听诊呼吸规整，呼吸音清，未闻及干湿啰音。

实验室检查：CEA 5.34μg/L，CYFRA21-1 5.16μg/L，SCCA 1.779μg/L，NSE 3.966μg/L，CA125 13.5U/ml。

影像学检查：

颅脑 MRI（2018 年 12 月 15 日）：①前纵裂池中线右旁额部血管样强化结节伴流空，不排除源于右大脑前动脉的动脉瘤，建议 MRA 或 DSA 检查明确，余未见明显异常；②鼻旁窦炎。

胸部增强 CT（2018 年 12 月 20 日）：①左肺上叶周围型肺癌伴癌性空洞形成（最大截面约为 2.61cm×4.25cm），胸膜增厚，请结合临床及病理；②右肺上叶陈旧性病变；③前纵隔良性囊样灶，囊肿可能。

全腹部增强 CT（2018 年 12 月 20 日）：①肝脏多发小囊肿、双肾多发小囊肿；②前列腺增生伴钙化；③动脉硬化。

（二）临床诊断

左肺占位性病变。

（三）诊疗经过

于 2018 年 12 月 5 日行“PET-CT 引导下左上肺病灶穿刺活检术”，过程顺利。2018 年 12 月 10 日病理：（左上肺占位，穿刺活检）低分化鳞状非小细胞肺癌（图 15-1）。免疫组化：CK5/6（+），P63（+），CK7（–），CK20（–），Villin（–），TTF-1（–），Napsin A（–），Syn（–），CgA（–），CD56（–），Vimentin（–），Ki-67（50%+）。完善检查分期 cT2bN3M0，Ⅲb 期。

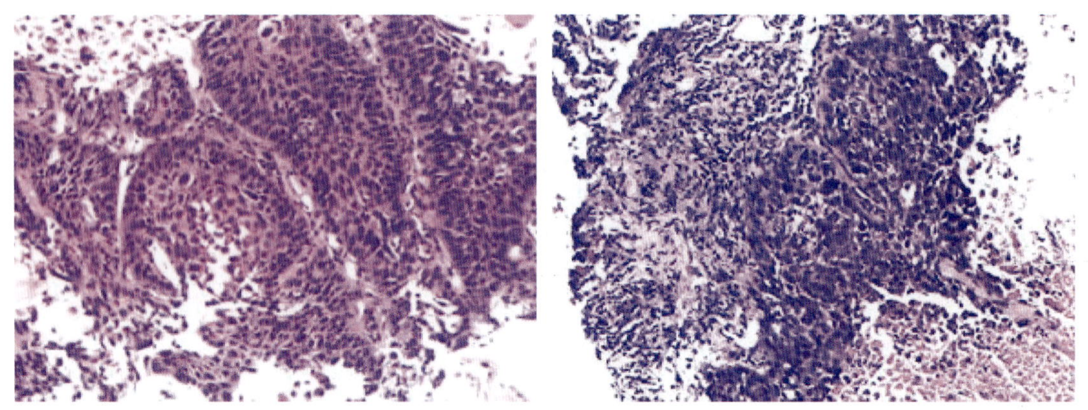

图 15-1　病理诊断：低分化鳞状非小细胞肺癌

患者符合 RATIONAL 307 临床试验入组条件，并自愿签署知情同意书，随机入组至替雷利珠单抗（Tislelizumab，BGB-A317，抗 PD-1 抗体）联合白蛋白 - 紫杉醇 + 卡铂方案姑息一线治疗组。于 2018 年 12 月 27 日行 PD-1+TP 方案（替雷利珠单抗 200mg+ 白蛋白 - 紫杉醇 170mg d1 d8 d15+ 卡铂 404mg）免疫治疗联合化疗 1 个周期，第 1 个周期治疗结束后，出现化疗后Ⅳ度骨髓抑制，予升白治疗后恢复。遂于第 2 周期始予白蛋白 - 紫杉醇减量。于 2019 年 1 月 25 日、2019 年 2 月 19 日、2019 年 3 月 18 日行 PD-1+TP 方案（替雷利珠单抗 200mg+ 白蛋白 - 紫杉醇 128mg d1 d8 d15+ 卡铂 404mg）免疫治疗联合化疗 3 个周期，共 4 个周期。其间反复出现化疗后骨髓抑制，予升白治疗后均恢复。于 2019 年 4 月 10 日～ 2019 年 12 月 19 日行 PD-1 单药（替雷利珠单抗 200mg）维持治疗 13 个周期，过程顺利。治疗期间定期复查，最佳疗效评价为 PR，见图 15-2。

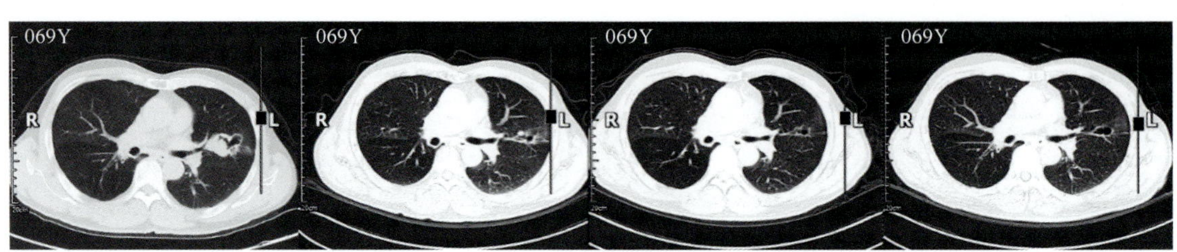

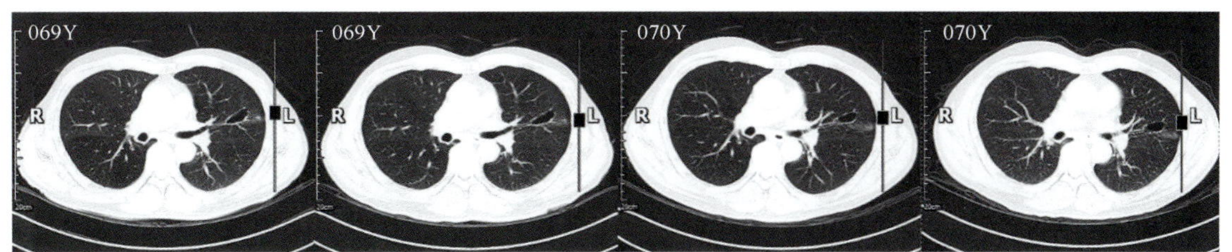

图 15-2　治疗前后胸部 CT 疗效评价

左肺肿块较前明显缩小，最佳疗效评价为 PR

二、病例点评

根据目前已获得的数据，对于 *EGFR*、*ALK*、原癌基因 *ROS*（*ROS1*）、原癌基因 *B-Raf*（*BRAF*）变化状态阴性或不详，或 PD-L1 表达水平＜ 50% 或状态不详的新诊断的鳞状非小细胞肺癌患者，标准治疗仍然是含铂类双联化疗。化疗对非小细胞肺癌的治疗效果相似，有效性总体上没有显著差异。在 1155 例非小细胞肺癌患者中比较 4 种不同的含铂双联化疗，同一时期的化疗的缓解率仅为 20%，中位 OS 不到 8 个月。尽管最近治疗上有一些进展，与紫杉醇联合卡铂方案相比，白蛋白 - 紫杉醇联合卡铂显著提高了 OS，但是现有的数据表明，一线化疗后鳞状非小细胞肺癌患者的结局可能比腺癌患者更差。

近年来，免疫治疗在鳞状非小细胞肺癌中取得了突破性进展，KEYNOTE-407 是一项双盲、随机、对照、多中心Ⅲ期临床研究，结果显示帕博利珠单抗联合化疗显著延长了 PFS（中位 6.4 个月 vs 4.8 个月，HR 0.56，P ＜ 0.001），帕博利珠单抗联合组和化疗组的中位 OS 分别为 15.9 个月和 11.3 个月（HR 0.64，95% CI 0.49 ～ 0.85；P ＜ 0.001），不良反应未见明显增加。另外亚组分析结果表明，不管 PD-L1 表达水平如何，OS 和 PFS 均能观察到获益，并且 PD-L1 表达水平越高，生存获益越大。

IMpower131 研究中，与卡铂 / 紫杉醇或纳米紫杉醇相比，在此化疗基础上增加阿特珠单抗一线治疗转移性鳞状非小细胞肺癌，PFS 得以延长，中位 PFS 6.3 个月 vs 5.6 个月；HR 0.71（95% CI 0.60 ～ 0.85；P =0.0001），所有 PD-L1 亚组的 PFS 都有延长，其中高 PD-L1 表达组获益最多（中位 PFS 10.1 个月 vs 5.5 个月；HR 0.44，95% CI 0.27 ～ 0.71）。但 OS 未观察到获益，中位 OS 分别为 14.6 个月和 14.3 个月（HR 0.92，95% CI 0.76 ～ 1.12；P=0 .41），因此指南未推荐阿特珠单抗联合化疗用于鳞状非小细胞肺癌的一线治疗。

继研究证实 PD-1/PD-L1 单抗可以显著延长晚期非小细胞肺癌的总生存时间之后，研究者在更早期患者，如Ⅲ期非小细胞肺癌中探索这类药物的疗效。PACIFIC 研究入组了不可切除Ⅲ期非小细胞肺癌，在接受同步放化疗后未出现疾病进展的患者，随机 1 ∶ 1 分别接受 PD-L1 单抗度伐利尤单抗或安慰剂维持治疗 1 年，结果显示，度伐利尤单抗维持治疗对比安慰剂，不仅可以显著降低疾病进展风险，即延长 PFS（中位 PFS 16.8 个月 vs 5.6 个月；HR 0.56；P ＜ 0.001），且度伐利尤单抗巩固治疗组的疾病缓解率、发生远处转移时间或死亡时间均显著优于安慰剂组。

替雷利珠单抗（也称为 BGB-A317）是一种针对 PD-1 的人源化 IgG4 变异型单克隆抗体，

用于治疗多种人类恶性肿瘤的临床开发。该例患者使用替雷利珠单抗联合白蛋白 - 紫杉醇、卡铂治疗 4 个周期，替雷利珠单抗维持治疗 13 个周期，无免疫治疗不良反应，在不可切除Ⅲ期鳞状非小细胞肺癌中取得了长达 1 年的 PFS，且仍在维持治疗中，其安全性及有效性得到了验证。

（王文一　厦门大学附属第一医院）

参考文献

Derman BA，Mileham KF，Bonomi PD，et al，2015. Treatment of advanced squamous cell carcinoma of the lung：a review. Transl Lung Cancer Res，4（5）：524-532.

Jotte RM，Cappuzzo F，Vynnychenko I，et al，IMpower131：Primary PFS and safety analysis of a randomized phase Ⅲ study of atezolizumab + carboplatin + paclitaxel or nab-paclitaxel vs carboplatin + nab-paclitaxel as 1L therapy in advanced squamous NSCLC，2018. J Clin Oncol，36（18）：LBA9000.

Paz-Ares L，Luft A，Vicente D，et al，2018. Pembrolizumab plus chemotherapy for squamous non-small-cell lung cancer. N Engl J Med，379（21）：2040-2051.

Schiller JH，Harrington D，Belani CP，et al，2002. Comparison of four chemotherapy regimens for advanced non-small-cell lung cancer. N Engl J Med，346（2）：92-98.

Socinski MA，Bondarenko I，Karaseva NA，et al，2012. Weekly nab-paclitaxel in combination with carboplatin versus solvent-based paclitaxel plus carboplatin as first-line therapy in patients with advanced non-small-cell lung cancer：final results of a phase Ⅲ trial. J Clin Oncol，30（17）：2055-2062.

病例 16　纳武单抗联合安罗替尼三线治疗Ⅲc 期鳞状非小细胞肺癌

一、病例介绍

（一）病史简介

患者男性，50 岁，因“咳嗽、咳痰、痰中带血 1月余”就诊。

患者 1 月余前无明显诱因出现咳嗽、咳痰、痰中带血，不伴胸闷及发热，遂至外院就诊。2019 年 3 月 4 日外院胸、上腹部 CT 示：①左肺下叶不规则软组织肿块影，边缘清楚，最大截面约 4.5cm×3.4cm，邻近支气管阻塞。②左肺舌叶及下叶见片状高密度灶，边界模糊，密度不均，考虑炎症。③纵隔见多发肿大淋巴结，部分融合成团（图 16-1）。2019 年 3 月 7 日于外院行左锁骨上淋巴结穿刺活检，病理示非小细胞肺癌，倾向鳞状非小细胞肺癌。

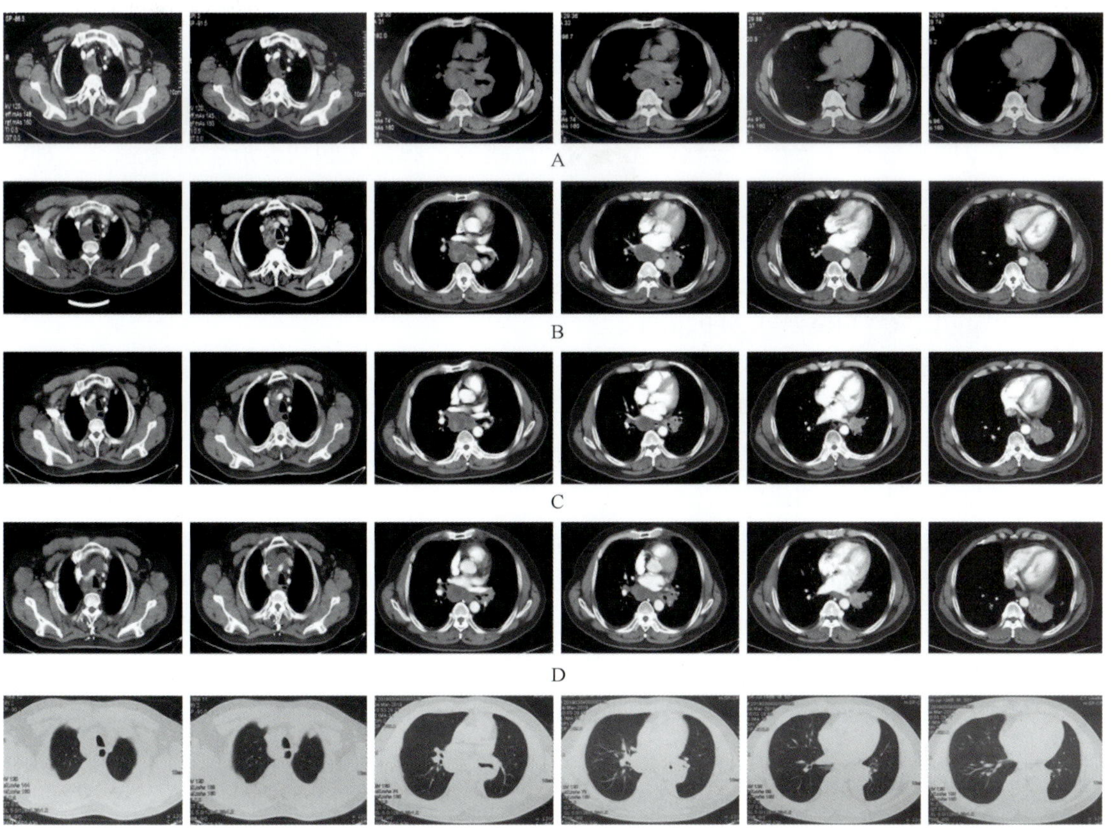
A
B
C
D
E

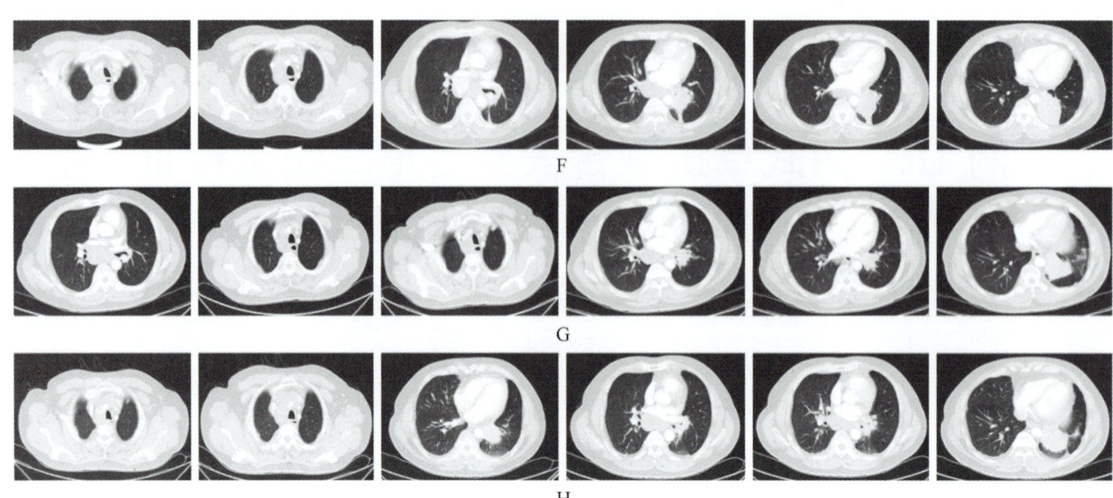

图 16-1 胸部增强 CT

A、E. 2019 年 3 月 4 日胸部增强 CT；B、F. 2019 年 5 月 6 日胸部增强 CT；C、G. 2019 年 6 月 24 日胸部增强 CT；D、H. 2019 年 8 月 9 日胸部增强 CT，可见左肺病灶明显缩小

个人史：患者有饮酒、吸烟史 30 余年，每日吸烟约 20 支。

既往史：10 余年前行阑尾炎手术，具体不详。对“双黄连、酚磺乙胺、氨甲苯酸、维生素 K_1 注射液”过敏。否认高血压、心脏病病史，否认糖尿病、脑血管疾病。

家族史：父母及兄弟姐妹均无类似病史。

体格检查：神志清，精神可，右锁骨上可触及一肿大淋巴结，约 2cm×2cm，质韧，不活动，无痛。双肺呼吸音清，未闻及明显干湿啰音，心率 88 次 / 分，律齐，各瓣膜听诊区未闻及明显病理性杂音，腹软，无压痛、反跳痛，腹部无包块，肝、脾未触及，神经系统（–）。

实验室检查：血红蛋白 149g/L，白细胞计数 10.57×10^9/L，淋巴细胞计数 2.68×10^9/L，中性粒细胞计数 6.91×10^9/L，血小板计数 80×10^9/L，红细胞计数 4.59×10^{12}/L。CEA 2.54μg/L，NSE 38.97μg/L，CYFRA21-1 24.92μg/L。

影像学检查：

会诊外院 CT（2019 年 3 月 8 日）：①左肺中心型肺癌并阻塞性肺不张，纵隔、肺门淋巴结转移；②左肺下叶阻塞性肺不张；左肺下叶淡磨玻璃影，建议随访；③双侧胸膜增厚，左侧为著；④右肾钙化灶。

全身骨 ECT（2019 年 3 月 13 日）：右股骨头骨代谢异常，考虑股骨头坏死可能性大。其余骨影像显像剂分布大致均匀、对称，未见局限性异常显像剂浓聚区或缺损区（图 16-2）。

头颅 MRI（2019 年 3 月 14 日）：未见异常（图 16-3）。

颈部超声（2019 年 4 月 11 日）：双侧锁骨上区淋巴结肿大（图 16-4）。

病理检查：外院右锁骨上淋巴结穿刺活检病理提示非小细胞肺癌，倾向鳞状非小细胞肺癌。

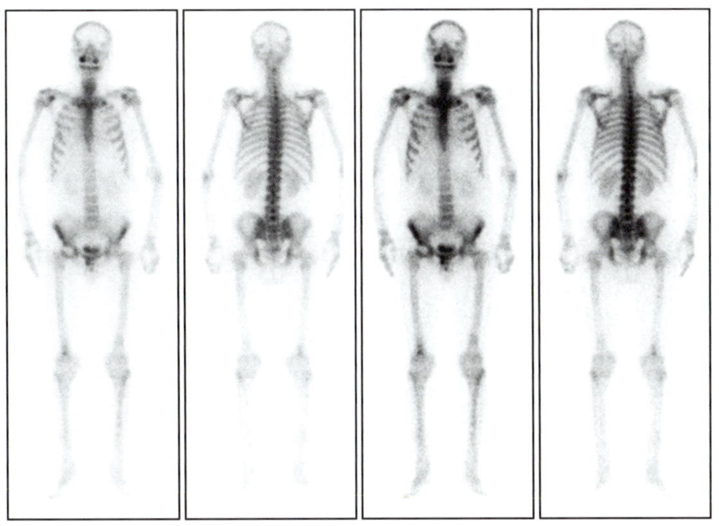

图 16-2　全身骨 ECT

右股骨头骨代谢异常，考虑股骨头坏死可能性大。其余骨影像显像剂分布大致均匀、对称，未见局限性异常显像剂浓聚区或缺损区

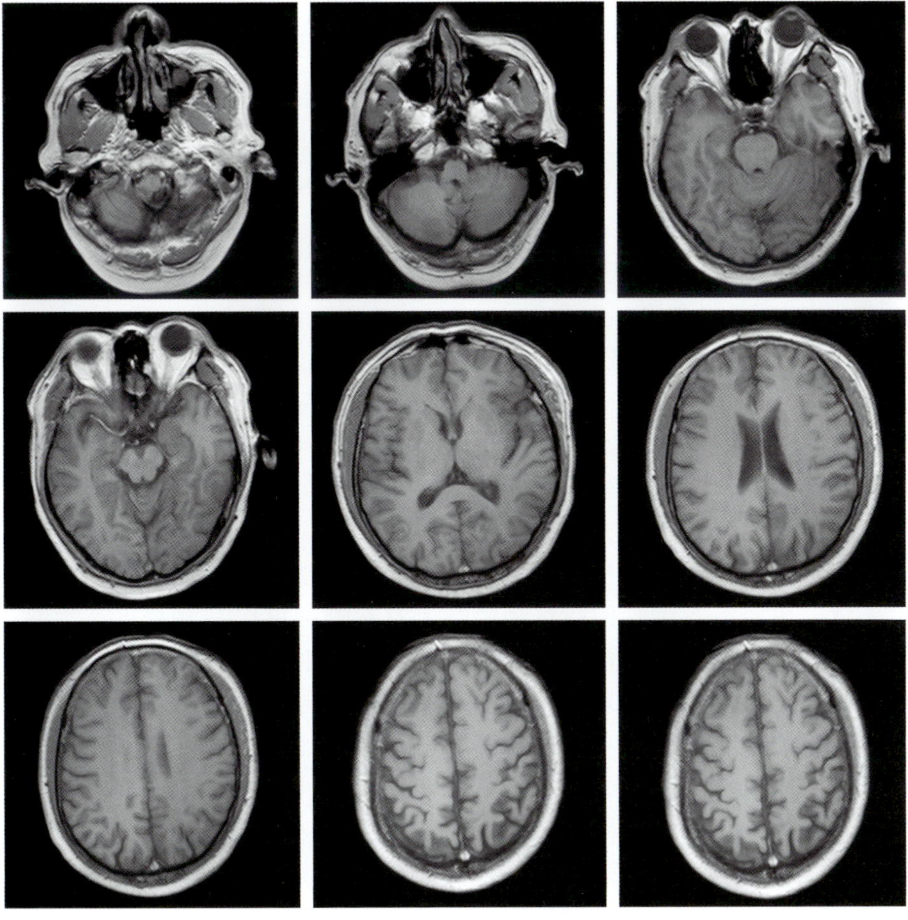

图 16-3　头颅 MRI

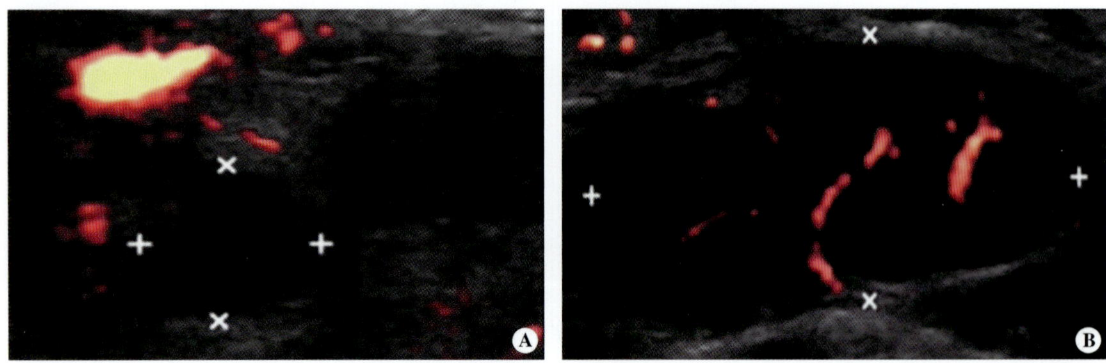

图 16-4　颈部超声

A. 右侧锁骨上区见多个低回声结节，内无正常淋巴结髓质结构，大的约 3.8cm×1.8cm；B. 左侧锁骨上区见两个同类回声结节，大的约 1cm×1cm，双侧颈旁未见肿大淋巴结显像

（二）临床诊断

左鳞状非小细胞肺癌（cT3N3M0，Ⅲc 期），锁骨上、纵隔、肺门淋巴结转移。

（三）诊疗经过

患者入院后会诊外院左锁骨上淋巴结穿刺病理结果示非小细胞肺癌，倾向鳞状非小细胞肺癌。2019 年 3 月 13 日行全身骨 ECT，2019 年 3 月 14 日行头颅 MRI 排除远处转移，2019 年 4 月 11 日行颈部超声示双侧锁骨上区淋巴结肿大，依据外院 CT 及入院后各项检查结果确定分期为左鳞状非小细胞肺癌（cT3N3M0，Ⅲc 期），锁骨上、纵隔、肺门淋巴结转移。随后提交多学科会诊，会诊意见：①有化疗指征，如无化疗禁忌证，可给予多西他赛 / 白蛋白 - 紫杉醇 / 吉西他滨（考虑后续放疗时慎用）+ 奈达铂 / 顺铂双药化疗，2 个周期后复查并评价；适时放疗。②可考虑筛查入组临床试验：化疗 + 免疫治疗。综合分析患者病情，与患者及家属充分沟通后，分别于 2019 年 3 月 15 日、2019 年 4 月 12 日给予 2 个周期 TP 方案化疗，具体用药为紫杉醇脂质体 120mg d1 d8+ 奈达铂 40mg d1 ～ d3，化疗于 2019 年 4 月 19 日结束。

2019 年 5 月 6 日患者治疗后第一次复查，行颈、胸、上腹部 CT 示：①左肺癌并阻塞性肺不张，纵隔、双侧肺门、双侧锁骨上及右颈部淋巴结转移；左颈部小淋巴结（图 16-1）。综合分析患者病情，CT 示肿瘤病灶范围较前增大，考虑疾病进展，疗效评价为 PD，一线化疗方案失败。2019 年 5 月 9 日行基因检测：*ALK*、*ROS1*、*EGFR* 未见突变，TMB 9.05 个 /MB，PD-L1 检测：TPS 1% ～ 2%。其后分别于 2019 年 5 月 13 日～ 2019 年 8 月 9 日给予 7 个周期免疫治疗，具体方案为纳武单抗 240mg q2w。其间 3 个周期免疫治疗后，患者于 2019 年 6 月 24 日复查颈、胸、上腹部 CT：①左肺癌并阻塞性肺不张较前好转，纵隔、双侧肺门、双侧锁骨上颈部淋巴结转移，部分较前好转，部分变化不显著；双颈部肿大淋巴结，部分较前增大；②双肺结节及类结节，变化不显著（图 16-1）。

2019 年 8 月 19 日患者出现颜面肿胀，胸闷憋喘，查体：双侧颈部及锁骨上淋巴结明显增大，考虑上腔静脉综合征。2019 年 8 月 21 日行双侧锁骨上淋巴结穿刺：左侧锁骨上淋巴结穿刺查到癌细胞（考虑鳞状非小细胞肺癌），右侧锁骨上淋巴结穿刺未查到癌细胞（图 16-5）。颈、胸、上腹部 CT 示：①左肺癌并阻塞性肺不张，较前 2019 年 8 月 9 日基本变化不明显；纵隔、双侧肺门、双侧颈部淋巴结转移，大部分变化不明显，部分略增大；②双肺结节及类结节，变化不明显。2019 年 8 月 31 日给予第 8 个周期纳武单抗 240mg，同时给予糖皮质激素消肿、呋塞米利尿等对症支持治疗，胸闷喘憋症状略好转，上腔静脉综合征仍存在。2019 年 9 月 23 日、2019 年 10 月 8 日给予第 9、10 个周期纳武单抗 240mg，考虑上腔静脉综合征持续存在，未见明显好转，遂于 2019 年 10 月 8 日加用安罗替尼 10mg 靶向治疗，双侧颈部及锁骨上肿大淋巴结明显缩小，患者胸闷喘憋症状明显好转。2019 年 10 月 21 日入院复查，肿瘤标志物较前明显降低（图 16-6），继续给予 1 个周期纳武单抗 240mg 治疗 + 安罗替尼 10mg 靶向治疗，复查 CT：①左肺癌并阻塞性肺不张，较前 2019 年 8 月 20 日基本变化不明显；纵隔、双侧肺门、双侧颈部、双侧锁骨上及双侧腋窝淋巴结转移，较前大部分增大，少数略缩小；②双肺结节及类结节，部分较前增大，转移可能性大；右侧颈部及右侧肩背部皮下多发结节灶并邻近皮肤增厚，考虑转移；左侧内乳区淋巴结增大（图 16-7）。RECIST1.1 疗效评价为 PD，iRECIST 疗效评价为未经证实的进展（iuPD）。

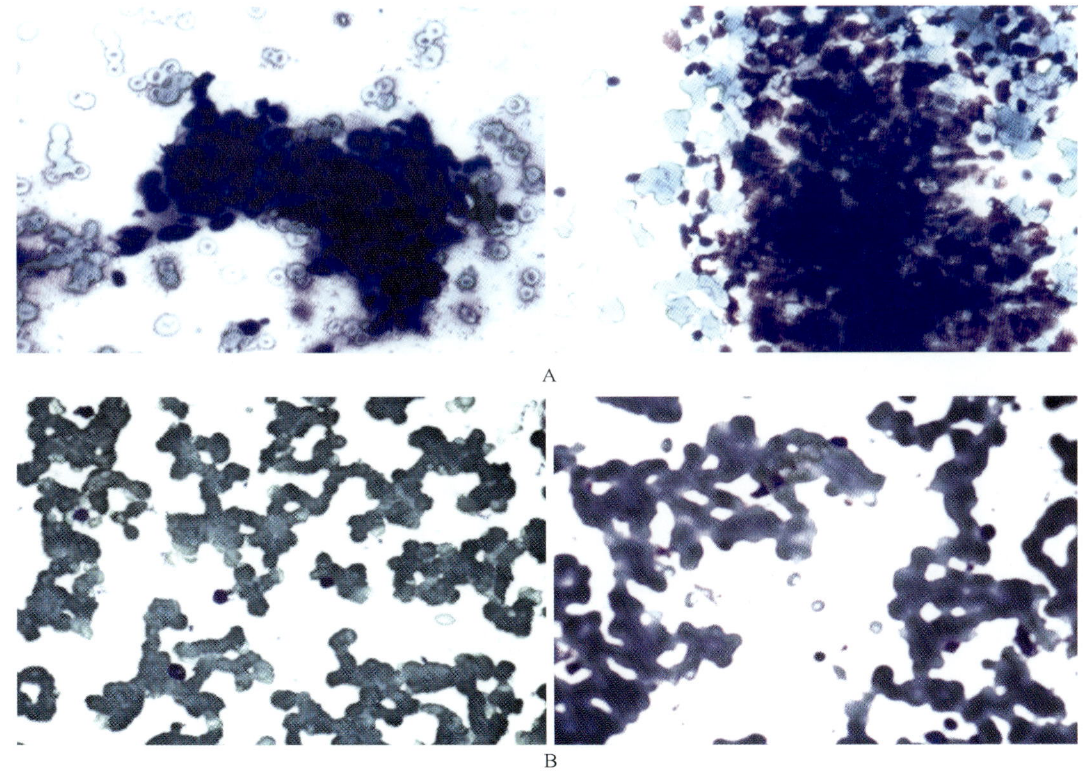

图 16-5　双侧锁骨上淋巴结穿刺

A. 左侧锁骨上淋巴结穿刺查到癌细胞，考虑鳞状非小细胞肺癌；B. 右侧锁骨上淋巴结穿刺未查到癌细胞

	2019 年 3 月 8 日	2019 年 4 月 10 日	2019 年 5 月 5 日	2019 年 5 月 27 日	2019 年 6 月 11 日	2019 年 6 月 24 日	2019 年 7 月 9 日
CEA（μg/L）	2.54	4.3	3.62	4.69	3.52	2.59	2.42
NSE（μg/L）	38.97	45.35	19.1	23.73	39.18	37.06	22.99
CYFRA21-1（μg/L）	24.92	21.54	55.13	57.53	33.34	27.72	33.38
SCCA（μg/L）		1.91	2.26	1.93	2.02	1.93	2.07
	2019 年 7 月 23 日	**2019 年 8 月 9 日**	**2019 年 8 月 20 日**	**2019 年 9 月 3 日**	**2019 年 10 月 8 日**	**2019 年 10 月 22 日**	
CEA（μg/L）	2.77	2.73	2.94	3.93	4.06	2.63	
NSE（μg/L）	15.3	25.65	49.34	94.54	42.47	19.19	
CYFRA21-1（μg/L）	37.27	53.46	24.44	34.59	89.79	72.88	
SCCA（μg/L）	2.35	2.84	1.82	1.67	4.65	1.22	

A

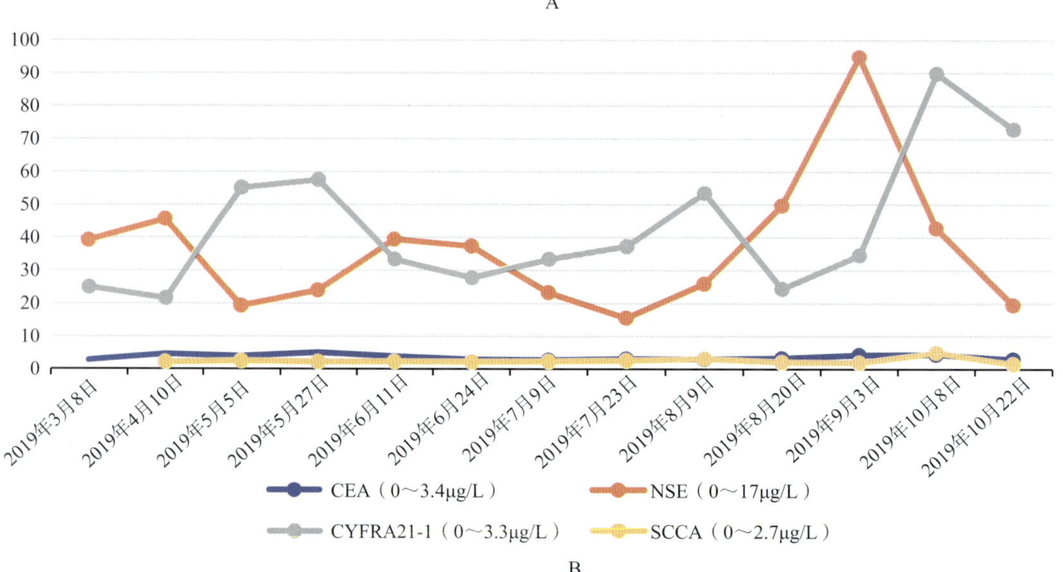

B

图 16-6　肿瘤标志物趋势图

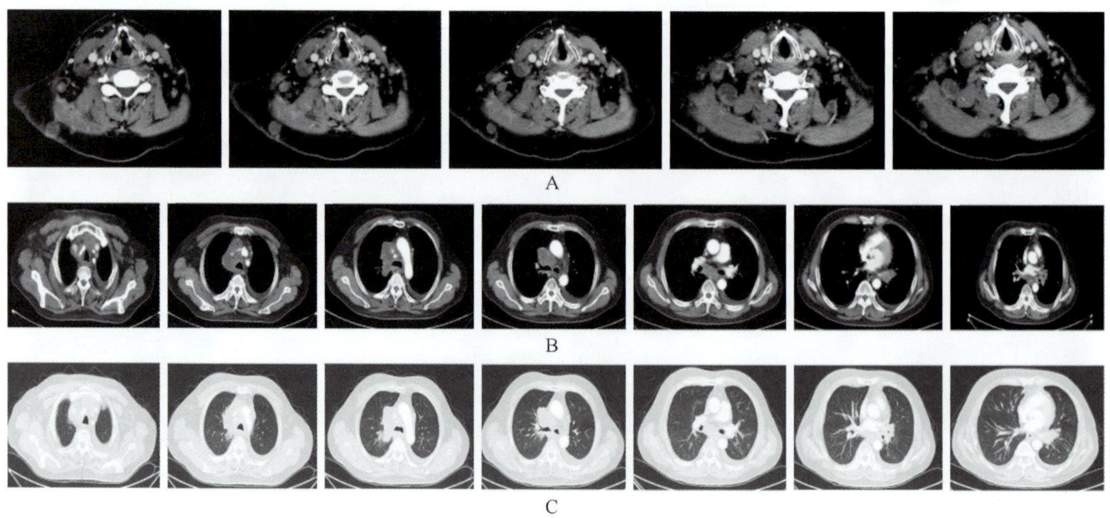

图 16-7　颈、胸部增强 CT（2019 年 10 月 21 日）

A. 颈部增强 CT，双侧锁骨上及双侧颈部见多发肿大淋巴结，部分融合成团并包绕血管；右侧颈部及右侧肩背部皮下多发结节灶；B、C. 胸部增强 CT，左肺癌并阻塞性肺不张，较前变化不显著

二、病例点评

Ⅲb/Ⅳ期鳞状非小细胞肺癌患者在一线含铂类化疗失败后的后线治疗方案，2019 年版 NCCN 指南推荐使用系统性免疫检查点抑制剂如纳武单抗、帕博丽珠单抗及阿特珠单抗治疗。患者为Ⅲb 期局部晚期鳞状非小细胞肺癌，在一线 TP 方案化疗失败后，行基因检测示：*ALK*、*ROS1*、*EGFR* 未见突变，TMB9.05 个 /MB，PD-L1 检测：TPS 1% ～ 2%，考虑 PD-L1 阳性率不高，TMB 较高，选用纳武单抗作为该患者的二线治疗方案。一项随机的、开放的Ⅲ期临床试验 CheckMate 017 研究显示：相较于二线全身化疗方案如多西他赛，纳武单抗具有更好的长期疗效和安全性。该试验共纳入 272 名患者，纳武单抗组为 135 名患者，多西他赛组为 137 名患者，其结果显示：纳武单抗组 OS 为 9.2 个月，PFS 为 3.5 个月，而多西他赛组 OS 为 6.0 个月，PFS 为 2.8 个月，纳武单抗组 OS 及 PFS 均明显优于多西他赛组，且不论 PD-L1 的表达高低，纳武单抗组的 OS 均较多西他赛组增加，差异具有统计学意义。客观缓解率（ORR）纳武单抗组为 20%，多西他赛组为 9%。中位缓解持续时间（mDoR）纳武单抗组为 25.2 个月，多西他赛组为 8.4 个月，差异具有统计学意义（P=0.008）。在本病例的二线治疗过程中收到了较好的疗效，在患者使用纳武单抗治疗 7 个周期后复查 CT：左肺病灶较前（2019 年 3 月 8 日及 2019 年 5 月 6 日）明显缩小；纵隔、双侧肺门、双侧颈部淋巴结转移，大部分变化不显著。疗效评价为 PR。

安罗替尼为靶点包括 VEGFR 的小分子多靶点 TKI 类抗血管生成药物，是目前国内唯一获批用于晚期非小细胞肺癌治疗的 VEGFR-TKI 类药物。安罗替尼一般作为晚期非小细胞肺癌的三线治疗方案，被推荐用于：①驱动基因突变阴性的复发性晚期非小细胞肺癌（包括鳞状非小细胞肺癌和非鳞状非小细胞肺癌）患者，可使用安罗替尼单药；②存在 *EGFR* 基因突变或 *ALK* 突变阳性的患者，应在接受相应的靶向药物治疗后进展且至少接受过两种系统化疗后出现进展或复发后使用安罗替尼；③老年患者三线治疗可选择安罗替尼。因此，在后线纳武单抗免疫治疗中加用安罗替尼治疗是本病例的一个创新点，且取得了较好的疗效，CT（2019 年 10 月 21 日）示纵隔肿大淋巴结周围包绕的血管较前（2019 年 8 月 9 日）缩小，且查体示双侧锁骨上肿大淋巴结明显缩小，患者胸闷喘憋情况明显好转。同时我们也看到了一例纳武单抗联合安罗替尼在治疗晚期食管鳞状非小细胞肺癌中取得了不错的疗效。这提示纳武单抗联合安罗替尼可以成为晚期鳞状非小细胞肺癌患者的常规治疗方案。

随着 PD-1/PD-L1 免疫检查点抑制剂逐渐成为转移性肺癌的重要治疗策略，我们发现免疫疗法治疗下的肿瘤反应模式与常规化疗或是靶向治疗反应不同，譬如在免疫治疗过程中可能会出现假性进展及分离反应两种非常规反应，这对利用传统的评估标准及放射影像学结果准确评估疗效提出了挑战。因此，目前肿瘤的评估标准已更改为三种：RECIST1.1、irRECIST 及 iRECIST，这三个标准对 CR、PR 和 SD 给出了相同的定义，但在疾病进展的情况下则有所不同。RECIST1.1 评估标准无法评价免疫治疗后出现的非常规反应，irRECIST 及 iRECIST 则在全面评估免疫疗效中显示出了较好的水平，基于生存分析，传统的 RECIST1.1 评估标准低估了约 11% 的从免疫治疗中获益的疾病进展患者。患者在应用 7 个周期的免疫治疗后，左肺病灶较前（2019 年 5 月 6 日）明显缩小，然而纵隔淋巴结及双侧锁骨上淋巴结较前变化不明显，考虑此现象为免疫治疗的分离反应。在治疗第 10 个周期后，患者左肺病灶较前（2019 年 8 月 20 日）变化不著，纵隔、双侧肺门、双侧颈部、双侧锁骨上及双侧腋窝淋巴结转移，较前大部分增大，右侧颈部及右侧肩背部皮下出现多发结节，RECIST1.1 疗效评价为 PD，iRECIST 疗效评价为 iuPD。因此，当免疫治疗过程中发生疾病进展时，如何准确判断病灶为真性进展、假性进展或超进展，对临床医师提出了挑战，其内在机制仍需进一步研究。并且，如何更好地利用 RECIST1.1、irRECIST 及 iRECIST 标准准确评估免疫治疗过程中出现的肿瘤反应及疗效并指导后续的治疗方案，是临床上需要着重关注的问题。

（李　硕　山东省肿瘤医院）

参考文献

Chinese Society of Clinical Oncology，Expert Committee on Vessel Targeted Therapy，Expert Committee on Non-Small Cell Lung Cancer，et al，2019. Chinese expert consensus on antiangiogenic drugs for advanced non-small-cell lung cancer（2019 Edition）. Chin J Lung Cancer，22（7）：401-412.

Gubens MA，Davies M，2019. NCCN guidelines updates：new immunotherapy strategies for improving outcomes in non-small-cell lung cancer. J Natl Compr Canc Netw，17（5. 5）：574-578.

Han B，Li K，Wang Q，et al，2018. Effect of anlotinib as a third-line or further treatment on overall survival of patients with advanced non-small-cell lung cancer：the ALTER 0303 phase 3 randomized clinical trial. JAMA Oncol，4（11）：1569-1575.

Han B，Li K，Zhao Y，et al，2018. Anlotinib as a third-line therapy in patients with refractory advanced non-small-cell lung cancer：a multicentre，randomized phase II trial（ALTER0302）. Br J Cancer，118（5）：654-661.

Horn L，Spigel DR，Vokes EE，et al，2017. Nivolumab versus docetaxel in previously treated patients with advanced non-small-cell lung cancer：two-year outcomes from two randomized，open-label，phase Ⅲ trials（CheckMate 017 and CheckMate 057）. J Clin Oncol，35（35）：3924-3933.

Si XY，Zhang L，Wang HP，et al，2018. Quality of life results from a randomized，double-blinded，placebo-controlled，multi-center phase Ⅲ trial of anlotinib in patients with advanced non-small-cell lung cancer. Lung Cancer，122：32-37.

Tang Y，Ou Z，Yao Z，et al，2019. A case report of immune checkpoint inhibitor nivolumab combined with anti-angiogenesis agent anlotinib for advanced esophageal squamous cell carcinoma. Medicine，98（40）：e17164.

Tazdait M，Mezquita L，Lahmar J，et al，2018. Patterns of responses in metastatic NSCLC during PD-1 or PDL-1 inhibitor therapy：comparison of RECIST 1. 1，irRECIST and iRECIST criteria. Eur J Cancer，88：38-47.

病例 17　纳武单抗联合化疗新辅助治疗Ⅲa 期鳞状非小细胞肺癌

一、病例介绍

（一）病史简介

患者男性，55 岁，因“咳嗽、咳痰半年，痰中带血 1 个月”就诊。

患者半年前无明显诱因下出现咳嗽、咳痰，1 个月前出现痰中带血，不伴胸闷及发热，遂至外院就诊。2019 年 2 月 27 日外院 CT 提示右下肺病变，肺气肿。

个人史：患者曾在化工厂工作 10 年余。有饮酒、吸烟史 35 年，每日吸烟约 20 支。

既往史：30 余年前行两侧扁桃体切除术，具体不详。高血压病史 10 年，口服非洛地平降压，血压控制于 140/95mmHg 左右。否认糖尿病、心脏病病史。

家族史：其兄有肺恶性肿瘤史，母亲有直肠癌病史。

体格检查：神志清，精神可，双侧锁骨上淋巴结未触及肿大，双肺呼吸音清，未闻及明显干湿啰音，心率 84 次 / 分，律齐，未闻及明显病理性杂音，腹软，无压痛、反跳痛、肌紧张，肝脾肋下未触及，神经系统（–）。

实验室检查：血红蛋白 149g/L，白细胞计数 8.1×10^9/L，中性粒细胞计数 4.9×10^9/L，血小板计数 213×10^9/L，红细胞计数 4.71×10^{12}/L，CEA 21.77μg/L，CYFRA21-1 4.71μg/L，鳞状非小细胞肺癌抗原 0.70μg/L，NSE 16.90μg/L，CA125 21.93U/ml。

影像学检查：

胸部增强 CT（2019 年 3 月 12 日）：右肺下叶肺门处软组织占位，大小约 31mm×30mm，考虑恶性病变可能大；前上纵隔小结节，两肺慢性炎症。两肺肺泡性肺气肿，两侧胸膜局部增厚。

头颅 MRI（2019 年 4 月 2 日）：两侧额顶叶缺血灶。右侧上颌窦黏膜下囊肿。

PET-CT（2019 年 4 月 3 日）：①右下肺门及右肺下叶团块影，FDG 高代谢，周缘阻塞性炎症，考虑恶性病变，建议病理学检查；②右肺门、4R、7 区淋巴结肿大，FDG 高代谢，考虑转移性病变；③两肺肺泡性肺气肿，两肺慢性炎症，两侧局部胸膜增厚；④大脑镰、松果体及侧脑室脉络丛钙化；⑤右侧上颌窦囊肿可能，建议耳鼻咽喉科会诊；⑥胃贲门区点状 FDG 代谢增高灶，多见于炎性摄取，请结合病史必要时胃镜随访；⑦脂肪肝；⑧右侧髋臼局部骨质增生；脊柱退行性改变（T_{12}、L_5、S_1 局部增生骨质 FDG 代谢增高）。

（二）临床诊断

右肺占位性病变。

（三）诊疗经过

患者于 2019 年 3 月 14 日行超声支气管镜活检，术中见气管管腔通畅，黏膜光滑，隆嵴锐利；左侧支气管左总支、左上叶、左下叶各支管腔通畅，黏膜光滑；右侧支气管右总支、右上叶、右中叶各支气管管腔通畅，黏膜光滑，右下叶黏膜充血肥厚，管腔狭小，右 B7 管口闭塞，右中下叶间嵴增宽。取 11R 组淋巴结，病理：（11R 组淋巴结细胞块）找到恶性肿瘤细胞，符合鳞状非小细胞肺癌。免疫组化：TTF-1（-）、P40（+）、CK（+）、CD56（-）、Napsin A（-），见图 17-1。

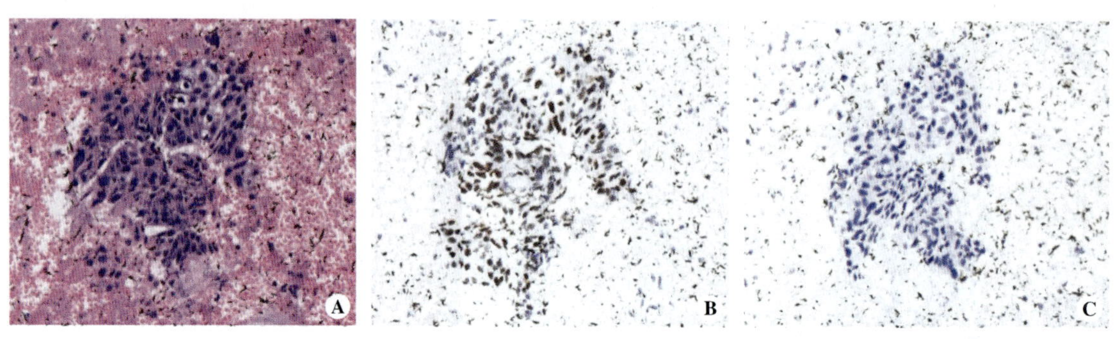

图 17-1　术前超声支气管镜病理（11R 组淋巴结细胞块）

A. HE 染色病理片中找到恶性肿瘤细胞，符合鳞状非小细胞肺癌；B. 免疫组化提示 P40（+）；C. 免疫组化提示 TTF-1（-）

患者于 2019 年 4 月 2 日行头颅 MRI，2019 年 4 月 3 日行 PET-CT 排除远处转移，分期为 s-T2aN2M0，Ⅲa 期。患者符合 CheckMate 816 临床试验入组条件，并自愿签署知情同意书，随机入组至纳武单抗联合化疗新辅助治疗组，于 2019 年 4 月 9 日接受紫杉醇 357mg+ 卡铂 600mg+ 纳武单抗 360mg 治疗，化疗后出现Ⅲ度骨髓抑制（白细胞计数 3.85×10^9/L，中性粒细胞计数 0.54×10^9/L），患者伴有发热、咳嗽、咳少量黄痰，予抗生素对症处理后好转。2019 年 4 月 30 日行紫杉醇 309mg+ 卡铂 500mg+ 纳武单抗 360mg 治疗，化疗后出现Ⅳ度骨髓抑制（白细胞计数 3.21×10^9/L，中性粒细胞计数 0.39×10^9/L）。2019 年 5 月 22 日行紫杉醇 309mg+ 卡铂 500mg+ 纳武单抗 360mg 治疗，化疗后出现Ⅳ度骨髓抑制（白细胞计数 3.10×10^9/L，中性粒细胞计数 0.94×10^9/L）。2019 年 6 月 12 日患者胸部 CT 疗效评价为 PR：右肺下叶肺门处软组织影，较前明显缩小；前上纵隔小结节，与前相仿，两肺慢性炎症，两肺肺泡性肺气肿，两侧胸膜局部增厚，见图 17-2。

患者于 2019 年 6 月 28 日行全麻下右肺中下叶切除 + 淋巴结清扫，术中见肿块位于右肺下叶，右肺中叶气管外膜受侵，遂离断血管及肺裂，移除病肺，送冰冻病理：右肺中下叶支气管切端未见恶性病变，清扫第 2、4、7、8、9、11 组淋巴结。术后患者出现淋巴乳糜漏，予禁食，金葡素、5% 葡萄糖注射液胸腔注入治疗淋巴乳糜漏，输注白蛋白补液支持治疗，夹闭引流管 4 天观察，患者无特殊不适，复查胸部 CT 复张良好，无明显胸腔积液，拔除引流管予出院。术后分期：yp-T2aN0M0，Ⅰb 期。

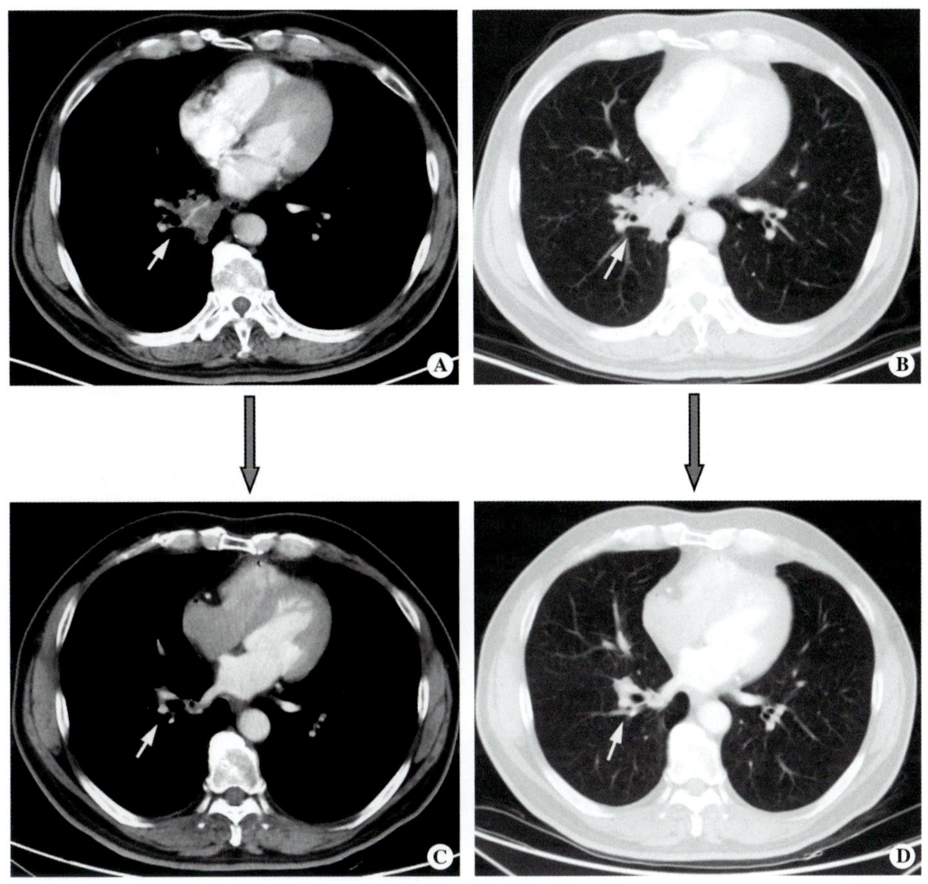

图 17-2　新辅助治疗前后胸部 CT 疗效评价

右肺下叶肺门处软组织影（箭头所指）较前明显缩小，疗效评价为 PR。A、B. 新辅助治疗前胸部 CT（2019 年 3 月 12 日）；C、D. 新辅助治疗后胸部 CT（2019 年 6 月 12 日）

（四）病理诊断

（1）大体检查：送检右肺中下叶切除标本，大小 15cm×12cm×10cm，胸膜光滑、完整。距支气管切端 3cm，右肺下叶支气管壁增厚伴淋巴结肿大，范围约 3.5cm×3cm×3cm，下叶距支气管切端 2cm，紧邻胸膜病灶大小为 3.8cm×3cm×2cm，切面灰黑灰红，结构不清，疑有坏死。支气管通畅，余肺未见明显病变。

（2）镜下所见：右肺下叶肺间质纤维组织增生伴淋巴细胞浸润，见组织细胞及多核巨细胞反应，大小为 3.8cm×3cm×2cm，其中见少量非角化型鳞状非小细胞肺癌（中分化）癌巢残余，结合病史符合治疗后改变（肿瘤占瘤床＜10%），肿瘤未侵犯胸膜弹力板（PL0）。支气管切端未见癌累及。淋巴结 8 组未见癌转移，其中 3 组考虑治疗后改变。淋巴结："第 2 组气管旁组"4 枚（直径 0.2～0.4cm），"第 4 组气管支气管组"4 枚（直径 0.5～1.8cm），"第 7 组隆嵴下组"1 枚（直径 2cm）见组织细胞反应，考虑治疗后改变，"第 8 组食管旁组"2 枚（直径 0.5～0.8cm），"第 11 组叶间组"2 枚（直径 1.5～2cm），"第 12 组上、中、下组"1 枚（直径 1.2cm），叶间淋巴结 2 枚（直径 1～2cm），其中 1 枚见组织细胞及多核巨细胞反应，考虑治疗后改变。中叶管口淋巴结 1 枚（直径 1.5cm），中叶段支气管淋巴结 3 枚（直径 0.5 ～ 1.3cm），下叶管口淋巴结 1 枚（直径 1.3cm），其中 1 枚见组织细胞及多核巨细胞反应，考虑治疗后改变。下叶段支气管淋巴结 5 枚（直径 0.6 ～ 0.8cm）。

免疫组化：TTF-1（+）、Napsin A（−）、P40（+）、CK5/6（+），见图 17-3。

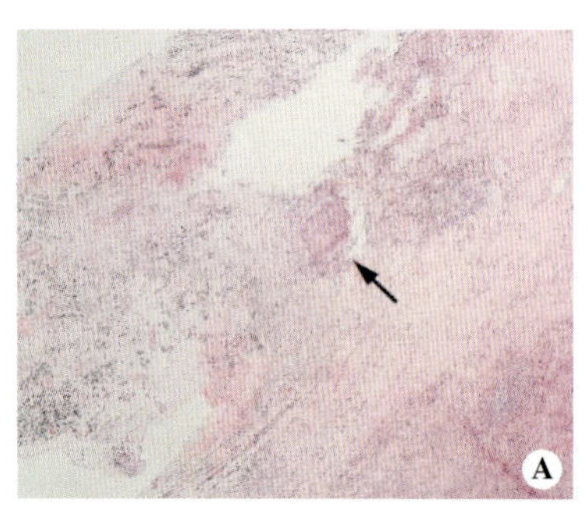

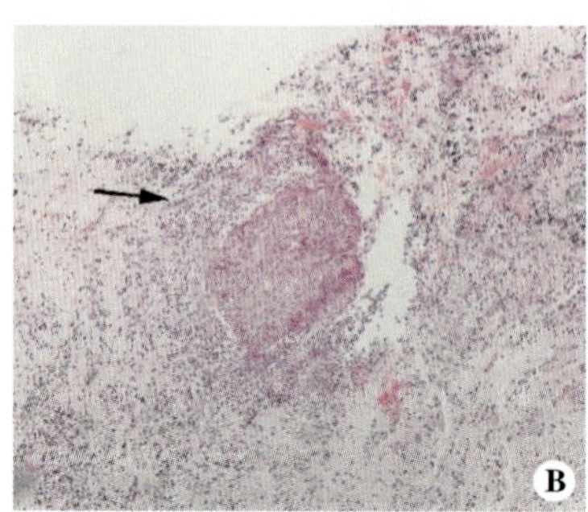

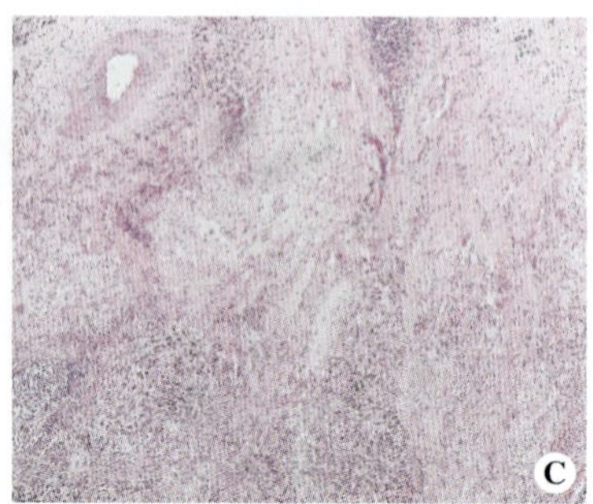

图 17-3　手术病理

A. 右肺下叶肺间质纤维组织增生伴淋巴细胞浸润，见组织细胞及多核巨细胞反应，大小为 3.8cm×3cm×2cm，其中见少量非角化型鳞状非小细胞肺癌（中分化）癌巢残余（箭头所指），结合病史符合治疗后改变（肿瘤占瘤床＜ 10%），肿瘤未侵犯胸膜弹力板（PL0）；B. 癌巢旁大量淋巴细胞浸润（箭头所指）；C. 叶间淋巴结见组织细胞及多核巨细胞反应，考虑治疗后改变

二、病例点评

术前应用免疫检查点抑制剂的安全性在Ⅰ期临床试验中已有所验证。Ⅰ期临床试验中，免疫新辅助治疗并不延误手术时机，也不引起额外的围术期并发症。本案例中利用术前化疗联合免疫治疗成功取得了病灶的主要病理学缓解（MPR），并且使治疗前已经病理证实的淋巴结转移转阴，成功使患者的肿瘤分期降期。在取得了一定成功的同时，这个病例有许多问题值得我们思考。传统的基于影像学的疗效评价方式在面对免疫新辅助治疗时受到了挑战。主要病理学缓解，即治疗后样本中有活性的肿瘤细胞小于 10%，是免疫新辅助治疗采用的新标准。

一项Ⅱ期临床试验 CheckMate 159 研究中，免疫新辅助治疗患者 PR 率为 10%，而 MPR 率为 45%。这可能是由于肿瘤组织中的纤维化和肿瘤浸润淋巴细胞形成的。本案例中，患者同时取得了影像学的 PR 和病理学上的 MPR。但是，病理学的 MPR 是否可以转化为生存获益，需要进一步的循证证据来回答。

本例患者术前联合化疗和免疫治疗取得了不错的疗效。从目前已公布的Ⅱ期临床试验 CheckMate 159 研究、NEOSTAR 研究、LCMC3 研究和 NADIM 研究结果来看，免疫新辅助治疗是一种安全且有效的治疗手段，无论 PD-L1 表达如何，均可观察到 MPR。关于新辅助治疗方案是选择单独免疫治疗（CheckMate 159 和 LCMC3 研究）、免疫联合免疫（NEOSTAR 研究），或免疫联合化疗（NADIM 研究），目前还没有定论，已有的数据提示 NADIM 研究中免疫联合化疗方案达到前所未有的高 MPR 率和完全病理学缓解（CPR）率，分别为 85.4% 和 71.4%。目前正在进行的Ⅲ期临床研究包括 CheckMate

816、KEYNOTE-671 和 IMpower030 等。

（虞永峰　上海市胸科医院）

参考文献

Bott MJ，Yang SC，Park BJ，et al，2019. Initial results of pulmonary resection after neoadjuvant nivolumab in patients with resectable non-small-cell lung cancer. J Thorac Cardiovasc Surg，158（1）：269-276.

Cottrell TR，Thompson ED，Forde PM，et al，2018. Pathologic features of response to neoadjuvant anti-PD-1 in resected non-small-cell lung carcinoma：a proposal for quantitative immune-related pathologic response criteria（irPRC）. Ann Oncol，29（8）：1853-1860.

Dolgin E，2018. Neoadjuvant nivolumab checks lung cancer. Cancer Discov，8（6）：667-668.

病例 18　纳武单抗治疗肺癌脑转移复发

一、病例介绍

（一）病史简介

患者男性，53 岁，因“体检发现左肺结节 9 个月”就诊。

患者于 2017 年 7 月 26 日体检，胸部 CT 报告：左上肺尖段结节（8mm），右下肺胸膜下小结节（4mm）。2017 年 7 月 28 日行 PET-CT 检查：左肺尖及右肺下叶胸膜下小结节，FDG 代谢不高，随访观察。2018 年 3 月 24 日复查胸部 CT：左上肺尖段结节增大（12mm）。2018 年 3 月 30 日腹部 B 超及骨扫描均未见异常。2018 年 4 月 28 日于外院在全麻下行电视辅助胸腔镜下（VATS）左上肺癌根治术，术后病理：周围型高分化腺癌，肿块直径 1.2cm，支气管切缘阴性，支气管周围检及 2+/3 见癌转移，第 4 组淋巴结 1+/1 见癌转移，第 5 组淋巴结 1+/1 见癌转移，第 7 组淋巴结 2+/4 见癌转移，第 10 组淋巴结 3+/3 见癌转移，第 11 组淋巴结 1+/1 见癌转移。分子病理：*EGFR* 野生型，*ALK*（–），*ROS1*（–）。头颅增强 MRI（2018 年 5 月 18 日）：两侧额顶叶皮层下小缺血灶。患者随后来就诊，2018 年 5 月 25 日予以 AC 方案（培美曲塞 860mg+卡铂 540mg）化疗，有发热，体温波动在 38℃左右，持续 2 日，血常规正常，未做处理后体温自行恢复正常，偶有干咳，左下肢自觉麻木不适。2018 年 6 月 15 日予以第 2 个周期 AC 方案化疗，化疗后无不适。2018 年 7 月 10 日予以第 3 个周期 AC 方案化疗，化疗后出现Ⅰ度骨髓抑制（血小板计数 93×10^9/L，血红蛋白 100g/L）。2018 年 6 月 20 日～2018 年 7 月 27 日予以纵隔淋巴结引流区放疗（50Gy/28fx），放疗后出现放射性食管炎。2018 年 8 月 1 日予以第 4 个周期 AC 方案化疗，化疗后出现Ⅰ度骨髓抑制（血红蛋白 108g/L）。2018 年 12 月初患者出现头晕乏力。2018 年 12 月 17 日复查头颅增强 MRI：两侧小脑结节性占位，考虑转移瘤可能（图 18-1）。PET-CT（2018 年 12 月 24 日）：①左侧胸腔术后，右侧小脑半球片状低密度影，结合 MRI，考虑脑转移，建议密切随访；②纵隔（4L 组）淋巴结显示 FDG 代谢增高，建议随访；③右肺下叶实性小结节，未见 FDG 代谢增高，建议随访；④两肺散在磨玻璃影，未见 FDG 代谢增高，建议 HRCT 密切随访；⑤两侧胸膜局限性增厚，左侧胸腔少量积液；两肺散在慢性炎症，心包少量积液，右肺上叶散在泡性气肿及肺大疱。2018 年 12 月 20 日～2018 年 12 月 26 日予以双侧小脑病灶立体定向放疗（SRS）（3000cGy/5f）。复查头颅增强 MRI（2019 年 1 月 7 日）：双侧小脑病灶较前缩小，右侧额叶新发病灶伴水肿，考虑复发脑转移。病程中，患者神志清，精神较差，大小便未诉异常，体力下降，体重略有下降。

个人史：吸烟史 30 余年，每日 20 支；饮酒史 30 余年。

既往史：高血压病史 10 年，最高 150/90mmHg，口服氨氯地平，控制可。

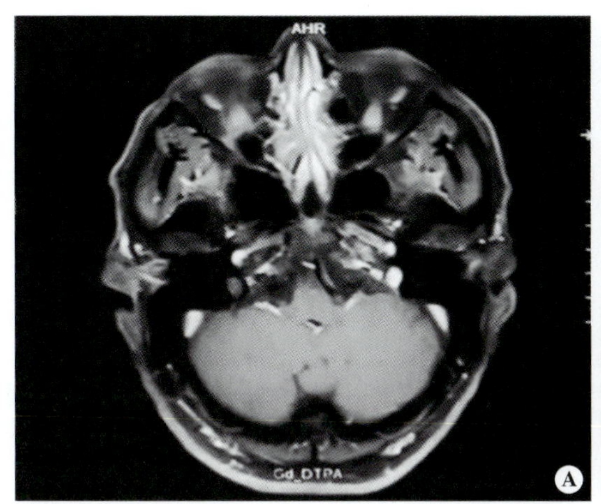

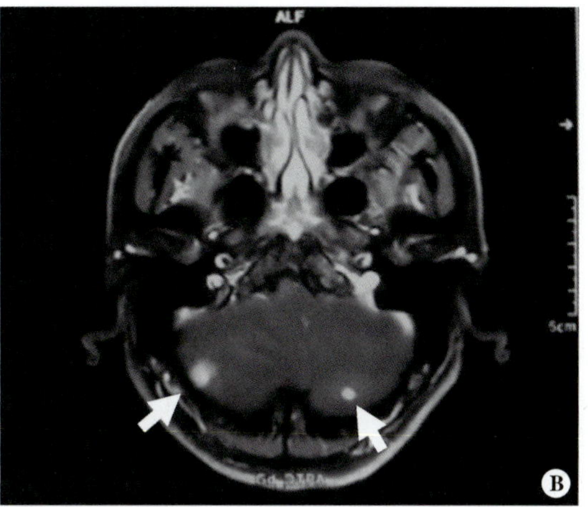

图 18-1　术后复发前后头颅 MRI

A. 2018 年 5 月 18 日外院头颅增强 MRI；B. 2018 年 12 月 17 日头颅增强 MRI，可见左侧及右侧小脑分别出现一高信号影，诊断为脑转移瘤

家族史：无家族遗传病史。

体格检查：神志清，气平，双侧锁骨上未触及肿大淋巴结，两肺未闻及干湿啰音，心率 80 次 / 分，律齐，未闻及杂音，腹软，肝脾肋下未触及，神经系统（–）。

影像学检查：

2018 年 5 月 18 日（外院）头颅增强 MRI：两侧额顶叶皮层下小缺血灶。

2018 年 12 月 17 日头颅增强 MRI：两侧小脑结节性占位，考虑转移瘤可能。

2018 年 12 月 24 日 PET-CT：①左侧胸腔术后，右侧小脑半球片状低密度影，结合 MRI，考虑脑转移，建议密切随访；②纵隔（4L 组）淋巴结显示 FDG 代谢增高，建议随访；③右肺下叶实性小结节，未见 FDG 代谢增高，建议随访；④两肺散在磨玻璃影，未见 FDG 代谢增高，建议 HRCT 密切随访；⑤两侧胸膜局限性增厚，左侧胸腔少量积液；两肺散在慢性炎症，心包少量积液，右肺上叶散在泡性气肿及肺大疱。

2019 年 1 月 7 日头颅增强 MRI：双侧小脑病灶较前缩小，右侧额叶新发病灶伴水肿，考虑复发脑转移。

（二）临床诊断

支气管肺癌，原发性，周围型，左肺，腺癌，VATS 左上肺癌根治术，s-T1bN2M0，Ⅲa 期，PS1，*EGFR* 野生型，*ALK*（–），*ROS1*（–）。

（三）诊疗经过

2019 年 1 月 7 日及 2019 年 1 月 22 日分别给予纳武单抗 180mg 2 个周期治疗（q2w）。2019 年 2 月 11 日复查头颅增强 MRI：双侧小脑病灶明显缩小，右侧额叶病灶缩小（图

18-2），疗效评价为 PR。2019 年 2 月 11 日复查胸部增强 CT：左侧胸膜增厚伴胸腔积液，心包少量积液，右肺下叶微结节，纵隔淋巴结肿大，疗效评价为 SD。

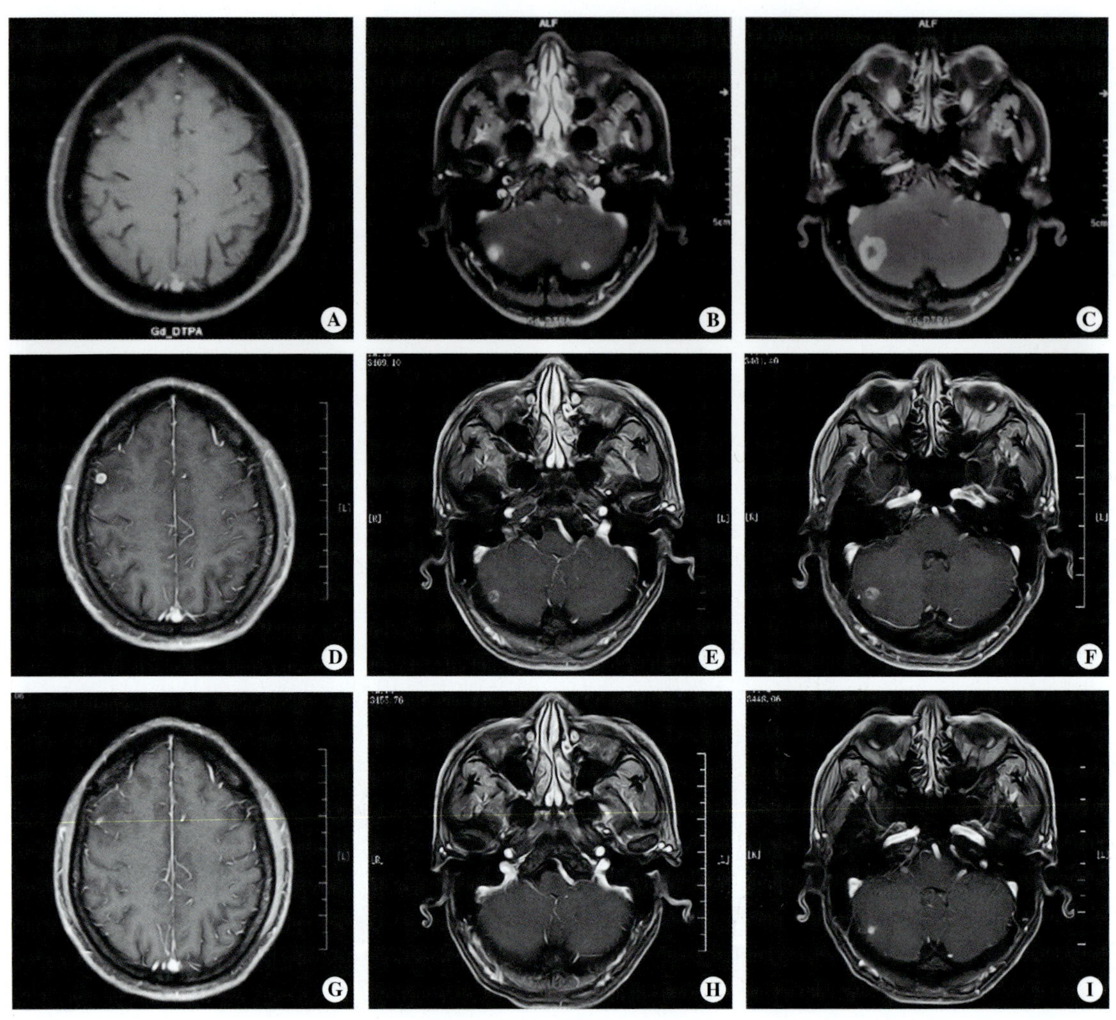

图 18-2　头颅增强 MRI

A. 放疗前，右侧额叶未见转移灶；B. 放疗后，右侧额叶可见一高信号影，为转移灶；C. 2 个周期纳武单抗治疗后，转移灶明显缩小；E 与 H 对比，F 与 I 对比，2 个周期纳武单抗治疗后双侧小脑病灶均较放疗后有进一步缩小

A ～ C. 2018 年 12 月 17 日；D ～ F. 2019 年 1 月 7 日；G ～ I. 2019 年 2 月 11 日

（四）随诊

患者自 2019 年 2 月 12 日起至 2019 年 8 月 12 日共接受 13 个周期纳武单抗治疗，其间每 4 个周期复查一次头颅增强 MRI 及胸部增强 CT，疗效评价均为 PR，且患者耐受良好，未出现免疫治疗相关不良反应。

二、病例点评

《2018 年全球癌症统计数据》报告将肺癌列为癌症相关发病率和致死率的首位，研究指出，晚期肺癌患者最常见死因即为远处转移，神经系统则是最常见的转移部位之一。尸检证实，64% 的肺癌死亡患者存在脑转移。

与之形成鲜明对比的是，脑转移治疗手段的匮乏和低效。手术切除和全脑放疗分别是脑部寡转移和广泛转移的标准治疗方式。

根据病灶数量、有无症状，可以给予不同的一线治疗方案。对于癫痫、瘫痪、共济失调等神经系统症状严重的，或是脑疝风险高的单发病灶，手术切除是首选治疗；对于驱动基因阳性的肺癌脑转移患者，靶向治疗能有效缓解症状、改善预后；对于脑转移病灶广泛播散的患者，可采用全脑放疗（WBRT），而对于病灶数量≤ 4 个的患者，立体定向放射治疗（SRS）的 ORR 与 WBRT 相当。SRS 是一种立体的、定向在靶病灶区域的放疗手段，对周围正常组织损伤小，耐受性优于 WBRT。但是，患者在治疗后 12 个月内的复发率高达 25% ～ 50%。正如本案例所示，患者在接受双侧小脑病灶 SRS 治疗后 11 天，即出现右侧额叶新发病灶。另外，手术后高达 60% 的局部复发率和严重的放疗后神经系统不良反应，也使得传统手术及放疗敏感性和耐受性差的弱点暴露无遗。

另一方面，一线治疗失败后，可供选择的挽救治疗手段寥寥无几。研究证实，重复放疗并不能改善总生存率，而传统化疗药物的血脑屏障通过率极低，疗效不佳。以培美曲塞为例，大剂量给药（$1050mg/m^2$）时脑脊液药物浓度不及血药浓度的 5%，中位 OS 仅 7.3 个月。因此，新的治疗方案亟待挖掘。

近年来，随着靶向药物进入晚期肺癌一线治疗，诸多研究证实在 *ALK*、*EGFR* 等驱动基因阳性的脑转移患者中，使用吉非替尼等 TKI 可显著提高 PFS 和 OS。然而，驱动基因阴性患者的获益则微乎其微。不仅如此，动物实验已证实，脑转移病灶的突变模式与原发病灶存在明显差异。

如今，免疫治疗异军突起，对于无驱动基因突变的晚期肺癌脑转移患者，研究聚焦到已在晚期非小细胞肺癌中广泛应用的免疫检查点抑制剂——PD-L1/PD-1 单抗。纳武单抗是一种人源化的 PD-1 单抗，作为首个被 FDA 批准的免疫检查点抑制剂，由于其在脑转移治疗中的疗效未知，且脑转移患者往往已接受过多线治疗，各大临床试验均将该部分患者排除在外。目前，仅有一项前瞻性非随机Ⅱ期临床试验纳入了 18 名非小细胞肺癌脑转移患者，证实帕博丽珠单抗在脑转移患者中的 ORR 为 33%。

在本案例中，经过多学科广泛讨论，最终决定给予该患者纳武单抗进行二线治疗。然而，目前针对肺癌脑转移患者使用免疫治疗的临床证据尚不充分，尤其缺乏来自大样本临床研究的统计数据。

2018 年 CheckMate 017 及 CheckMate 057 两项对比纳武单抗和多西他赛二线治疗晚期肺癌的Ⅲ期临床研究公布了其 3 年随访数据，纳武单抗组 3 年 OS 达到了 17%，多西他赛组则是 8%。评价帕博丽珠单抗的 KEYNOTE-001 研究和阿特珠单抗的 OAK 研究也证实了相较于化疗组 2 年 OS 的明显提升。但是，这些大型临床研究或把脑转移患者排除在外，或没有针对脑转移亚组的进一步分析。

Goldman 等从 CheckMate 017 和 CheckMate 057 研究中提取脑转移患者数据进行分析，提示相较于化疗，纳武单抗不能显著提升 OS。但是他们的样本量只有 22 人，简而言之，ICI 治疗脑转移的回顾性研究样本量很小，和化疗相比谁优谁劣尚无定论。

换个角度看，对比化疗，免疫检查点抑制剂（ICI）作为晚期非小细胞肺癌二线治疗的疗效是公认的，但是对于脑转移患者，手术切除、WBRT 和 SRS 才是肺癌脑转移治疗的三大基石。那么，ICI 在其中是一个什么样的地位？它们是否可以组合、怎么组合、会不会降低安全性？

针对上面的问题，2016 年 Goldberg 等开展了一项评价帕博丽珠单抗在黑色素瘤和非小细胞肺癌脑转移患者中疗效的单臂随机对照研究，肺癌组（18 人）的 ORR 为 33%，和既往研究中帕博丽珠单抗的全身缓解率一致。这一数据给予了在脑转移患者中使用 ICI 以有力支撑。

但值得注意的是，这一研究排除了接受糖皮质激素治疗的患者和有神经症状的患者，而且要求 PD-L1 必须是阳性（＞1%）。并且在既往接受过 SRS 和 WBRT 的患者中，ICI 并不能带来病灶的进一步缩小。

结合本病例，可以提出三大问题：第一，如本案例所示，对那些在 SRS 治疗后出现病灶周围水肿或神经症状的患者，如果考虑以 ICI 作为二线治疗，是否应该应用激素、激素剂量如何把握？第二，是否应该选用 PD-L1 ＞ 1% 为应用 ICI 的依据？第三，考虑到 SRS 的高复发率，联合应用 ICI 及 SRS 是否能改善预后？

基础实验证据表明，SRS 能诱导免疫性细胞死亡，并提高颅内 T 细胞受体（TCR）的多样性，一系列回顾性临床研究也证实了同步 SRS 联合免疫治疗能显著提升肺癌脑转移患者的 OS。虽然基础实验仍有待推进，大样本、前瞻性的临床证据也有待观察，但是联合治疗如今依旧有望成为攻坚晚期肺癌脑转移的一柄利器。

2019 年 7 月，Hentriks 等针对 255 名晚期肺癌脑转移患者的回顾性临床研究证实，不使用糖皮质激素的、稳定无进展的、ds-GPA 评分高的患者，ICI 治疗的 OS 获益更高。这在一定程度上回答了激素的使用问题。并且，探索联合预测因子的模式，有望更好地指导我们在脑转移患者中使用 ICI。

目前，针对 SRS 及 ICI 联合治疗的必要性及具体方式也尚无定论。

2019 年 Victor M. Lu 等的 Meta 分析将 SRS 治疗前后 4 周以内采用 ICI 定义为同步治疗。分析结论提示同步治疗能带来 1 年 OS 的显著提高，但是 1 年局部无进展生存期（12-month local progression free survival，LPFS）并无显著改善。Chen 等则将 SRS 治疗前后 2 周内采用 ICI 定义为同步治疗，针对 157 名非小细胞肺癌的回顾性研究证实相较于非同步治疗，同步治疗的中位 OS 提升明显（24.7 个月 vs 14.5 个月）。

可见，回顾性研究数据初步证实 SRS 与 ICI 的同步治疗能带来 OS 的改善，但是前瞻性研究依旧缺乏，并且同步治疗窗口应该如何选择，ICI 药物种类对疗效和治疗窗有无影响，也仍有待更进一步的研究。

（虞永峰　上海市胸科医院）

病例 19　替雷利珠单抗联合紫杉醇加卡铂一线治疗Ⅳ期鳞状非小细胞肺癌

一、病例介绍

（一）病史简介

患者男性，54 岁，因“胸痛 4 天”就诊。

患者于 2019 年 3 月 17 日无明显诱因出现胸痛，伴偶有咳嗽，无咳痰、咯血，无头晕、头痛、出汗或意识障碍，无腹痛或其他部位疼痛。完善 PET-CT 示：右肺中叶肺癌伴少许阻塞性肺炎，双肺门及纵隔淋巴结转移可能，右肺下叶高代谢灶，肺段淋巴结转移可能。

个人史：吸烟史 40 余年，无饮酒史。

既往史：平素体健，否认高血压、冠心病、糖尿病、肝炎、结核病，无伤寒、痢疾等传染病病史。无手术史、输血史、过敏史。预防接种史不详。

家族史：否认家族性遗传性疾病史及类似病史。

体格检查：KPS 90 分，耳前、耳后、乳突区、枕骨下区、颈后三角、颈前三角、锁骨上窝、腋窝、滑车上、腹股沟淋巴结未触及肿大。胸廓对称，胸骨无压痛，双肺呼吸运动正常，触诊语颤正常，无胸膜摩擦感，叩诊呈清音，听诊呼吸规整，呼吸音清，未闻及干湿啰音。

实验室检查：血红蛋白 113g/L，白细胞计数 11.20×10^9/L，中性粒细胞计数 8.55×10^9/L，血小板计数 527×10^9/L，红细胞计数 4.08×10^{12}/L。

影像学检查：

胸部增强 CT（2019 年 4 月 3 日）：①肺癌复查，右肺中上叶巨大恶性占位（大小约 11.5cm×7.5cm），伴纵隔及右肺门多发淋巴结肿大，双肺散在微小结节，结合临床对照旧片，随访；②双肺间质改变并散在炎性灶，双肺轻度气肿，结合临床随访；③部分胸椎致密小结节，结合骨扫描（图 19-1Aa）。

全腹部增强 CT（2019 年 4 月 3 日）：①肝右叶包膜下小脂肪灶；②左肾小错构瘤可能，随访；③前列腺钙化；④盆腔少量积液；⑤双侧睾丸鞘膜少量积液；⑥扫及骨质多发致密斑。

颅脑 MRI（2019 年 4 月 8 日）：①双侧放射冠、半卵圆中心少许脱髓鞘灶；②双侧筛窦轻度炎症。

ECT（2019 年 4 月 11 日）：全身骨显像暂未见明确肿瘤骨转移征象，建议定期复查。

（二）临床诊断

右肺占位性病变（性质待查）。

（三）诊疗经过

患者于 2019 年 3 月 29 日行肺内穿刺活检术，2019 年 4 月 5 日活检病理示：（肺内）中分化鳞状非小细胞肺癌。患者拒绝行抗肿瘤治疗，自服“白花蛇草水”，症状未见缓解。2019 年 3 月中下旬无明显诱因出现刺激性干咳，伴少量咳痰。无胸闷、胸痛，无咳血，无发热、盗汗。外院 CT：右肺中上叶巨大恶性占位，伴纵隔及右肺门多发淋巴结肿大。遂来诊，完善相关影像学检查，分期为 cT4N3M1a，Ⅳ期。患者符合 RATIONAL 307 临床试验入组条件，并自愿签署知情同意书，随机入组，接受“替雷利珠单抗（BGB-A317，抗 PD-1 抗体）联合紫杉醇加卡铂”方案姑息一线治疗。于 2019 年 4 月 17 日、2019 年 5 月 9 日予“PD-1+TP”方案（替雷利珠单抗 200mg+ 白蛋白 - 紫杉醇 170mg d1 d8+ 卡铂 513mg）免疫联合姑息化疗 2 个周期，化疗期间出现化疗后Ⅳ度骨髓抑制（白细胞计数 2.46×10^9/L，中性粒细胞计数 1.13×10^9/L），遂 2 个周期皆于第 15 天跳过白蛋白 - 紫杉醇治疗。2019 年 5 月 23 日复查胸部增强 CT：肺癌复查，与 2019 年 4 月 3 日 CT 比较，右肺中上叶巨大恶性占位较前稍有减小（大小约 9.4cm× 5.7cm），纵隔及右肺门多发淋巴结肿大与前相仿；其余同前，随访。全腹部增强 CT：与 2019 年 4 月 3 日 CT 比较，盆腔少量积液已吸收，其余大致同前，随访。疗效评价：SD（图 19-1Bb）。于 2019 年 6 月 14 日、2019 年 7 月 5 日予减量“PD-1+TP”方案（替雷利珠单抗 200mg+ 白蛋白 - 紫杉醇 128mg d1 d8 d15+ 卡铂 374mg）免疫联合姑息化疗 2 个周期，第 4 个周期因化疗后Ⅳ度骨髓抑制（白细胞计数 2.01×10^9/L，中性粒细胞计数 0.96×10^9/L），予跳过第 15 天白蛋白 - 紫杉醇治疗。2019 年 7 月 11 日复查胸部增强 CT：与 2019 年 5 月 23 日 CT 比较，右肺中上叶巨大恶性占位较前减小（大小约 8.0cm×7.1cm），周围炎性灶较前吸收，纵隔及右肺门多发淋巴结肿大部分较前增大，其余与前相仿，随访。全腹部增强 CT：与 2019 年 5 月 23 日 CT 比较，左肾错构瘤与前相仿，其余大致同前，随访。疗效评价：PR（图 19-1Cc）。于 2019 年 7 月 26 日予“PD-1+TP”方案（替雷利珠单抗 200mg+ 白蛋白 - 紫杉醇 128mg d1 d8+ 卡铂 374mg）免疫联合姑息化疗 1 个周期，第 5 个周期因化疗后中度贫血（血红蛋白 89g/L），于是跳过第 15 天白蛋白 - 紫杉醇治疗，辅以红细胞生成素升血等对症支持治疗。2019 年 8 月 22 日复查胸部增强 CT：与 2019 年 7 月 11 日 CT 比较，右肺中上叶巨大恶性占位较前减小（大小约 7.5cm×6.6cm），周围炎性灶较前吸收，纵隔及右肺门多发淋巴结肿大较前略小，其余与前相仿，随访。全腹部增强 CT：与 2019 年 7 月 11 日 CT 比较，左肾错构瘤与前相仿，其余大致同前，随访。疗效评价：PR（图 19-1Dd）。于 2019 年 8 月 27 日予“PD-1+TP”方案（替雷利珠单抗 200mg+ 白蛋白 - 紫杉醇 128mg d1 d8 d15+ 卡铂 539mg）免疫联合姑息化疗 1 个周期，过程顺利，共 6 个周期。于 2019 年 9 月 17 日予 PD-1 单药（替雷利珠单抗 200mg）维持治疗 1 个周期，过程顺利。2019 年 10 月 8 日复查胸部增强 CT：与 2019 年 8 月 22 日 CT 比较，右肺中上叶巨大恶性占位较前略微减小（大小约 5.1cm×3.9cm），纵隔及右肺门多发淋巴结肿大较前略小，其余与前相仿，随访。全腹部 CT：与 2019 年 8 月 22 日 CT 比较，左肾错构瘤与前相仿，其余大致同前，随访。疗效评价：PR（图 19-1Ee）。于 2019 年 10 月 9 日、2019 年 10 月 31 日、2019 年 11 月 21 日予 PD-1 单药（替雷利珠单抗 200mg）维持治疗 3 个周期，过程顺利，共 4 个周期。2019 年 12 月 9 日复查胸部增强 CT：与 2019 年 10 月 8 日 CT 比较，右肺中上叶巨大恶性占位较前稍减小（大小约 4.2cm×3.2cm），纵隔及右肺门多发淋巴结肿大与前相仿，其余同前，随访。全腹部增强 CT：与 2019 年 10 月 8 日 CT 比较，左肾错构瘤与前相仿，余大致同前，随访。疗效评价为 PR（图 19-1Ff）。于 2019 年 12 月 12 日予 PD-1 单药（替雷利珠单抗 200mg）维持治疗 1 个周期，过程顺利，共 5 个周期。

二、病例点评

该患者为初发初治Ⅳ期鳞状非小细胞肺癌，予"替雷利珠单抗（BGB-A317，抗 PD-1 抗体）联合紫杉醇加卡铂"方案姑息一线治疗 6 个周期，后续予替雷利珠单抗单药维持治疗 5 个周期。其间定期随访复查，除首次肿瘤疗效评价为 SD（图 19-1Bb），后续肿瘤疗效评价皆为 PR（图 19-1Cc、Dd、Ee、Ff）。在鳞状非小细胞肺癌中，免疫治疗已经取得以下进展：

免疫治疗在鳞状非小细胞肺癌中已展现出其临床获益。PACIFIC Ⅲ期临床试验显示，对于无法手术的Ⅲ期非小细胞癌患者（包括鳞状非小细胞肺癌），在接受完标准的根治性放疗后，一组接受 PD-L1 抑制剂度伐利尤单抗，一组按照目前临床规范密切随访，结果发现PD-L1治疗几乎可以降低一半的疾病恶化风险（HR 0.52，95% CI 0.42～0.65，$P<0.001$）。在二线治疗中，CheckMate 017 为纳武单抗对照多西他赛治疗晚期肺鳞状细胞癌的Ⅲ期临床试验，汇总分析表明，在鳞状非小细胞肺癌二线治疗的患者中，纳武单抗存在持续的 OS 获益，预计 3 年 OS 率为 17%（95% CI 14%～21%），对照组为 8%（95% CI 6%～11%）。而针对东亚人群，尤其是中国人群的 CheckMate 078 研究更进一步证实了这个结果，最短随访 8.8 个月时，两组的中位 OS 分别为 12.0 个月和 9.6 个月，中位 PFS 均为 2.8 个月，纳武单抗使疾病进展风险降低 23%。在鳞状非小细胞肺癌和非鳞状非小细胞肺癌患者、不同 PD-L1 表达水平的患者均能获益。

而在一线治疗中，KEYNOTE-407 研究证实了帕博利珠联合化疗在晚期鳞状非小细胞肺癌的疗效和安全性，帕博利珠联合组和化疗组的中位 OS 分别为 15.9 个月和 11.3 个月（HR 0.64，95% CI 0.49～0.85，$P<0.001$），同时帕博利珠联合组也有更好的 PFS 和 ORR。另外亚组分析结果表明，不管 PD-L1 表达水平如何，OS 和 PFS 均能观察到获益，并且 PD-L1 表达水平越高，生存获益越大；生存获益与紫杉类药物的选择无关。

在 PD-L1 抗体中，IMpower131 针对晚期一线治疗的鳞状非小细胞肺癌，其化疗组与联合治疗组的 PFS 存在统计学差异（6.5 个月 vs 5.6 个月，HR 0.74，95% CI 0.62～0.87），但 OS 未观察到获益，中位 OS 分别为 14.6 个月和 14.3 个月（HR 0.92，95% CI 0.76～1.12；P=0.41），对此各大指南未推荐阿特珠单抗联合化疗用于鳞状非小细胞肺癌的一线治疗。但在 PD-L1 表达水平的分层分析中发现，高表达水平患者，中位 OS 达到 23.6 个月，较化疗组显著延长。另外 PD-L1 高表达组的中位 PFS 为 10.1 个月，也表明阿特珠单抗联合化疗相比单纯化疗，疗效改善非常明确。因此，目前对于无敏感基因突变的肺癌患者，PD-1+化疗已经成为标准的一线治疗方案，美国和中国的药监部门已经批准阿特珠单抗上市。

替雷利珠单抗，是一款在研的抗 PD-1 单抗，其独特的设计使之能够最小化与 FcγR

的结合，因而消除抗体依赖的细胞吞噬作用，从而避免这种作用引起的 T 细胞消耗及对抗 PD-1 抗体疗效的削弱。Ⅱ期临床研究（NCT03432598）评估了替雷利珠单抗（200mg q3w）与以含铂为基础的化疗方案（q3w）联合用于晚期非小细胞肺癌中国患者中的一线治疗。其中，16 位非鳞状非小细胞肺癌患者，7 位有效；21 位鳞状非小细胞肺癌患者，16 位有效；17 例小细胞肺癌患者，13 例有效，一线直接使用替雷利珠单抗联合化疗，总体客观缓解率为 67%。

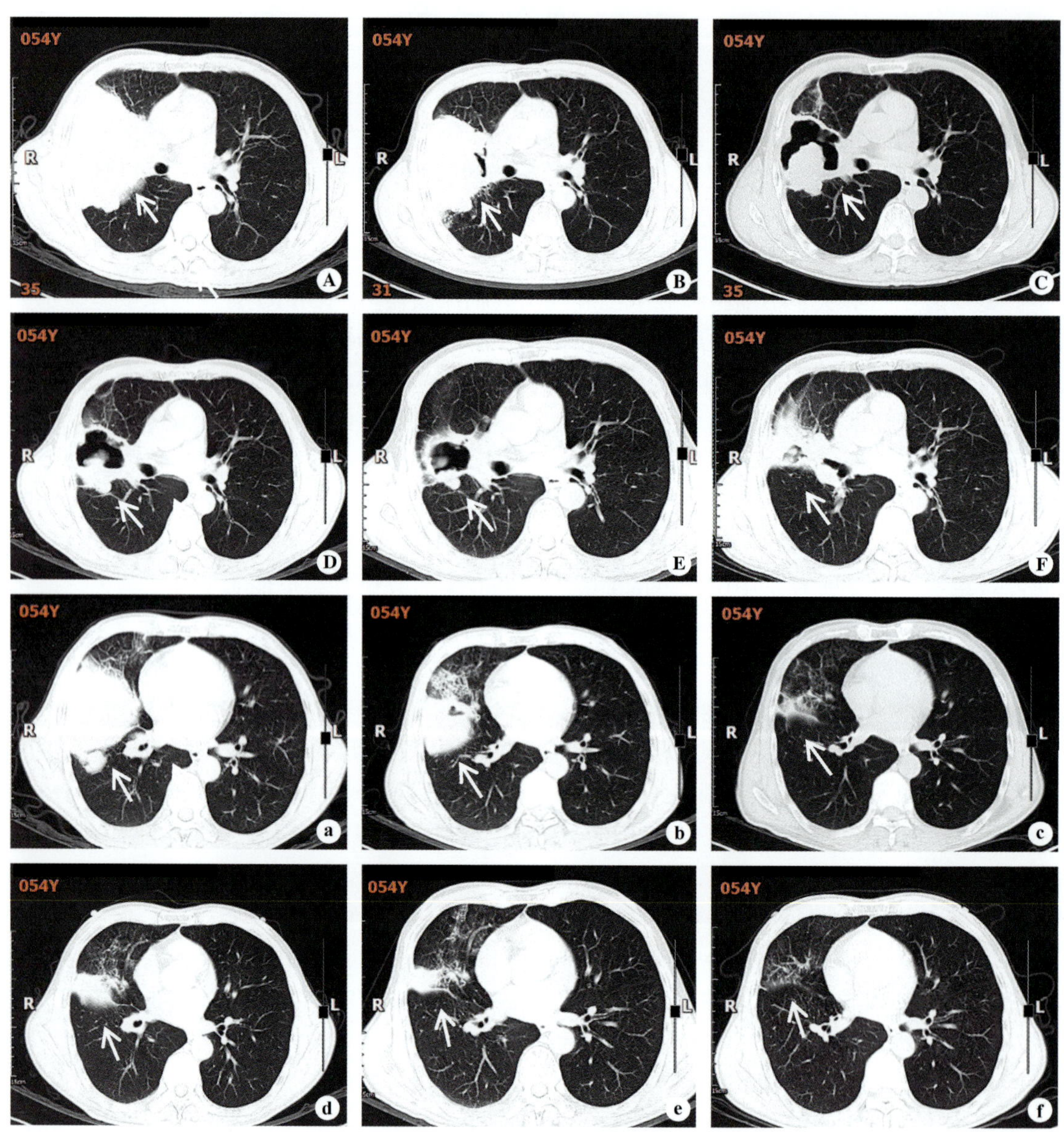

图 19-1 胸部 CT 疗效评价

Aa. 基线状态；Bb、Cc、Dd、Ee、Ff. 免疫联合化疗后免疫单药维持治疗病灶持续缩小

免疫治疗在鳞状非小细胞肺癌中已展现出其临床获益，替雷利珠单抗针对鳞状非

小细胞肺癌的Ⅲ期临床试验亦在进行中。该患者使用替雷利珠单抗免疫联合化疗，获得较长的 PFS，进一步证实了替雷利珠单抗联合化疗在鳞状非小细胞肺癌中的有效性及安全性。

（吴敬勋　厦门大学附属第一医院）

参考文献

Antonia SJ，Villegas A，Daniel D，et al，2018. Overall survival with durvalumab after chemoradiotherapy in stage Ⅲ NSCLC. N Engl J Med，379（24）：2342-2350.

Jotte RM，Cappuzzo F，Vynnychenko I，et al，2018. IMpower131：primary PFS and safety analysis of a randomized phase Ⅲ study of atezolizumab+ carboplatin+ paclitaxel or nab-paclitaxel vs carboplatin+ nab-paclitaxel as 1L therapy in advanced squamous NSCLC. J Clin Oncol，36（18 suppl）：LBA9000.

Vokes EE，Ready N，Felip E，et al，2018. Nivolumab versus docetaxel in previously treated advanced non-small-cell lung cancer（CheckMate 017 and CheckMate 057）：3-year update and outcomes in patients with liver metastases. Ann Oncol，29（4）：959-965.

Wu YL，Lu S，Cheng Y，et al，2019. Nivolumab versus docetaxel in a predominantly Chinese patient population with previously treated advanced NSCLC：CheckMate 078 randomized phase Ⅲ clinical trial. J Thorac Oncol，14（5）：867-875.

病例 20　信迪利单抗二线治疗Ⅳ期鳞状非小细胞肺癌

一、病例介绍

（一）病史简介

患者女性，38 岁，因“间断咳血半年”就诊。

患者半年前无明显诱因下间断出现咳血，不伴胸闷、胸痛及发热，遂至外院就诊。2018 年 7 月 16 日外院 CT 提示右肺上叶肿物，考虑肺癌，纵隔内及右肺门多发肿大淋巴结。气管镜示：右肺上叶可见局部外压性狭窄，开口闭塞，可见黏膜新生物。气管镜活检病理示鳞状非小细胞肺癌。

个人史：患者生于原籍，无外地久居史，无烟酒嗜好。

既往史：12 年前行剖宫产手术，5 年前行内镜下胃息肉切除术，否认高血压、糖尿病、心脏病病史，否认肝炎、结核病史。否认外伤史，否认输血史。否认食物、药物过敏，否认其他恶性肿瘤病史，否认间质性肺病史，否认器官移植史。

家族史：否认肿瘤家族史。

体格检查：神志清，精神可，双侧锁骨上淋巴结未触及肿大，双肺呼吸音清，未闻及明显干湿啰音，心率 84 次 / 分，律齐，未闻及明显病理性杂音，腹软，无压痛、反跳痛、肌紧张，肝脾肋下未触及，神经系统（–）。

实验室检查：血红蛋白 140g/L，白细胞计数 4.5×10^9/L，中性粒细胞计数 2.56×10^9/L，血小板计数 239×10^9/L，红细胞计数 4.78×10^{12}/L，CEA 1.20μg/ml，CYFRA21-1 7.03μg/ml，鳞状非小细胞肺癌抗原 1.9μg/ml，NSE 16.53μg/L，CA19-9 17.39kU/L。

影像学检查：

胸部增强 CT（2018 年 8 月 2 日）：①右肺上叶可见不规则肿物，呈分叶状，大小约 3.9cm×3.6cm，考虑肺癌，伴右上肺阻塞性改变；纵隔内及右肺门多发淋巴结肿大，强化不均，部分相互融合，较大者短径约 1.7cm，考虑转移；②右上肺小结节，考虑转移可能性大；③左肺尖磨玻璃密度小结节，右肺尖粟粒灶；④右肺下叶贴胸膜小结节样影，考虑肉芽肿性病变。

（二）临床诊断

右上鳞状非小细胞肺癌（T4N2M1a，Ⅳa 期）。

（三）诊疗经过

患者 2018 年 8 月 8 日、2018 年 8 月 29 日分别行一线 TC 方案化疗 2 个周期，方案为紫杉醇 240mg d1+ 奈达铂 120mg d1，并对症、辅助、支持治疗，化疗不良反应不重。后于 2018 年 9 月 20 日复查增强 CT：右上肺可见不规则肿物，大小约 4.2cm×3.9cm，纵隔内及右肺门可见多发结节，较大者短径约 3.1cm，右上肺肿物、纵隔内及右肺门多发淋巴结较前增大，考虑 PD。病理报告见图 20-1。

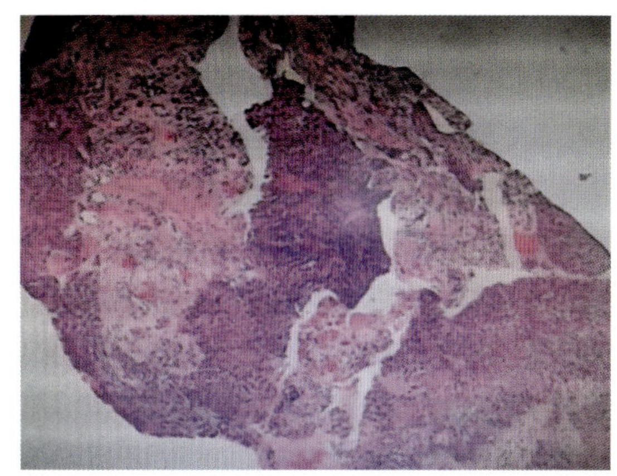

图 20-1　患者病理：右上鳞状非小细胞肺癌

患者接受全身检查，符合 ORIENT-3（方案号：CIBI308C301）临床试验入组条件，并自愿签署知情同意书。

体温 36.6℃，呼吸 26 次 / 分，血压 117/71mmHg，心率 87 次 / 分，身高 168cm，体重 60kg，ECOG 评分 0 分。预计寿命大于 3 个月。

血常规、肝肾功能、尿常规、心电图未见有临床意义的异常。HIV、HBV、HCV 均阴性。

甲状腺功能：未见明显异常。

增强 CT（2018 年 10 月 8 日）：右肺上叶可见不规则肿物，呈分叶状，大小约 4.5cm×4.1cm，纵隔内及右肺门可见多发结节，强化不均，部分相互融合，较大者短径约 3.3cm，与 2018 年 9 月 20 日胸部 CT 片比较，右肺上叶肿物周围部分结节影较前减小，肝内多发囊肿，右肾含脂密度小结节，考虑错构瘤，盆腔少量积液，子宫饱满并强化不均，双附件区囊性灶，见图 20-2A。

患者符合所有入选标准，不符合所有排除标准，随机入组至 IBI308 PD-1 单抗治疗组，于 2018 年 10 月 15 日接受 C1D1 IBI308 200mg IVd 方案治疗，治疗后未诉明显不适。

患者于 2018 年 11 月 2 日接受 C2D1 IBI308 200mg IVd 方案治疗，治疗后未诉明显不适。复查 CT（2018 年 11 月 19 日）：右肺上叶可见不规则肿物，呈分叶状，大小约 3.7cm×3.1cm，增强扫描呈不均匀强化，阻塞右肺上叶支气管，周边肺野可见实变浸润、结节及磨玻璃密度影，纵隔内及右肺门可见多发结节，强化不均，部分相互融合，较大者短径约 2.9cm。与 2018 年 10 月 8 日片比较，右肺上叶肿物周围部分结节影较前缩小，纵隔内部分淋巴结较前缩小，见图 20-2B。

患者于 2018 年 11 月 24 日、2018 年 12 月 14 日分别接受 C3D1、C4D1 IBI308 200mg IVd 方案治疗，治疗后未诉明显不适。复查 CT（2019 年 1 月 2 日）：右肺上叶可见形态不规则肿物，呈分叶状，大小约 3.0cm×2.1cm，增强扫描呈不均匀强化，阻塞邻近右肺上叶支气管，右肺上叶支气管壁增厚；纵隔内及右肺门可见多发结节，强化不均，边界不清，部分呈相互融合状，较大者短径约 1.9cm。与 2018 年 11 月 19 日片比较：右肺上叶肿物较前缩小，纵隔内及右肺门部分淋巴结较前缩小，见图 20-2C。

患者于 2019 年 1 月 4 日、2019 年 1 月 24 日分别接受 C5D1、C6D1 IBI308 200mg IVd 方案治疗，治疗后未诉明显不适。复查 CT（2019 年 2 月 13 日）：右肺上叶可见形态不规则结节，呈分叶状，大小约 2.4cm×2.3cm，增强扫描呈不均匀强化，阻塞邻近右肺上叶支气管，右肺上叶支气管壁增厚。纵隔内及右肺门可见多发结节，强化不均，边界不清，部分呈相互融合状，较大者短径约 1.5cm。与 2019 年 1 月 2 日片比较，右肺上叶结节、纵隔及右肺门淋巴结缩小，见图 20-2D。

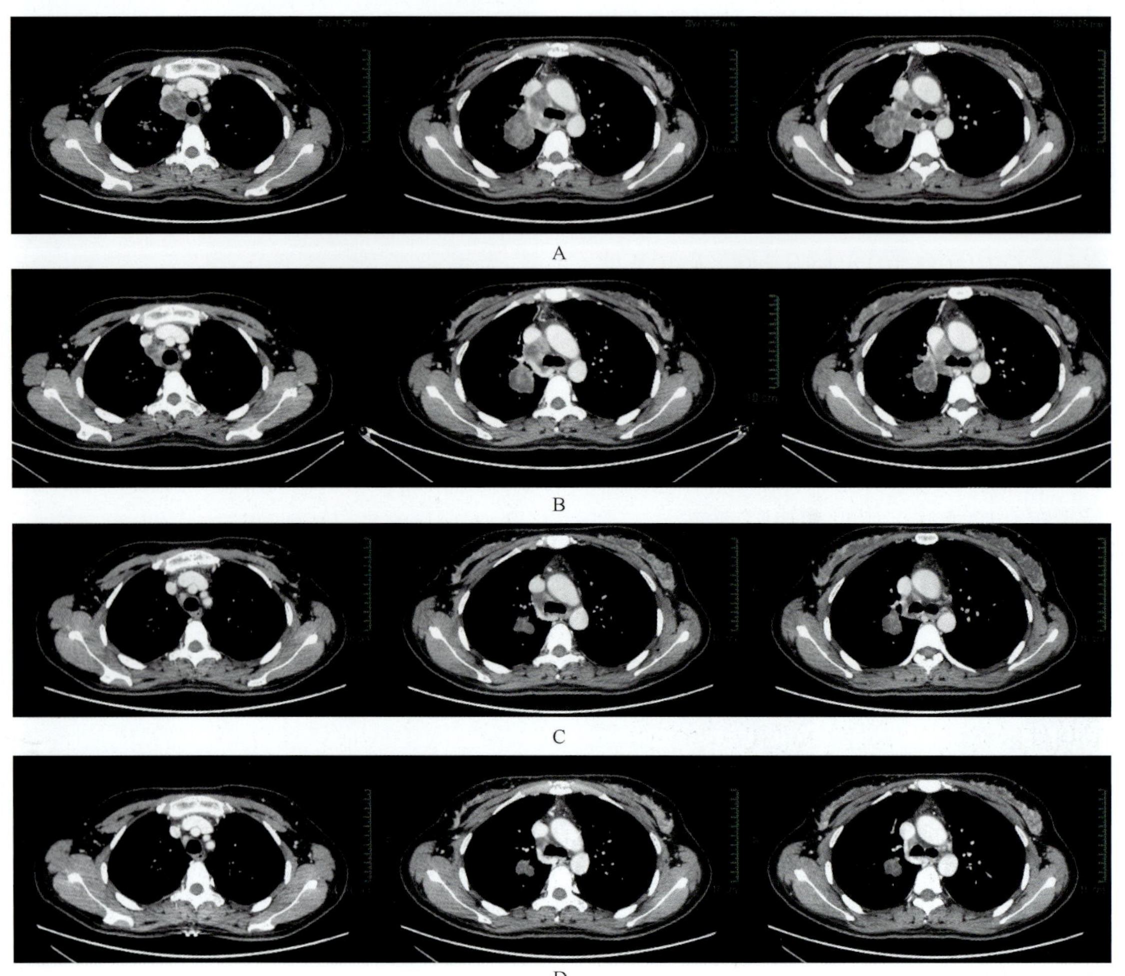

A

B

C

D

图 20-2 增强 CT 影像（一）

A. 2018 年 10 月 8 日；B. 2018 年 11 月 19 日；C. 2019 年 1 月 2 日；D. 2019 年 2 月 13 日

患者于 2019 年 2 月 15 日、2019 年 3 月 8 日分别接受 C7D1、C8D1 IBI308 200mg IVd 方案治疗，治疗后未诉明显不适。复查 CT（2019 年 4 月 1 日）：右肺上叶可见形态不规则结节，呈分叶状，大小约 2.1cm×2.0cm，内可见空洞影，增强扫描呈不均匀强化，阻塞邻近右肺上叶支气管，右肺上叶支气管壁增厚；右肺上叶可见斑片状浸润影及结节样密度增高影，边缘不光滑；纵隔内及右肺门可见多发结节，强化不均，边界不清，部分呈相互融合状，较大者短径约 1.3cm。与 2019 年 2 月 13 日片比较，右肺上叶结节较前减小，其内出现空洞；右肺上叶小结节样影较前略减小；纵隔及右肺门淋巴结较前减小，见图 20-3A。

患者于 2019 年 3 月 29 日、2019 年 4 月 19 日分别接受 C9D1、C10D1 IBI308 200mg IVd 方案治疗，治疗后未诉明显不适。复查 CT（2019 年 5 月 9 日）：右肺上叶可见形态不规则结节，呈分叶状，大小约 1.8cm×1.4cm，增强扫描呈不均匀强化，阻塞邻近右肺上叶支气管，右肺上叶支气管壁增厚；纵隔内及右肺门可见多发结节，强化不均，边界不清，部分呈相互融合状，较大者短径约 1.3cm。与 2019 年 4 月 1 日片比较，右肺上叶结节较前减小，其内空洞消失，见图 20-3B。

患者于 2019 年 5 月 10 日、2019 年 5 月 31 日分别接受 C11D1、C12D1 IBI308 200mg IVd 方案治疗，治疗后未诉明显不适。复查 CT（2019 年 6 月 19 日）：右肺上叶可见形态不规则结节，呈分叶状，大小约 1.5cm×1.3cm，增强扫描呈不均匀强化，阻塞邻近右肺上叶支气管，右肺上叶支气管壁增厚；纵隔内及右肺门可见多发结节，强化不均，边界不清，部分呈相互融合状，较大者短径约 1.1cm。与 2019 年 5 月 9 日片比较，右肺上叶结节较前略减小；纵隔内及右肺门多发淋巴结较前略减小，见图 20-3C。

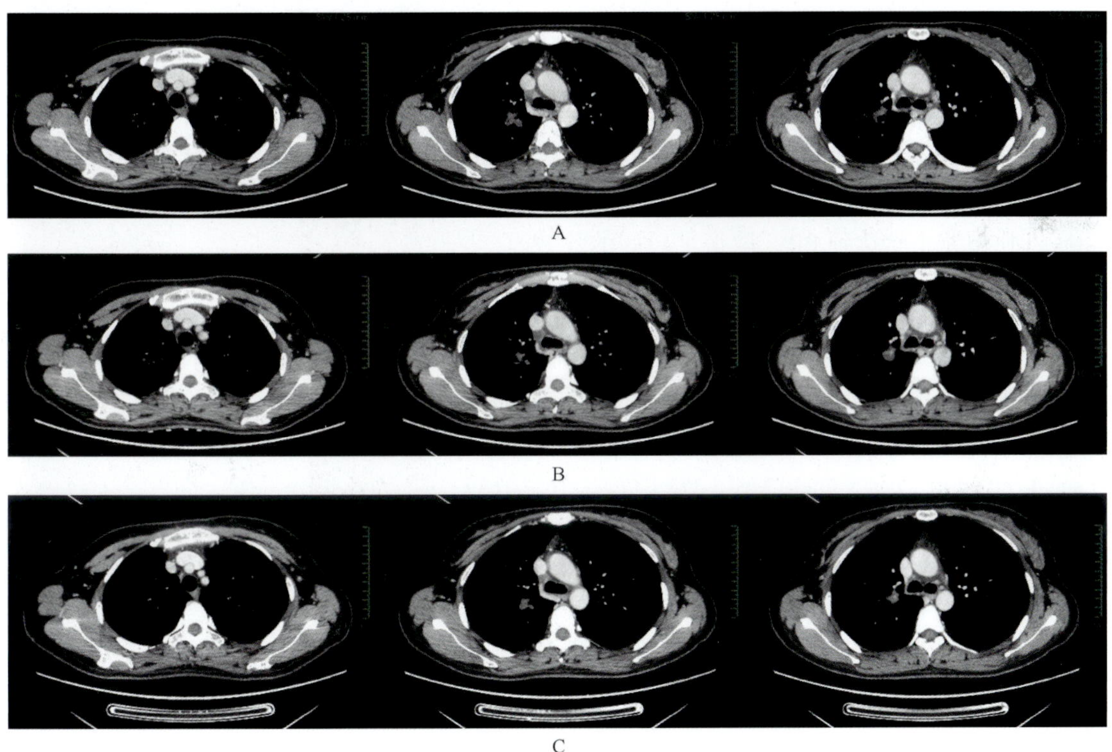

图 20-3　增强 CT 影像（二）

A. 2019 年 4 月 1 日；B. 2019 年 5 月 9 日；C. 2019 年 6 月 19 日

患者于 2019 年 7 月 11 日、2019 年 8 月 11 日、2019 年 8 月 22 日、2019 年 9 月 12 日、2019 年 10 月 7 日、2019 年 10 月 29 日、2019 年 11 月 21 日、2019 年 12 月 13 日分别接受 C13D1、C14D1、C15D1、C16D1、C17D1、C18D1、C19D1、C20D1 IBI308 200mg IVd 方案治疗，治疗后未诉明显不适。复查 CT：与前片比较，未见明显变化。

后从申办方获知：患者 PD-L1 表达为 0。

目前分期：T1bN2Mx，Ⅲa 期。

二、病例点评

在 CheckMate 057 研究临床试验中，非鳞状非小细胞肺癌二线治疗纳武单抗组（PD-1 单抗）OS 更长，ORR 率更高，纳武单抗组在 PFS 方面低于多西紫杉醇组（2.3 个月 vs 4.2 个月，P=0.39），但 1 年 PFS 率方面纳武单抗表现更优（19% vs 8%），纳武单抗组的 ORR 显著改善（19% vs 12%，P=0.02）；肿瘤细胞中 PD-L1 表达水平（1%、5% 和 10%）与纳武单抗组 PFS 和 OS 获益显著相关；纳武单抗组不良事件率更低。在一线化疗失败的鳞状非小细胞肺癌中，PD-1 相比传统多西他赛单药化疗，CheckMate 017 研究比较了单药纳武单抗与多西紫杉醇在 272 例 PD-L1 未选择的含铂两药化疗进展后的Ⅲb/Ⅳ期鳞状非小细胞肺癌的疗效。相比于多西紫杉醇，纳武单抗组中位 OS 更长，1 年和 3 年的 OS 率更高，ORR 更高，DOR 更长；而肿瘤细胞 PD-L1 表达水平（1%、5% 和 10%）间无明显差异。两组间治疗相关不良事件发生率均较低（3% vs 10%）。因此，纳武单抗可作为晚期鳞状非小细胞肺癌二线治疗的新选择，而不必考虑 PD-L1 的表达水平。本例患者一线化疗失败后，应用单药 PD-1 治疗，虽然患者 PD-L1 表达水平为 0，但应用 20 个周期后，肿瘤缩小已达到 PR，取得了较好的疗效。

（岳东升　李　跃　天津医科大学肿瘤医院）

参考文献

Borghaei H，Paz-Ares L，Horn L，et al，2015. Nivolumab versus docetaxel in advanced nonsquamous non-small-cell lung cancer. N Engl J Med，373（17）：1627-1639.

Brahmer J，Reckamp KL，Baas P，et al，2015. Nivolumab versus docetaxel in advanced squamous-cell non-small-cell lung cancer. N Engl J Med，373（2）：123-135.

病例21　免疫检查点抑制剂联合安罗替尼治疗 *EGFR* 外显子 20 插入突变晚期肺腺癌

一、病例介绍

（一）病史简介

患者男性，64 岁，因“右肺癌术后 5 年余，发现纵隔淋巴结转移 11 天”就诊。

患者于 2008 年 10 月下旬无明显诱因出现痰中带血，量少，色鲜，1 ～ 4 口 / 天，无胸闷气急，无胸痛，无呼吸困难，无发热、盗汗等不适。遂于 2008 年 10 月 28 日就诊于外院，胸部 CT 检查报告示右肺门占位灶（大小约 2.8cm×2.4cm）。随后转诊某省级医院，2008 年 11 月 6 日行右上肺切除术，术后病理：右肺中央型低分化腺癌伴淋巴结转移，支气管旁淋巴结 2/6 枚见癌转移。术后行吉西他滨 + 顺铂方案辅助化疗。2013 年 11 月 14 日复查胸部 CT 报告示纵隔淋巴结肿大，右肺少许纤维灶。支气管镜检查报告示右上叶支气管手术残端。气管镜刷片未见肿瘤细胞。肺泡灌洗液未见肿瘤细胞。遂行第 4 组淋巴结超声内镜引导下的经支气管针吸活检（EBUS-TBNA）：找到非小细胞癌细胞。2013 年 11 月 25 日 PET-CT 检查报告示右肺癌术后，纵隔内淋巴结（2R、4R、5 组）转移（SUV 8.9），左肺下叶背段见约 8mm 磨玻璃样结节（SUV 2.3）。患者目前否认咳嗽咳痰，否认胸闷气急等，精神可，胃纳可，睡眠可，二便如常，体重无明显下降。

既往史：患者平素体质良好。否认高血压、糖尿病、心脏病、肝病、肾病史。无肝炎、肺结核病史。

家族史：母亲有乳腺癌病史。

体格检查：神志清，精神可，体温 36.7 ºC，脉搏 94 次 / 分，呼吸 18 次 / 分，血压 106/ 78mmHg，双侧锁骨上淋巴结未触及肿大，双肺呼吸音清，未闻及明显干湿啰音，心脏听诊律齐，未闻及明显病理性杂音，腹软，无压痛、反跳痛、肌紧张，肝脾肋下未触及，神经系统（–）。

实验室检查：2013 年 11 月 25 日血常规检查报告示血红蛋白 161g/L，红细胞计数 5.09×10^{12}/L，白细胞计数 5.5×10^{9}/L，中性粒细胞计数 2.9×10^{9}/L，血小板计数 256×10^{9}/L；2013 年 11 月 25 日肿瘤标志物检查报告示 CEA 3.18μg/L，甲胎蛋白 3.87μg/L，CYFRA21-1 2.08μg/L，SCCA 0.70μg/L，NSE 11.3μg/L，CA 242 30.82kU/L，CA 72-4 2.48U/ml，CA 50 43.55 U/ml，CA 125 6.60 U/ml。

影像学检查：

胸部 CT（2008 年 10 月 28 日）：右肺门占位灶（大小约 2.8cm×2.4cm），首先考虑肺癌。

胸部 CT（2013 年 11 月 14 日）：纵隔淋巴结肿大。右肺少许纤维灶。

PET-CT（2013 年 11 月 25 日）：右肺癌术后，纵隔内淋巴结（2R、4R、5 组）转移

（SUV 8.9），左肺下叶背段见约 8mm 磨玻璃样结节（SUV 2.3）。

病理检查：

2008 年 11 月 6 日术后病理：右肺中央型低分化腺癌伴淋巴结转移，支气管旁淋巴结 2/6 枚见癌转移。

2013 年 11 月第 4 组淋巴结 EBUS-TBNA 病理报告：可见非小细胞癌细胞。

（二）临床诊断

肺恶性肿瘤（右肺癌术后纵隔淋巴结转移，rT0N2M0，Ⅲa 期）。

（三）诊疗经过

考虑患者右肺癌术后纵隔淋巴结转移，2013 年 12 月 2 日、2013 年 12 月 24 日、2014 年 1 月 21 日行培美曲塞 + 卡铂（PC）方案化疗 3 个周期：培美曲塞二钠 0.9g d1，卡铂 600mg d1，2013 年 12 月 24 日联合抗血管生成治疗：安维汀针 400mg d1，治疗过程中无明显不良反应。2013 年 12 月 9 日～2014 年 1 月 23 日行同步放疗，GTV 为纵隔内淋巴结（2R、4R、5 组）转移灶，临床靶区（clinical target volume，CTV）为 GTV+0.5cm，PTV 为 CTV+0.5cm。肿瘤剂量 66Gy/33f，危及器官剂量，肺平均剂量：762cGy，V20 15%，V30 9%，脊髓最高剂量：4070cGy，心脏 V40 5%。2014 年 2 月 19 日行第 4 个周期化疗：培美曲塞二钠 0.9g d1，卡铂 600mg d1，安维汀针 400mg d1，过程顺利。2017 年 10 月 11 日外院行 PET-CT 检查示右肺癌术后，右侧锁骨上窝、胸廓入口处气管右旁、前上纵隔区内多发肿大淋巴结，符合转移性淋巴结表现；两肺多发小结节灶，其分布和形态较符合转移瘤。2017 年 10 月 12 日 B 超定位下行右侧锁骨上窝淋巴结穿刺活检术病理示（右锁骨上结节）纤维组织内转移或浸润性癌（图 21-1A）。肿瘤组织探针扩增阻滞突变系统（amplification refractory mutation system，ARMS）法分子检测结果示 *EGFR* 基因 Ex20 Ins 突变（P.s768 D770dupSVD），未发现其他已知突变。查颅脑 MRI 扫描未见异常。2017 年 10 月 28 日胸部 CT 检查报告：①右肺术后，两肺多枚小结节，右肺明显，考虑转移；②右侧锁骨区结节，纵隔内数枚淋巴结影，考虑转移（图 21-2A、图 21-2B）。提示疾病进展。2017 年 11 月 1 日～2017 年 12 月 13 日予以 PC+ 恩度方案化疗 3 个周期：培美曲塞针 0.9g d1+ 卡铂针 0.5g d1，重组人血管内皮抑素注射液 30mg 微泵持续 22 小时 d1 ～ d7 化疗 1 个周期。2018 年 1 月 9 日 B 超定位下行右侧锁骨上窝淋巴结穿刺活检术病理示（右锁骨上肿块穿刺）浸润性或转移性低分化（腺）癌（图 21-1B）。2018 年 1 月 13 日胸部 CT 检查（右肺癌术后末次化疗后 3 周复查），对照 2017 年 10 月 28 日片：①两肺多枚小结节，与前相仿。②右锁骨上淋巴结较前增大；纵隔 2R 组淋巴结较前饱满，其余与前大致相仿（图 21-2C、图 21-2D）。考虑疾病进展，符合“PD-1 抗体 SHR-1210 治疗晚期 / 转移性非小细胞肺癌患者的开放性、单臂、多中心的Ⅱ期临床研究”（方案编号：SHR-1210- Ⅱ -201-NSCLC）项目的要求，PD-L1 ≥ 50%。于 2018 年 1 月 18 日～ 2018 年 10 月 9 日给予 SHR-1210（卡瑞利珠单抗）治疗 10 个周期：SHR-1210 200mg d1 d15，最佳疗效评价为 SD。2018 年 10 月 10 日胸部 CT 检查（右肺癌术后末次免疫治疗后复查），对照 2018 年 8 月 28 日片：①两肺多发转移瘤，部分较前增大；②纵隔、两肺门及双锁骨上肿大淋巴结，与前大致相仿（图 21-2E、图 21-2F）。考虑疾病进展，2018 年 10 月 15 日退出临床试验，当日开始予安罗替尼口服抗肿瘤治疗。2018 年 10 月 22 日～ 2019 年 9 月 19 日帕博利珠单抗 200mg q3w 治疗，最佳疗效评价为 SD。2019 年 9 月 20 日胸部 CT（右肺癌术后化疗后），对照 2019 年 6 月 24 日 CT：①两肺多发转移瘤伴空洞，较前增大；②纵隔、两肺门及双锁骨上淋巴结，与前大致相仿；③右侧胸膜钙化灶（图 21-2G、图 21-2H）。

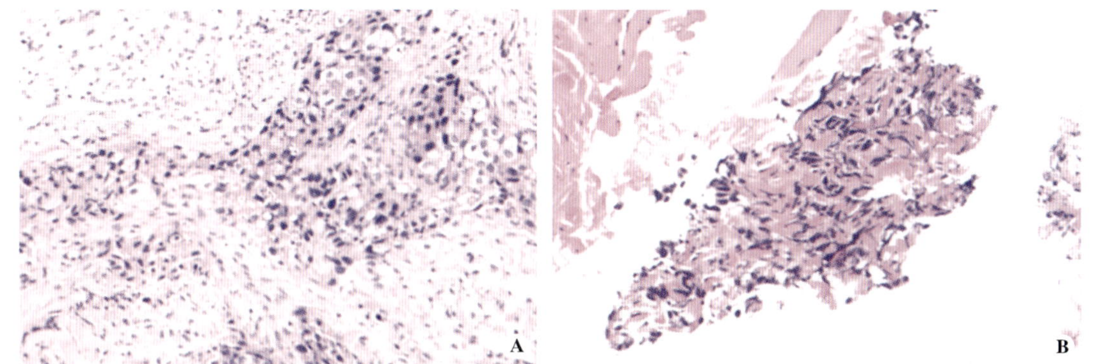

图 21-1　右锁骨上淋巴结病理

A. 2017 年 10 月 12 日；B. 2018 年 1 月 9 日

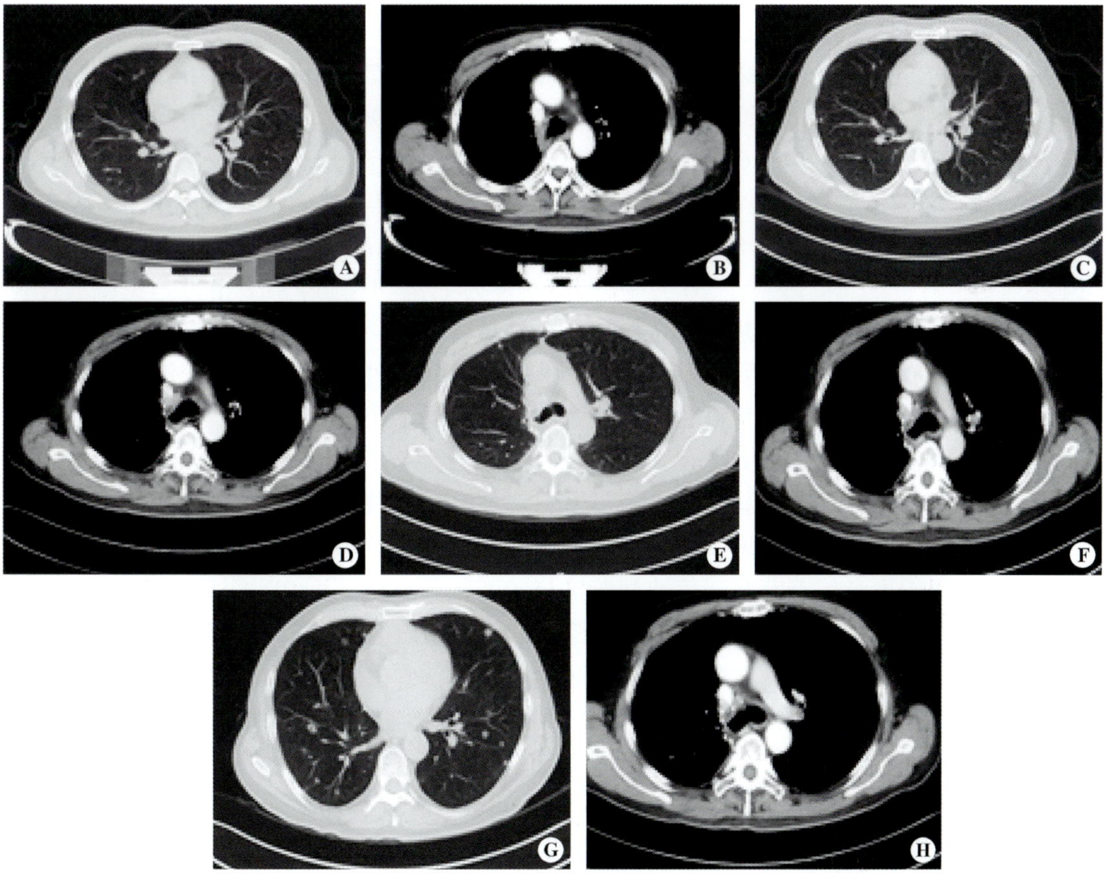

图 21-2　胸部增强 CT

A、B. 2017 年 10 月 28 日；C、D. 2018 年 1 月 13 日；E、F. 2018 年 10 月 10 日；G、H. 2019 年 9 月 20 日

二、病例点评

分子检测结果：*EGFR* 外显子 20 插入突变，该突变是 *EGFR* 少见突变中最常见的类型，该患者的突变位点为（P.s768 D770dupSVD），为后端插入突变，目前研究显示后端插入突变对目前的 EGFR-TKI 不敏感。因此对此类患者现行的标准治疗仍是化疗。2018 年 WCLC 上更新了由 Heymach 发起的一项Ⅱ期临床研究数据，旨在验证 Pozitinib 治疗 *EGFR* 基因 Exon 20 Ins 突变患者的客观缓解率（ORR）。截至 2018 年 5 月 3 日该研究入组 50 名患者，65.1% 的患者曾接受二线及以上治疗。治疗 8 周时 ORR 达 58%，DCR 达 90%，中位 PFS 为 5.6 个月。2019 年 ASCO 还报道了 TAK-788 对 Exon 20 Ins 突变患者的疗效评价：26 例患者中 14 例达到 PR，9 例达到 SD。另一个值得关注的点在于既往研究显示存在驱动基因突变的患者接受免疫治疗的疗效不佳，本例患者存在 *EGFR* Exon 20 Ins 突变仍持续从免疫治疗中获益，引发以下思考：如何从有驱动基因突变的患者中筛选出可能从免疫治疗获益的人群？ 2019 年 ESMO K. Hastings 发布的多中心临床研究数据显示：入组 171 例接受过免疫治疗并携带不同 *EGFR* 突变的患者，28 例 *EGFR* Exon 20 Ins 突变患者中 6 例 PD-L1 ＜ 1%，7 例 PD-L1 ＞ 1%，15 例 PD-L1 不可测；纪念斯隆 - 凯特琳癌症中心 19 例 *EGFR* Exon 20 Ins 突变患者的肿瘤突变负荷（tumor mutation burden，TMB）中位值 2.8mut/Mb，癌症基因组图集数据库 2 例 *EGFR* Exon 20 Ins 突变患者的 TMB 中位值 1.5mut/Mb；28 例 *EGFR* Exon 20 Ins 突变患者 ORR 为 10.7%（n=3），中位 PFS1.9 个月。2018 年 ASCO Marcelo Vailati Negrao 发布的数据示：入组 90 例接受免疫治疗并分别携带 *EGFR* 外显子 20 突变（n = 36；不包括 T790M 突变）、经典 *EGFR* 突变（Exon19 del 突变 + Exon 21 L858R 突变，n = 38）和 *HER-2* 外显子 20 突变（n =16）的患者，其中 *EGFR* 外显子 20 突变患者 ORR 为 25%，中位 PFS 2.9 个月；经典 *EGFR* 突变患者 ORR 为 0，中位 PFS 1.9 个月；*HER-2* 外显子 20 突变患者 ORR 为 1%，中位 PFS1.8 个月。免疫治疗在 *EGFR* 外显子 20 突变患者中更具优势。

患者二线免疫治疗进展后三线使用帕瑞利珠单抗联合安罗替尼，疗效评价为 SD，PFS 超过 12 个月。此患者采用了免疫联合抗血管生成药物的治疗模式，2019 年 WCLC 上韩宝惠教授口头汇报了信迪利单抗联合安罗替尼一线治疗驱动基因（*EGFR*/*ALK*/*ROS1*）阴性晚期非小细胞肺癌的Ⅰ期临床研究结果，该研究入组 22 例患者，联合方案初步观察安全性好、可耐受，主要研究终点 ORR 高达 72.7%，同时 DCR 达 100%，不同 PD-L1 表达和 TMB 表达亚组的患者均有获益。信迪利单抗与帕博利珠单抗同为 PD-1 抑制剂，此项一线临床试验结果有较大的借鉴意义。在安罗替尼Ⅲ期临床研究 ALTER0303 中，安罗替尼用于晚期非小细胞肺癌患者的三线治疗的 ORR 达 9.18%，中位 PFS 5.4 个月。本例患者卡瑞利珠单抗耐药后换用帕博利珠单抗后持续临床获益，是否存在安罗替尼改善肿瘤免疫微环境，克服免疫耐药的可能？ VEGF 本身是免疫抑制因子，其还可促进 $CD8^+$T 细胞凋亡，限制免疫检查点抑制剂的持久效用。另外，VEGF 也在一定程度上加重血管的异常分化，导致 T 细胞在肿瘤组织周围聚集困难。抗血管生成药物的应用，在一定程度上能够改变血管的杂乱无章状态，使得血管正常化，T 细胞更容易聚集，并且可以解除免疫抑制状态，增强机体对免疫治疗和其他药物治疗的疗效，对机体免疫起到正向调节作用。研究表明，安罗替尼能够同时抑制 VEGFR/PDGFR/FGFR 介导的三条信号通路，全面阻断肿瘤血管新生，使肿瘤中的血管正常化，增加免疫细胞浸润、增加免疫效应细胞的杀伤活性，重塑肿瘤免疫微环境，从而有可能克服免疫耐药，成为免疫耐药后的选择。同时本例患者在服用帕博利珠单抗联合安罗替尼期间肺部病灶出现空洞并增大，考虑与安罗替尼的抗肿瘤血管生成作用相关。

（卢红阳　浙江省肿瘤医院）

参考文献

Arcila ME，Nafa K，Chaft JE，et al，2013. EGFR exon 20 insertion mutations in lung adenocarcinomas：prevalence，molecular heterogeneity，and clinicopathologic characteristics. Mol Cancer Ther，12（2）：220-229.

Han B，Li K，Wang Q，et al，2018. Effect of anlotinib as a third-line or further treatment on overall survival of patients with advanced non-small cell lung cancer：the ALTER 0303 phase 3 randomized clinical trial. JAMA Oncol，4（11）：1569-1575.

Hastings K，Yu HA，Wei W，et al，2019. EGFR mutation subtypes and response to immune checkpoint blockade treatment in non-small-cell lung cancer. Ann Oncol，30（8）：1311-1320.

Heymach J，Negrao M，Robichaux J，et al，2018. OA02. 06 A phase Ⅱ trial of poziotinib in EGFR and HER2 exon 20 mutant non-small cell lung cancer（NSCLC）. J Thorac Oncol，13（10）：S323-S324.

Janne PA，Neal JW，Camidge DR，2019. Antitumor activity of TAK-788 in NSCLC with EGFR exon 20 insertions. J Clin Oncol，37（Suppl 15）：9007.

Lin BY，Song XM，Yang DW，et al，2018. Anlotinib inhibits angiogenesis via suppressing the activation of VEGFR2，PDGFRβ and FGFR1. Gene，654：77-86.

Negrao MV，Reuben A，Robichaux JP，et al，2018. Association of EGFR and HER-2 exon 20 mutations with distinct patterns of response to immune checkpoint blockade in non-small cell lung cancer. J Clin Oncol，36（Suppl 15）：9052.

Syn NL，Teng MWL，Mok TSK，et al，2017. De-novo and acquired resistance to immune checkpoint targeting. Lancet Oncol，18（12）：e731-e741.

病例 22　替雷利珠单抗联合化疗一线治疗 Ⅳb 期肺腺癌

一、病例介绍

（一）病史简介

患者男性，61 岁，2018 年 12 月 25 日因咳嗽、胸痛外院就诊。外院 CT：左肺上叶周围型肺癌并纵隔、右侧肺门淋巴结转移。2018 年 12 月 29 日于外院行右上臂肿物切除术，病理示转移性低分化腺癌，基因报告示 *EGFR* 野生型，*ALK*（–）。

个人史：吸烟史 40 年，戒烟 1 年。饮酒史 40 年，戒酒 1 年。

既往史：高血压病史 1 年余，口服福辛普利钠片和苯磺酸氨氯地平片，血压控制稳定。无乙肝、糖尿病及丙肝病史。

体格检查：一般状态可，神志清，头、眼、耳鼻喉、肌肉骨骼、胃肠道和神经系统无异常。ECOG：1 分。浅表淋巴结未触及明显肿大，双肺呼吸音清，左上肺呼吸较弱，双肺未闻及干湿啰音。

实验室检查：血红蛋白 122g/L，白细胞计数 13.24×10^9/L，中性粒细胞计数 8.46×10^9/L，血小板计数 426×10^9/L，红细胞计数 4.31×10^{12}/L，肌酐 95μmol/L，CK 55U/L，CK-MB 12.4U/L，ALT 18U/L，AST 15 U/L。

影像学检查：

胸部增强 CT（2019 年 5 月 31 日）：左上肺癌侵犯周围结构并双肺门、纵隔及双侧腋窝淋巴结转移，左上胸壁 / 肩胛骨、前胸壁转移。双肺小结节，转移待排除；肺气肿。主动脉、冠状动脉硬化，左肺门、纵隔多发淋巴结转移。左下肺炎症。

头颅 CT（2019 年 5 月 31 日）：脑萎缩，右侧基底节腔隙性脑梗死。

颈部 CT（2019 年 5 月 31 日）：左侧颈部多发淋巴结转移。

全腹部 /CT（2019 年 5 月 31 日）：左侧肾上腺转移待排除。

（二）临床诊断

左肺腺癌（伴肉瘤样癌），双肺门、纵隔淋巴结、胸膜、骨多发转移（cT4N3M1，Ⅳb 期）。

（三）诊疗经过

患者于 2019 年 2 月 12 日来诊，自愿加入 RATIONALE 304 临床试验，签署知情同意书后进行筛选检查。2019 年 2 月 14 日～ 2019 年 2 月 23 日行 CT 检查（头、颈、胸、全腹）、心电图、肺功能、实验室检查、ECT 检查。综合所有检查结果及病史资料，判断符合 RATIONALE 304 临床试验入组条件。患者于 2019 年 2 月 28 日随机入组至 PD-1（200mg）联合化疗（培美曲塞 500mg/m^2+ 卡铂 AUC5）治疗组，2019 年 2 月 28 日～ 2019 年 3 月 21 日行 PD-1+ 培美曲塞 + 卡铂 2 个周期，2019 年 4 月 8 日复查 CT 示肺部病灶明显缩小。ECT 示骨转移较前进展。总体疗效评价为 PD。考虑患者的获益性及安全性，予患者知情后，患者同意单药 PD-1 治疗。自 2019 年 4 月 26 日至今，患者接受 PD-1 200mg 治疗 12 个周期。其间多次复查 CT 示肺部病灶明显缩小，骨病灶较前有好转，见图 22-1、图 22-2。

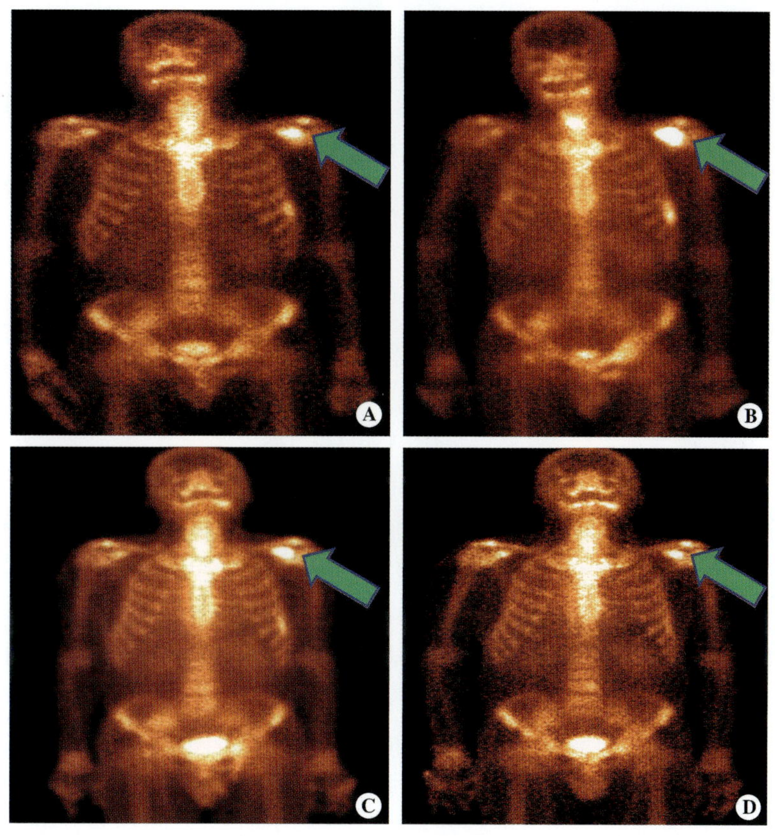

图 22-1　治疗前后 ECT

A. 治疗前骨转移病灶（基线）；B. 治疗 2 个周期后骨转移病灶；C. 单药治疗 2 个周期后骨转移病灶；D. 单药治疗 6 个周期后骨转移病灶；箭头指示为肿瘤位置

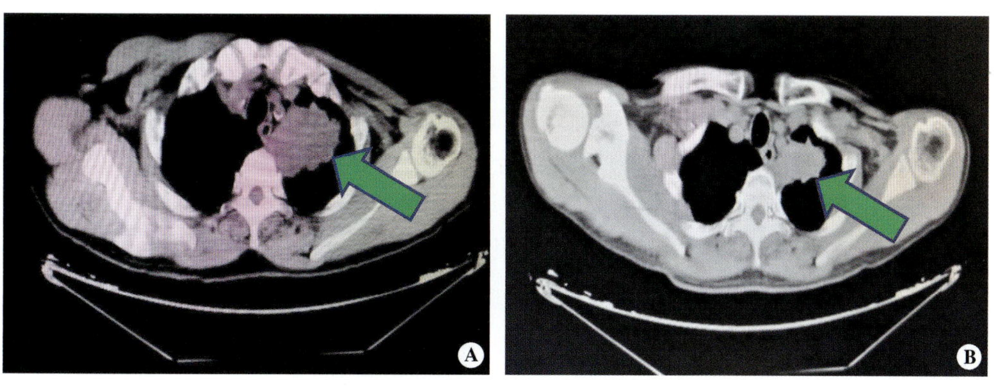

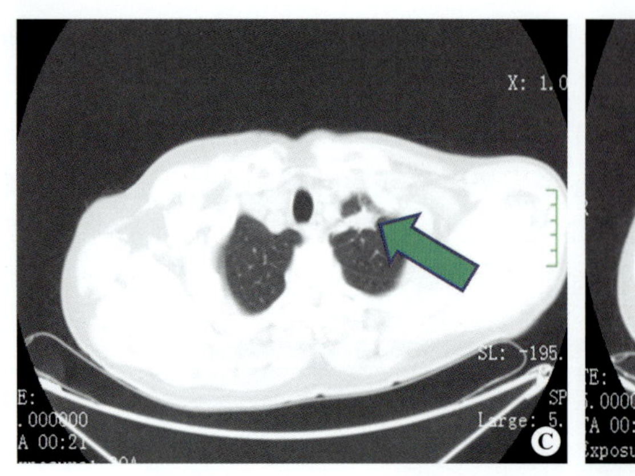
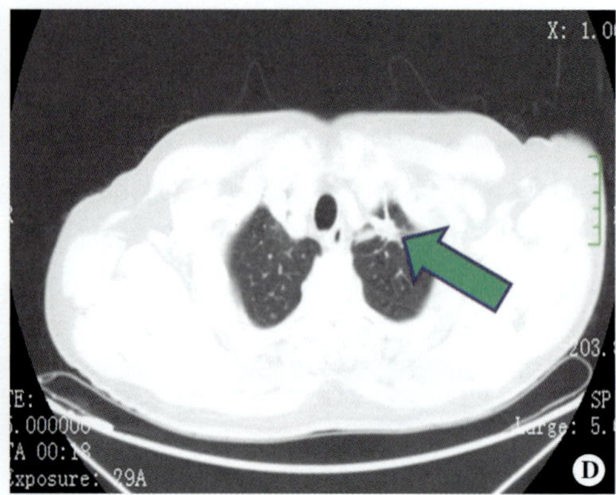

图 22-2 治疗后胸部 CT

A. 治疗前肺部病灶（基线）；B. 治疗 2 个周期后肺部病灶；C. 单药治疗 2 个周期后肺部病灶；D. 单药治疗 6 个周期后肺部病灶；箭头指示为肿瘤位置

（四）病理诊断

（右上臂）转移性低分化腺癌伴肉瘤样癌改变。

二、病例点评

驱动基因阴性的晚期非鳞状非小细胞肺癌，目前治疗以全身化疗或者化疗联合贝伐珠单抗为一线方案，但总体 OS 仍未达到理想，因此，探索更优的一线方案成为临床研究的焦点。一项关于 PD-1 抑制剂相关的临床研究 KEYNOTE-024 结果表明：帕博利珠对晚期非鳞状非小细胞肺癌效果良好，该结果提示 PD-1 抑制剂对晚期肺癌治疗有着重要的意义。

PD-1 抑制剂在一线治疗驱动基因阴性的晚期非鳞状非小细胞肺癌中，KEYNOTE-189 通过帕博利珠联合化疗，得到更优的 PFS，并且显著延长了 OS，该研究还发现 PD-L1 表达水平越高，患者疗效越好，而且安全性良好；另一个研究 KEYNOTE-042 结果表明：当 PD-L1 表达高于 50%，帕博利珠对比化疗，显著延长了 OS。鉴于这两个研究结果，也改变了驱动基因阴性的晚期非鳞状非小细胞肺癌一线治疗方案的选择。

本例患者行替雷利珠单抗（PD-1 抑制剂）联合培美曲塞加铂类治疗，2 个周期后评估发现肺部原发病灶明显缩小，但出现骨转移灶增多，经影像学总体评估为 PD，根据临床试验方案设计，患者可选择出组或者继续单药替雷利珠单抗治疗。患者选择继续替雷利珠单抗单药治疗，2 个周期后评估，原发病灶及骨转移灶都好转。患者行 12 个周期替雷利珠单抗单药治疗，疗效稳定，而未出现Ⅲ级及以上免疫相关不良反应。本病例经单药治疗，效果良好，与 KEYNOTE-042 结果相似，本病例表明替雷利珠单抗单药对驱动基因阴性的晚期非鳞状非小细胞肺癌疗效良好，而联合化疗 2 个周期后出现转移灶进展，是否存在假进展，需要更大的样本量进一步探索。

（李卫东　王碧荣　广州医科大学附属肿瘤医院）

参 考 文 献

Brahmer JR，Rodríguez-Abreu D，Robinson AG，et al，2017. Health-related quality-of-life results for pembrolizumab versus chemotherapy in advanced，PD-L1- positive NSCLC（KEYNOTE-024）：a multicentre，international，randomized，open-label phase 3 trial. Lancet Oncol，18（12）：1600-1609.

Gandhi L，Rodríguez-Abreu D，Gadgeel S，et al，2018. Pembrolizumab plus chemo therapy in metastatic non-small-cell lung cancer. N Engl J Med，378（22）：2078-2092.

病例 23　Pacific 模式下免疫相关性肺炎与放射性肺炎的鉴别及治疗

一、病例介绍

（一）病史简介

患者男性，54 岁，因“反复咳嗽 1 个月”就诊。

患者 1 个月前无明显诱因出现咳嗽，反复发作，伴咳痰，痰中带血。在当地医院就诊，胸部 CT 增强扫描示右上肺后段结节 1.3cm×1.2cm，纵隔淋巴结肿大，考虑恶性肿瘤可能性大。

个人史：吸烟史 30 年，每日 15 支。

既往史：否认高血压、糖尿病病史，否认肺结核病史等。

家族史：否认肿瘤家族史。

体格检查：神志清，精神可，双侧锁骨上淋巴结未扪及肿大，双肺呼吸音清，未闻及明显干湿啰音，心率 63 次 / 分，律齐，未闻及明显病理性杂音，腹软，无压痛、反跳痛、肌紧张，肝脾肋下未扪及，神经系统（–）。

实验室检查：CEA 2.62μg/L；CYFRA21-1 5.47μg/L，NSE 14.06μg/L；血常规、肝肾功能等检验未见明显异常。

影像学检查：

PET-CT（2019 年 4 月 19 日）：①右肺上叶后段可见一类圆形结节影，呈分叶状，边缘毛糙，大小约 1.3cm×1.2cm，增强扫描明显不均匀强化，局部 FDG 药物摄取增高，SUV_{max} 2.9。纵隔 1R、2R、4R、7R、10R 组淋巴结增大，代谢增高，考虑转移。10L 淋巴结大小 1.7cm×1.0cm，代谢无升高，考虑可疑转移（图 23-1）。② ^{18}F-FDG-PET-CT 体部扫描未见其他部位恶性肿瘤代谢影像。③结节性甲状腺肿。④双肺多发肺大疱，左肺下叶前基底段炎性肉芽肿。⑤肝内多发囊肿。⑥胆囊多发结石。⑦脑形态、结构及脑功能代谢未见异常（图 23-1）。

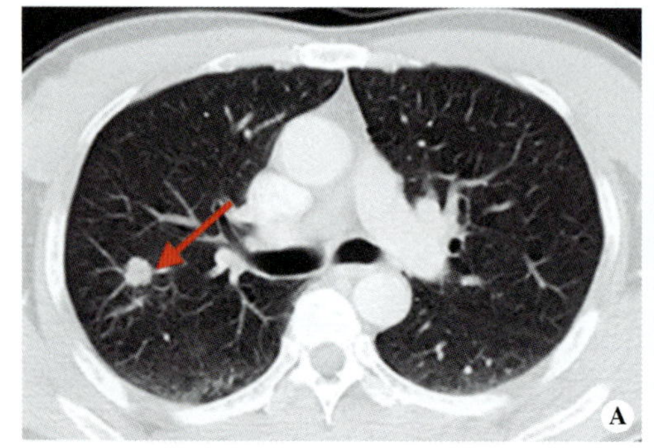

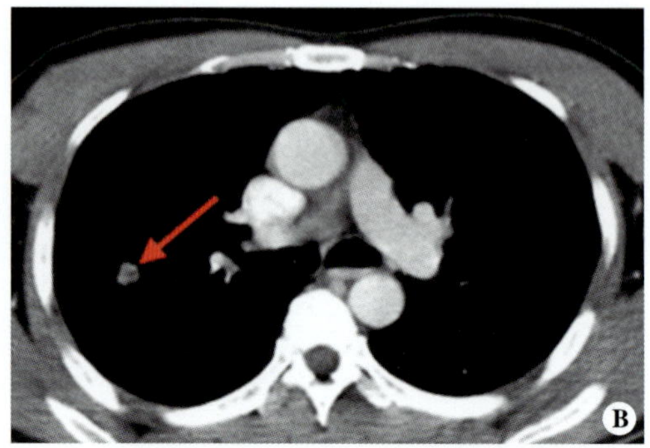

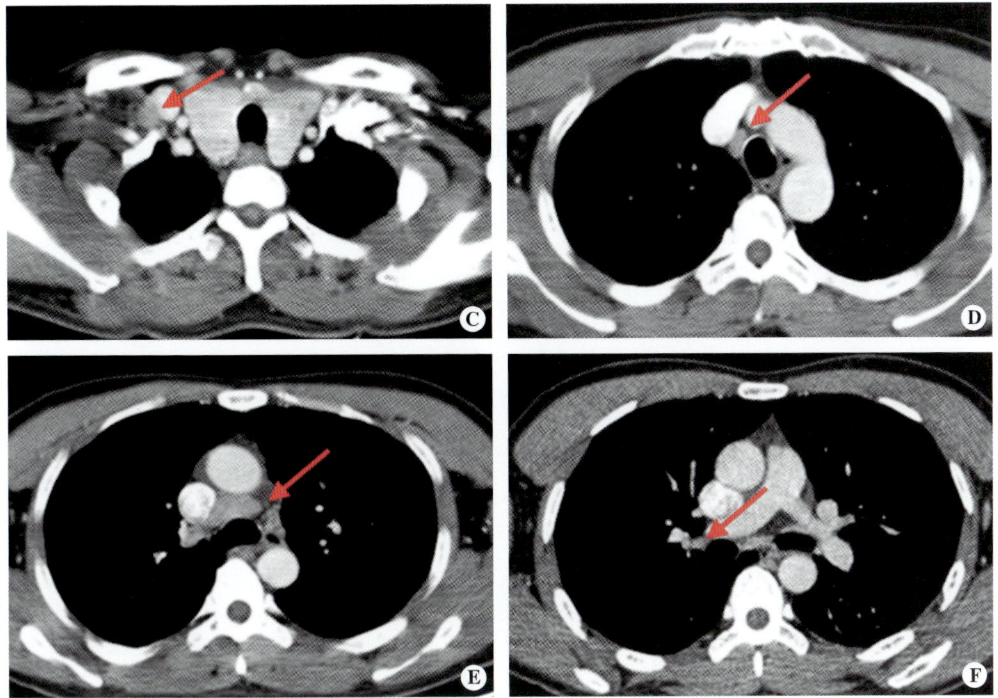

图 23-1　PET-CT（2019 年 4 月 19 日）

A、B. 显示右上肺肿物；C. 显示 1R 淋巴结；D. 显示 2R 淋巴结；E. 显示 4R 淋巴结；F. 显示 10R 淋巴结

（二）临床诊断

右上肺占位性病变。

（三）诊疗经过

患者入院后行超声支气管镜检查并纵隔淋巴结活检，病理（隆嵴下淋巴结）考虑转移性腺癌（图 23-2），基因检测示 *EGFR*、*ALK* 基因无突变。明确诊断为右上肺腺癌（cT1bN3M0，Ⅲb 期）。

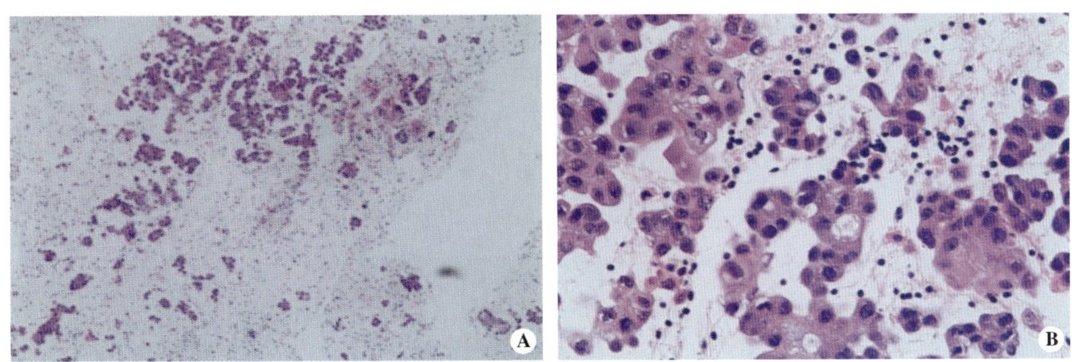

图 23-2　纵隔淋巴结活检病理结果

免疫组化：CK7（+++），TTF-1（+++），Napsin A（+++）；特殊染色结果：黏液卡红（+）

外科会诊专家认为肿瘤不可切除，建议行同步放化疗。2019 年 5 月 15 日患者开始行同步放化疗，放疗采用 IMRT，剂量 PTV 60Gy/30f（正常组织受量：肺 D_{mean}=13.9Gy，肺 V20=25.9%，食管 D_{mean}=22.4Gy，心脏 V45=2.2%，心脏 V30=4.7%），同期行紫杉醇 45mg/m^2+ 卡铂 AUC2 每周同步化疗方案。2019 年 6 月 25 日患者结束放疗，其间完成 6 个周期化疗。建议患者入组放化疗联合巩固免疫治疗的临床试验，因标本不够筛选失败。患者自行购买度伐利尤单抗行巩固治疗。免疫治疗过程如下：

2019 年 7 月 17 日、2019 年 8 月 1 日、2019 年 8 月 15 日行 3 个周期度伐利尤单抗 620mg q2w 治疗，过程顺利，无咳嗽、咳痰等不适。

2019 年 8 月 15 日复查胸片提示右上肺炎症略增多，可疑双肺多发小结节，考虑为间质性肺炎。2019 年 8 月 27 日全身 PET-CT：与 2019 年 4 月 19 日片比较，右肺上叶－右肺下叶背段斑片影糖代谢增高，考虑炎性病变，原右肺上叶结节与炎症分界不清（图 23-3）；原区域多组淋巴结较前缩小、葡萄糖代谢减低，5 组淋巴结较前代谢增高；右侧胸腔少量积液。检验指标：白细胞计数 5.38×10^9/L，中性粒细胞计数 3.8×10^9/L，中性粒细胞比例 70.6%。患者偶有咳嗽，无咳痰、咯血，无气促，无发热等不适。根据影像学特征及临床症状，考虑为间质性肺炎（CTCAE 5.0 2 级）。

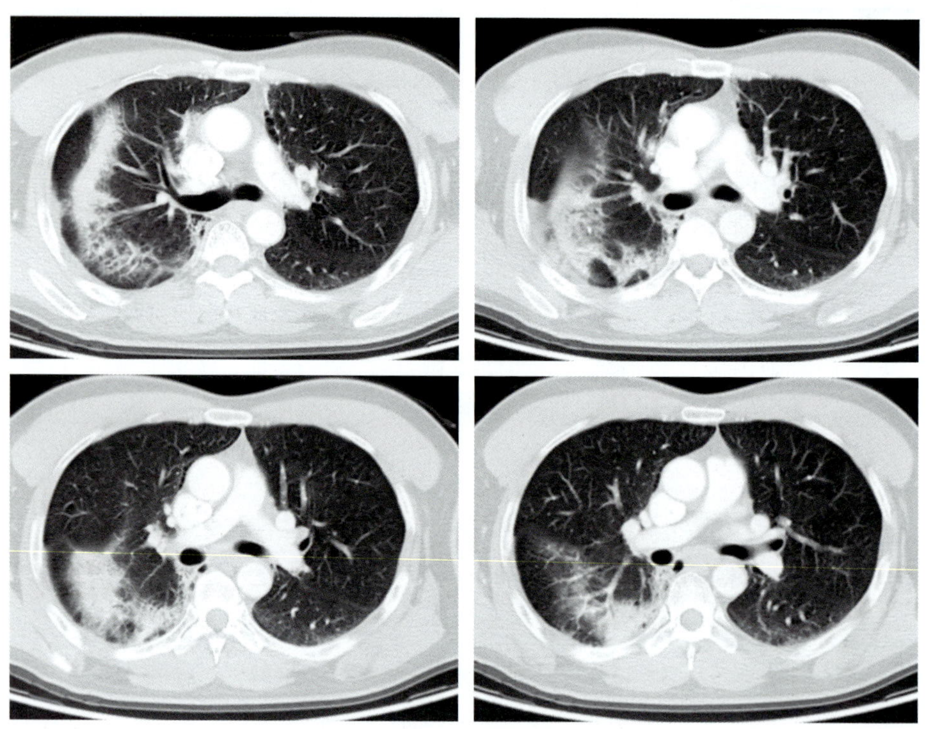

图 23-3 PET-CT（2019 年 8 月 27 日）

2019 年 8 月 28 日～2019 年 9 月 3 日（共 7 天）行甲泼尼龙 120mg（2mg/kg）qd 治疗。患者偶有咳嗽，无咳痰、咯血，无气促，无发热等不适。2019 年 9 月 3 日胸部 CT：右肺上叶后段见一类圆形结节，边缘见毛刺，边界欠清，周围及右下肺见多发斑片状模糊影，与 2019 年 8 月 27 日 PET-CT 比较，炎症较前吸收，原发灶大小难以评估（图 23-4）。

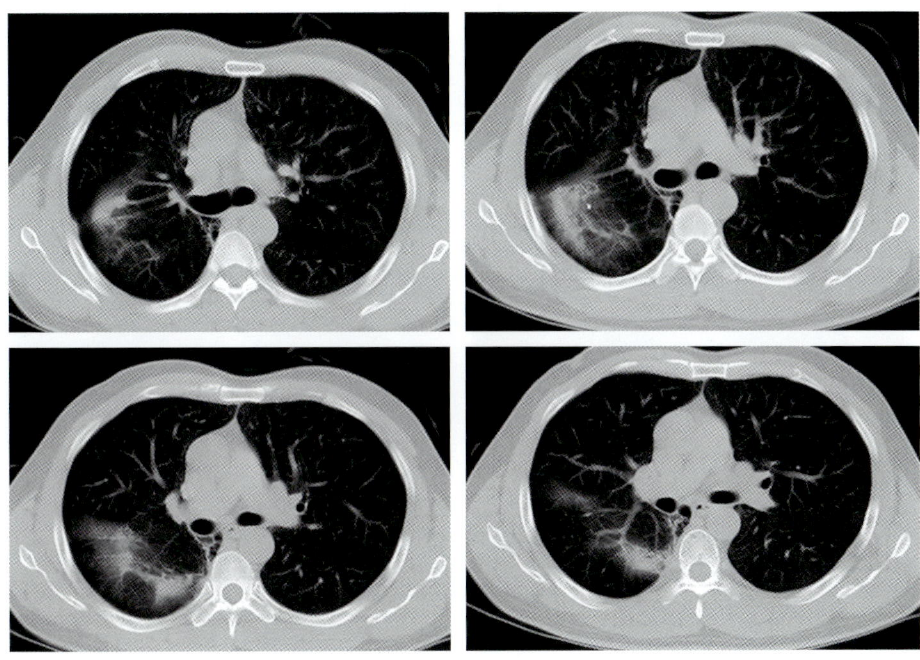

图 23-4　胸部 CT（2019 年 9 月 3 日）

2019 年 9 月 4 日～2019 年 9 月 10 日（共 7 天）甲泼尼龙减量至 80mg qd。患者咳嗽较前缓解，无咳痰、咯血，无气促，无发热等不适。2019 年 9 月 10 日胸部 CT：右上肺炎症较 2019 年 9 月 3 日片吸收（图 23-5）。

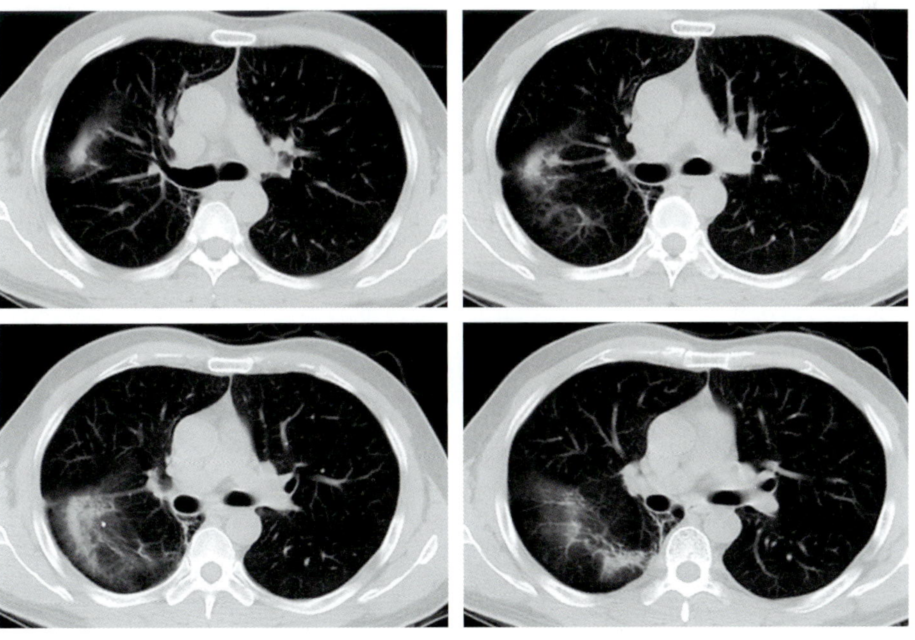

图 23-5　胸部 CT（2019 年 9 月 10 日）

根据影像学检查，肺炎显著好转及相关临床症状缓解，考虑间质性肺炎控制良好，重新评估为1级。于2019年9月11日开始行第4个周期度伐利尤单抗620mg治疗，过程顺利。2019年9月11日～2019年9月17日（共7天）甲泼尼龙减量至60mg qd。治疗后患者出现Ⅱ度皮疹（头颈部、前胸）（CTCAE 5.0），无咳嗽咳痰、咯血，无气促，无发热等不适。

随后甲泼尼龙逐渐缓慢减量。2019年9月24日胸部CT：右肺间质性炎症，较前少量吸收（图23-6）。继续度伐利尤单抗免疫治疗，至2019年10月24日已完成7个周期治疗。不良反应为Ⅱ度皮疹（头颈部、前胸）。

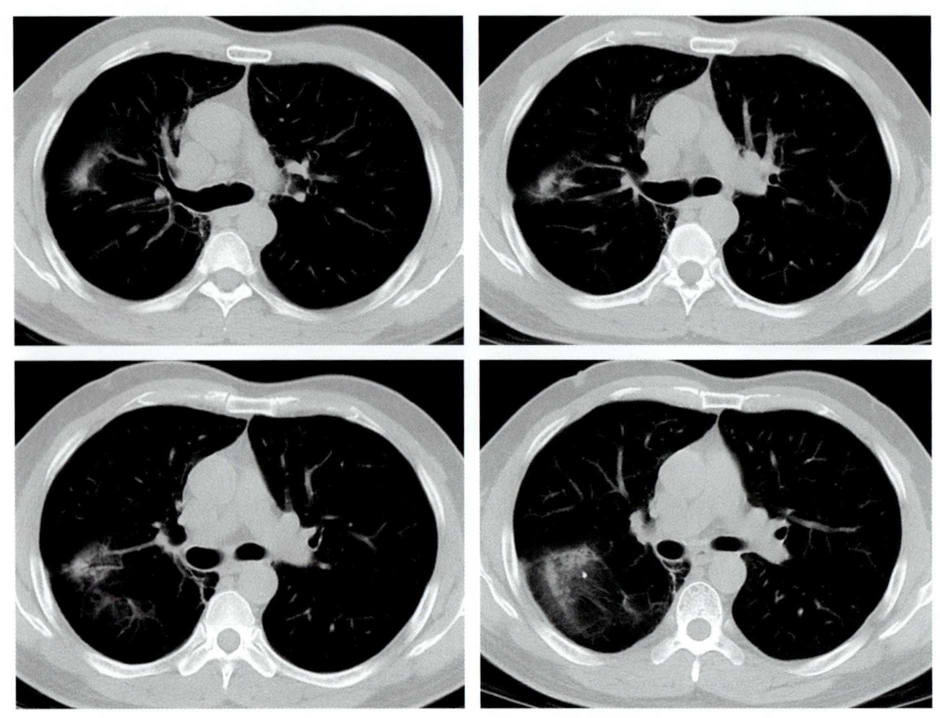

图 23-6 胸部 CT（2019 年 9 月 24 日）

二、病例点评

Pacific Ⅲ期随机对照临床研究结果显示：局部晚期不可手术非小细胞肺癌在同步放化疗后接受巩固免疫治疗显著延长了无疾病进展生存期及总生存期。因此，NCCN指南推荐不可手术局部晚期非小细胞肺癌患者放化疗后加入度伐利尤单抗巩固免疫治疗(2A类证据)。Pacific研究已改变临床实践结果，成为Ⅲ期非小细胞肺癌患者新的标准治疗模式。然而放疗联合免疫治疗增加疗效的同时，可能会增加不良反应的发生率，特别是放射性肺炎。放射性肺炎与免疫相关性肺炎都属于间质性肺炎，如何鉴别两者并给予规范的治疗是临床面临的问题。

在Pacific研究中，度伐利尤单抗巩固免疫治疗组的肺炎或放射性肺炎的发生率与对照组相比略微升高（33.9% vs 24.8%），而3/4级肺炎发生率相似（3.4% vs 2.6%）。在另外一项Ⅱ期单臂临床试验（LUN14-179）中，帕博利珠单抗作为放疗后的免疫巩固治疗，2级及以上肺炎发生率为17.2%，3/4级肺炎发生率为6.5%。与同期放化疗历史数据

（RTOG 0617）7% 的 3/4 级放射性肺炎发生率相比，加入巩固免疫治疗并未显著提高肺炎的发生率。值得注意的是，无论是 Pacific 还是 LUN14-179 研究均未对放射性肺炎及免疫相关性肺炎进行区分，究其原因也许是两者均为间质性肺炎，往往难以鉴别。

然而，放射性肺炎及免疫相关性肺炎虽同是间质性肺炎，但各有不同的特点（表 23-1）。本例患者在放疗结束后第 63 天、免疫治疗开始后第 28 天出现咳嗽症状，CT 的表现为肿瘤区域附近磨玻璃样改变，考虑间质性肺炎。对比放疗剂量云图（图 23-7），间质性肺炎改变主要在高剂量区，考虑为放射性肺炎。但不能完全排除免疫相关性肺炎可能，因此停用 PD-L1 抑制剂，同时给予激素治疗，激素的使用剂量兼顾放射性肺炎及免疫相关性肺炎。经过治疗后症状及 CT 表现明显好转，重新予免疫抑制剂治疗 3 个周期后仍无再发表现。

表 23-1 放射性肺炎及免疫相关性肺炎特点比较

	放射性肺炎	免疫相关性肺炎
病因	射线照射	应用免疫抑制剂
发生率	14% ～ 49%（≥ 2 级，与化疗药物有关）	3% ～ 6%（所有级别，与免疫药物有关）
发病时间	一般为放疗结束后 3 ～ 12 周，少数为数月后	无显著规律，文献报道 9 天到 19 个月不等
症状	干咳、气促、低热	非特异，多变的；多见咳嗽、呼吸困难
病变范围	主要是放疗的高剂量区	无固定位置
CT 表现	磨玻璃样影	机化性肺炎（23%），过敏性肺炎（16%），非特异性间质性肺炎（8%），细支气管炎（6%），未分类（36%）
治疗	1mg/kg 泼尼松，缓慢减药至 8 ～ 12 周停药	1 ～ 2mg/kg 泼尼松 / 甲泼尼龙，症状缓解后 4 ～ 6 周停药
转归	急性炎症吸收后晚期出现纤维化	无纤维化
再次用药	-	约 1/4 患者再发

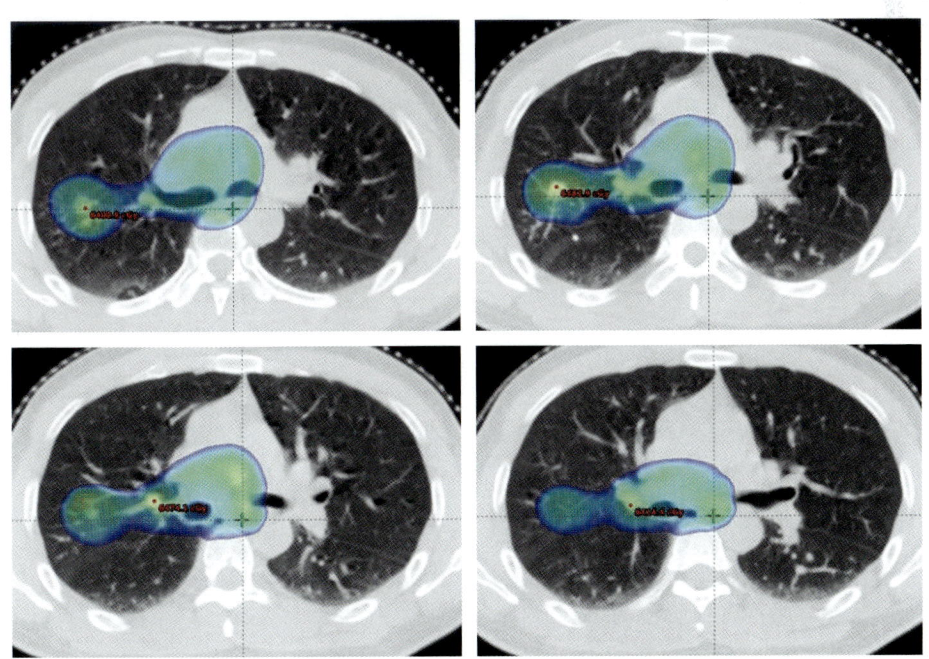

图 23-7 放疗计划 60Gy 剂量云图

局部晚期非小细胞肺癌在放化疗联合巩固免疫治疗后出现间质性肺炎可以从与放疗的时间间隔、病情发展的速度、病变范围与照射范围的关系及治疗后影像学的改变进行鉴别。两者的治疗原则均以激素治疗为主。因此，临床上难以鉴别时，应及时给予激素治疗。

（谭佩欣　潘　燚　广东省人民医院）

参考文献

Antonia SJ，Villegas A，Daniel D，et al，2017. Durvalumab after chemoradiotherapy in stage Ⅲ non-small-cell lung cancer. N Engl J Med，377（20）：1919-1929.

Bradley J，Movsas B，2006. Radiation pneumonitis and esophagitis in thoracic irradiation. Cancer Treat Res，128（128）：43-64.

Bradley JD，Paulus R，Komaki R，et al，2015. Standard-dose versus high-dose conformal radiotherapy with concurrent and consolidation carboplatin plus paclitaxel with or without cetuximab for patients with stage ⅢA or ⅢB non-small-cell lung cancer（RTOG 0617）：a randomized，two-by-two factorial phase 3 study. Lancet Oncol，16（2）：187-199.

Durm GA，Althouse SK，Sadiq AA，et al，2018. Phase Ⅱ trial of concurrent chemoradiation with consolidation pembrolizumab in patients with unresectable stage Ⅲ non-small cell lung cancer：Hoosier Cancer Research Network LUN 14-179. J Clin Oncol，36（Suppl 15）：8500.

Ikezoe J，Takashima S，Morimoto S，et al，1988. CT appearance of acute radiation-induced injury in the lung. AJR Am J Roentgenol，150（4）：765-770.

Naidoo J，Wang X，Woo KM，et al，2017. Pneumonitis in patients treated with anti-programmed death-1/programmed death ligand 1 therapy. J Clin Oncol，35（7）：709-717.

Pillai RN，Behera M，Owonikoko TK，et al，2018. Comparison of the toxicity profile of PD-1 versus PD-L1 inhibitors in non-small cell lung cancer：a systematic analysis of the literature. Cancer，124（2）：271-277.

Wang SL，Liao ZX，Wei X，et al，2008. Association between systemic chemotherapy before chemoradiation and increased risk of treatment-related pneumonitis in esophageal cancer patients treated with definitive chemoradiotherapy. J Thorac Oncol，3（3）：277-282.

病例 24　纳武单抗联合伊匹木单抗新辅助治疗Ⅲa期鳞状非小细胞肺癌

一、病例介绍

（一）病史简介

患者男性，68 岁，因“咳嗽 4 个月，痰血 1 周”就诊。

患者自 2018 年 5 月起无明显诱因下出现咳嗽，无咳痰、咯血，无发热、盗汗，无呼吸困难，无胸闷、胸痛，患者未予以重视。2018 年 8 月 25 日晨起后咯鲜血 2 口，约 5ml，当时无胸痛，无呼吸困难，至当地医院就诊，查胸部 CT 提示右肺中央型占位。

既往史：1998 年确诊高血压，开始口服替米沙星 40mg qd 治疗。

影像学检查：

胸部 CT（2018 年 8 月 29 日）：右肺门区软组织占位，伴右肺门淋巴结肿大，考虑恶性可能大。右肺上叶阻塞性炎症。两肺粟粒影。两肺慢性炎症。两侧胸膜局部增厚。随访。

PET-CT（2018 年 9 月 21 日）：①右上肺门区团块影 FDG 代谢增高伴右肺上叶阻塞性炎症，考虑恶性病变；②右侧肺门区及纵隔 7 组淋巴结 FDG 代谢增高，考虑转移；③右侧胸腔少量积液；④两肺慢性炎症，左侧胸膜增厚；⑤肝右叶类圆形稍低密度影 FDG 代谢未见增高，考虑血管瘤；⑥肝囊肿，脾大；⑦两肾囊肿；⑧前列腺增生伴钙化灶；⑨盆腔肠管局部 FDG 代谢增高，多见于炎性病变；⑩肛管区局部 FDG 代谢增高（有痔疮手术史）；⑪脊椎退变。

头颅 MRI 报告（2018 年 9 月 21 日）：双侧额顶叶及侧脑室旁缺血灶。

气管镜检查：

TBB 检查（2018 年 9 月 5 日）：右总支黏膜纠集，右上叶管口广泛狭窄，可见新生物。病理（2018 年 9 月 7 日）：（右上叶活检）恶性肿瘤，结合酶标，符合鳞状非小细胞肺癌，少量肿瘤细胞伴神经内分泌表达。

基因检测：*EGFR* 野生型，*ALK*（–）。

（二）临床诊断

支气管肺癌，原发性，中央型，右上叶，鳞状非小细胞肺癌，c-T2aN2M0，Ⅲa 期，ECOG 评分 1 分。

（三）诊疗经过

因血压持续偏低且有头晕症状，2018 年 9 月 21 日 24 小时动态血压监测显示：全天血压正常，昼夜节律消失，收缩压最低 97mmHg，舒张压最低 41mmHg，请心内科会诊后停用降压药物。

患者符合 CA209-816（一项比较纳武单抗 + 伊匹木单抗或纳武单抗 + 含铂双药化疗与含铂双药化疗治疗早期非小细胞肺癌的随机、开放性、Ⅲ期试验）入组要求，2018 年 9 月 20 日签署知情同意书。完善课题相关筛查。2018 年 9 月 30 日随机入 Nivo 联合 IPi 组。

2018 年 9 月 30 日行纳武单抗联合伊匹木单抗治疗（纳武单抗 189mg，伊匹木单抗 63mg），有Ⅰ度皮疹，用药后咳嗽明显好转。2018 年 10 月 16 日行纳武单抗治疗（纳武单抗 189mg），无不适。2018 年 10 月 31 日行纳武单抗治疗（纳武单抗 189mg），无不适。

2018 年 11 月 20 日复查胸部 CT：右肺门区软组织展位较前缩小，伴右肺门淋巴结影，较前缩小。右肺上叶阻塞性炎症，范围较前增大（图 24-1）。

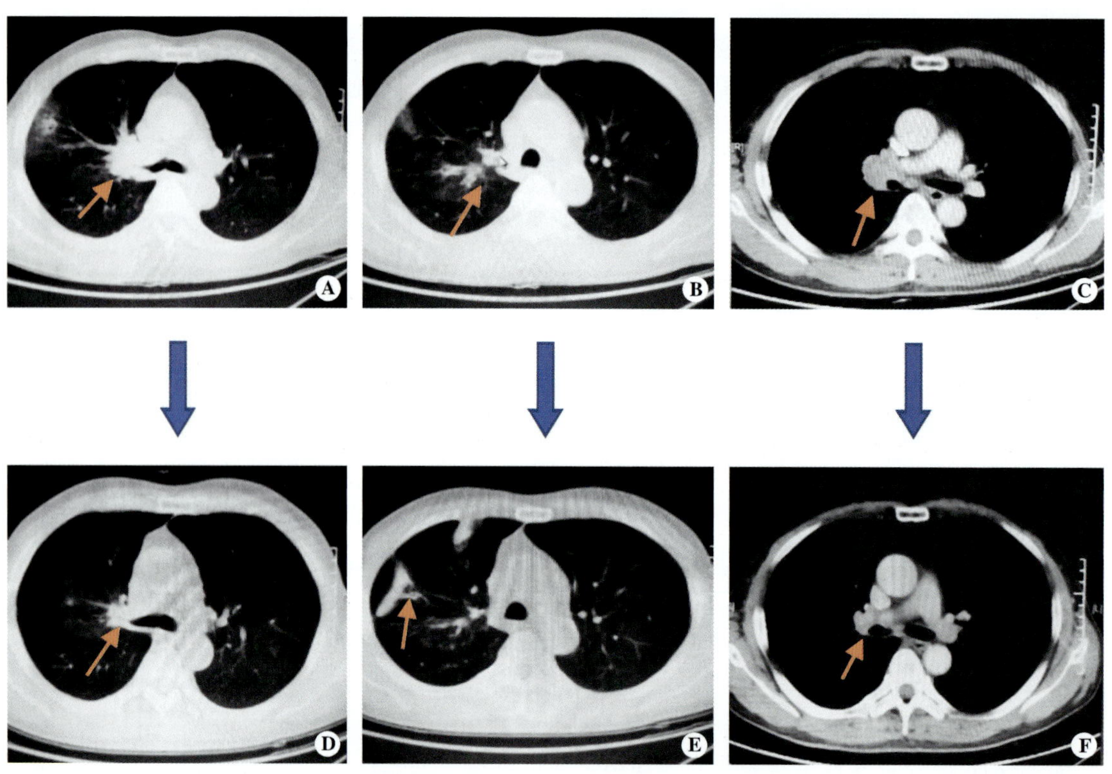

图 24-1 新辅助治疗前后胸部 CT 疗效评价

右上肺软组织影（箭头所指）较前明显缩小，疗效评价为 PR，但右上叶远端阻塞性炎症较前增加（E 图中箭头所指）。A ～ C. 新辅助治疗前胸部 CT（2018 年 8 月 29 日）；D ～ F. 新辅助治疗后胸部 CT（2018 年 11 月 20 日）

2018 年 11 月 22 日 PET-CT：右肺门处软组织密度结节影，最大截面大小约 2.44cm× 1.24cm，SUV_{max} 8.9。右肺上叶多发斑片渗出影，SUV_{max} 2.9。第 7 组淋巴结显示，SUV_{max} 4.3。

2018 年 11 月 27 日复查 TBB：右上叶开口黏膜隆起，管腔狭小，AFI 示粉红色，病变侵犯右上叶与中间支间嵴，右总支黏膜可见明显充血，血管增生，AFI 示粉红色，病变上缘距隆嵴小于 1cm（图 24-2）。总体疗效评价为 PR。

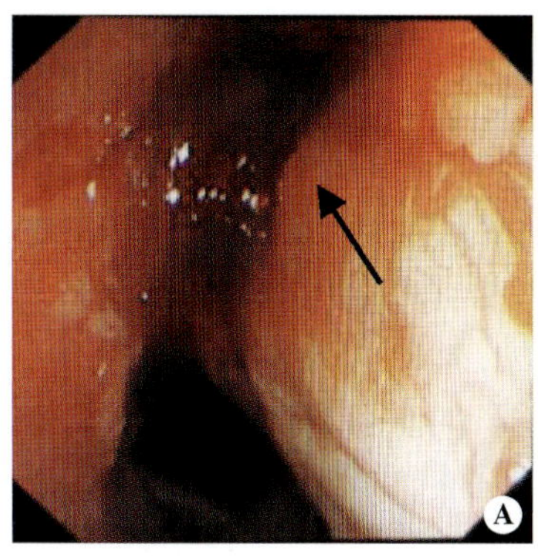

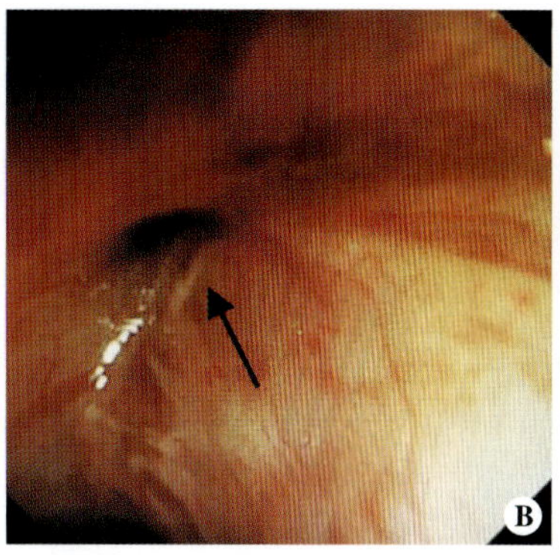

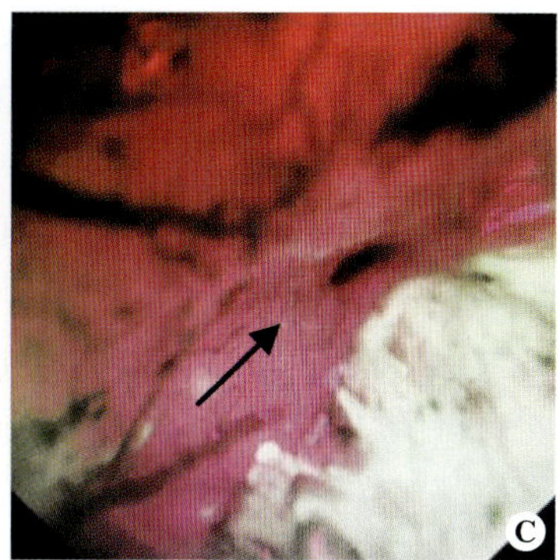

图 24-2　新辅助治疗前后气管镜下右上叶管口对比

A. 2018 年 9 月 5 日气管镜下右上叶新生物；B. 2018 年 11 月 27 日气管镜下右上叶管口狭小；C. 2018 年 11 月 27 日气管镜荧光镜下右上叶管口显示为粉红色

2018 年 12 月 3 日全麻下行右肺上叶袖形切除 + 肺动脉侧壁成形 + 系统性淋巴结清扫术。2018 年 12 月 6 日术后病理：右肺上叶管口肿块与淋巴结融合，大小为 3cm×2cm×1.8cm，镜下见纤维组织增生，淋巴细胞、浆细胞及组织细胞浸润，部分区见坏死，仅见个别癌巢残余（肿瘤占瘤床＜ 5%），结合病史符合鳞状非小细胞肺癌治疗后改变。远端肺实性变，部分区间出血。支气管上切端及下切端未见癌累及，小区上皮鳞化。淋巴结 7 组未见癌转移。其中“第 10 组肺门组”见坏死并组织细胞反应，符合治疗后改变。其余组淋巴结“第 2 组气管旁组”5 枚（直径 0.5 ～ 1cm），“第 4 组气管支气管组”5 枚（直径 0.4 ～ 0.6cm），“第 7 组隆嵴下组”7 枚（直径 0.3 ～ 0.7cm），“第 8 组食管旁组”10 枚（直径 0.4 ～ 1cm），“第 9 组下肺韧带旁组”2 枚（直径 0.2 ～ 0.6cm），“第 10 组肺门组”3 枚（直径 0.3 ～ 1cm），“第 11 组叶间组”2 枚（直径 0.3 ～ 0.4cm）未见转移。

2019 年 1 月 15 日、2019 年 2 月 12 日、2019 年 3 月 5 日、2019 年 3 月 26 日行术后 4 次 GP 方案辅助化疗，化疗后Ⅰ度胃肠道反应，无明显骨髓抑制。

二、病例点评

近年来免疫治疗已开始在新辅助治疗方面进行探索。在一项Ⅱ期临床试验 CheckMate159 研究中，共纳入 21 名可手术的Ⅰ～Ⅲa 期的非小细胞肺癌患者，评价纳武单抗术前新辅助治疗的安全性和可行性，同时分析了 MPR、PD-L1 表达水平、肿瘤负荷突变及免疫相关新抗原特异的 T 细胞反应。研究结果显示，新辅助免疫治疗副作用小，不会导致手术延后。20 名患者接受手术切除，其中 8 名（40%）达到病理降期，9 名（45%）达到 MPR，73% 达到 18 个月无复发生存。

另外一项Ⅱ期临床试验 NEOSTAR 研究中，共入组 44 例既往未接受治疗、可手术的Ⅰ～Ⅲ a 期非小细胞肺癌患者，随机分为两组，一组（N 组，n=23 例）接受纳武单抗 3mg/kg d1 d15 d29；一组（NI 组，n=23 例）接受纳武单抗 3mg/kg d1 d15 d29+ 伊匹木单抗 1mg/kg d1。2019 年 5 月更新的数据分析显示，共有 39 名患者接受手术治疗，N 组 PCR

2 例（8.7%），MRP 2 例（8.7%）；NI 组 PCR 6 例（26%），MPR 1 例（4.3%）。根据 RECIST 评估，N 组 ORR 为 22%，NI 组 ORR 为 29%。同时该研究还发现免疫新辅助治疗后患者可能出现明显的影像学淋巴结进展，但病理检查为肉芽肿但无肿瘤。

本例患者采取术前免疫联合免疫治疗，不仅取得了 RECIST 评估上的 PR，并且取得了病灶的主要 MPR，成功使患者的肿瘤分期降期，虽然患者手术病理分期为 yp-T1cN0M0，ⅠA3 期，但考虑患者术前临床分期为Ⅲa 期，仍给予患者 4 个周期 GP 方案辅助化疗。随着免疫治疗临床上越来越多的应用，随之而来出现许多值得思考的问题，本例患者免疫联合免疫治疗后影像学检查可见右肺病灶及右肺门淋巴结较前缩小，但右肺上叶阻塞性炎症，范围较前增大。最终病理结果证实为肺实变及炎症性改变。故而免疫治疗的疗效评价对传统的 RECIST 评估是一种挑战。另外由于目前免疫治疗用于新辅助治疗的入组人数较少，术后随访时间尚短，未来需要更大规模的临床研究来验证免疫新辅助治疗的最佳方案、有效剂量、术后辅助治疗及最佳预测指标等。

（沈盛萍　周　箴　上海市胸科医院）

参考文献

王长利 . 2019. 早期非小细胞肺癌新辅助免疫治疗研究进展 . 见：李进等编 . 中国肿瘤学进展 2019. 北京：人民卫生出版社：46-49.

Forde PM，Chaft JE，Smith KN，et al，2018. Neoadjuvant PD-1 blockade in resectable lung cancer. N Engl J Med，378（21）：1976-1986.

Hellmann MD，Rizvi NA，Goldman JW，et al，2017. Nivolumab plus ipilimumab as first-line treatment for advanced non-small-cell lung cancer（CheckMate 012）：results of an open-label，phase 1，multicohort study. Lancet Oncol，18（1）：31-41.

Rittmeyer A，Barlesi F，Waterkamp D，et al，2017. Atezolizumab versus docetaxel in patients with previously treated non-small-cell lung cancer（OAK）：a phase 3，open-label，multicentre randomized controlled trial. Lancet，389（10066）：255-265.

病例 25　帕博利珠单抗治疗术后复发多发转移高龄鳞状非小细胞肺癌患者

一、病例介绍

（一）病史简介

患者男性，81 岁，因“右肺癌术后 1 年余”就诊。

患者 1 年前体检发现右肺结节，行“右肺下叶切除术”。术后病理（2018 年 3 月 15 日）示鳞状非小细胞肺癌，小灶伴神经内分泌分化。术后定期随访。外院查腹部增强 MRCP（2018 年 10 月 11 日）示肝右叶多发占位，结合病史考虑转移瘤。查 PET-CT（2018 年 10 月 19 日）示全身多发淋巴结肿大，FDG 代谢异常增高，考虑转移可能大；肝脏、骨骼多发转移。2018 年 10 月 19 日行局麻下经皮肝穿刺射频热凝肝癌损毁术 + 无水酒精注射术。

既往史：有高血压病史 35 年，口服硝苯地平治疗，平素血压控制可。否认心脏病病史，否认糖尿病病史。否认食物、药物过敏史。预防接种史按规定。

个人史：吸烟史 40 年，每日吸烟约 30 支，有饮酒史。否认工业毒物、粉尘、放射性物质接触史。

家族史：否认家族中有类似患者，否认家族遗传病史。

体格检查：T 37℃，P 80 次 / 分，R 20 次 / 分，BP 140/80mmHg。神志清，呼吸平稳，对答切题，口齿清晰，查体合作。全身皮肤、黏膜无黄染，无全身浅表淋巴结肿大，颈软，无抵抗感，无颈静脉充盈，右侧胸壁可见一手术瘢痕，无肋间隙增宽，叩诊双肺呈清音，呼吸音清，未闻及啰音，未闻及哮鸣音，心界叩诊无扩大，心率 80 次 / 分，节律齐，无杂音，腹部平坦，无腹部压痛，无腹部反跳痛，肝脾肋下未触及，双下肢无凹陷性水肿。

辅助检查：

术后病理（2018 年 3 月 15 日）：“右下肺背段 + 肿块”鳞状非小细胞肺癌，中 - 低分化，伴坏死，小灶伴神经内分泌分化，局部紧贴脏层胸膜，切缘未见肿瘤累及。免疫组化结果：Ki-67（60% +），P63（局灶 +），P40（局灶 +），*EGFR*（局灶 +），*ALK*（–），Napsin A（–），TTF-1（–），Syn（小灶细胞 +），CgA（小灶细胞 +），CD56（部分细胞 +）。

腹部增强 MRCP（2018 年 10 月 11 日）：肝右叶多发占位，结合病史考虑转移瘤；后腹腔多发肿大淋巴结；肝左内叶血管瘤可能大，胆囊结石；左肾囊肿；扫及右肺门肿大淋巴结。

PET-CT（2018 年 10 月 19 日）：右下肺癌术后，术后结构紊乱伴纤维灶，FDG 代谢轻度增高，考虑治疗后改变；全身多发淋巴结肿大，FDG 代谢异常增高，考虑转移可能性较高；肝脏、骨骼多发转移；另见右上肺肺大疱、两肺纤维灶；脑 FDG 代谢未见异常；

甲状腺右叶结节伴钙化，FDG 代谢增高，考虑腺瘤可能，局灶恶变待排除；胆囊结石，十二指肠憩室；前列腺增生，右侧外周带 FDG 代谢略增高；脊柱退行性改变，L_4 ～ L_5 及 L_5 ～ S_1 椎间盘膨出。

血常规（2018 年 10 月 29 日）：血红蛋白 124g/L，红细胞计数 4.40×10^{12}/L，白细胞计数 9.72×10^9/L，中性粒细胞比例 72.9%，中性粒细胞计数 7.08×10^9/L，血小板计数 312×10^9/L。

胸部 CT 平扫（2018 年 11 月 1 日）：①右肺癌术后改变，纵隔及双侧肺门淋巴结肿大，见腹腔内多发肿大淋巴结；②两肺间质增生，右肺中叶肺气囊（图 25-1A，图 25-2A、D）。

头颅 MRI（2018 年 10 月 31 日）：脑内少许缺血灶。

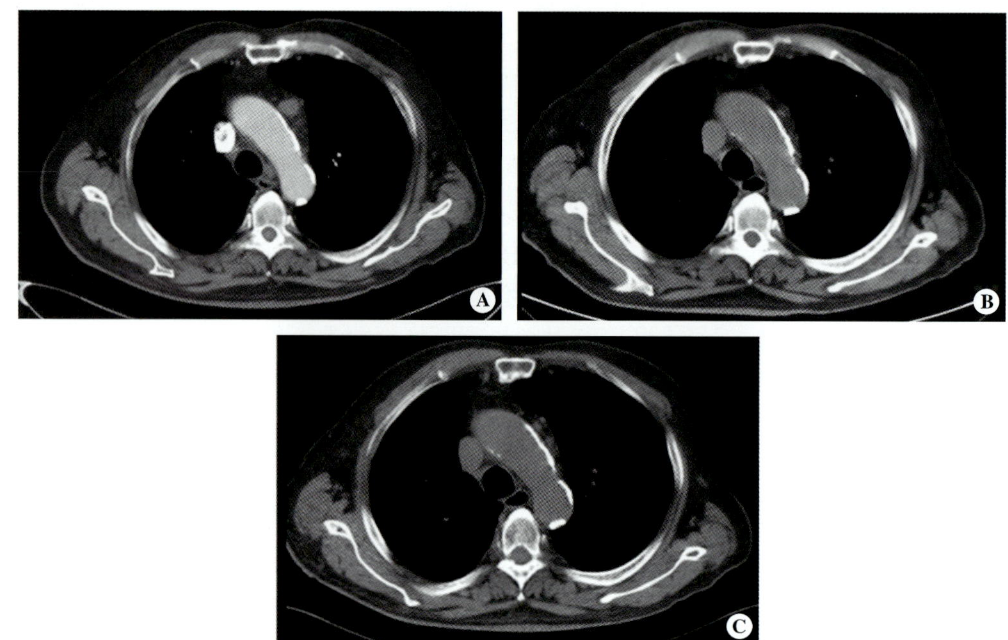

图 25-1　免疫治疗后纵隔淋巴结明显缩小，疗效评价为 PR

A. 基线 CT（2018 年 11 月 1 日）；B. 随访 CT（2019 年 3 月 19 日）；C. 随访 CT（2019 年 6 月 16 日）

（二）临床诊断

右鳞状非小细胞肺癌（伴神经内分泌分化）术后复发 rTxNxM1c，Ⅳb 期（骨、肝、淋巴结）。

（三）诊疗经过

患者为高龄男性，活检风险大，故向原检查医院借手术病理白片，至病理科行 PD-L1 检测，结果示右下叶背段鳞状非小细胞肺癌。免疫组化结果：PD-L1（22C3）（1% ～ 49%＋），PD-L1（E1L3N）（–）。患者于 2018 年 12 月 4 日接受免疫治疗 T1（帕博利珠单抗 200mg），过程顺利。于 2018 年 12 月 20 日、2019 年 1 月 23 日、2019 年 2 月 20 日分别接受免疫治疗 T2 ～ T4（帕博利珠单抗 200mg），过程顺利。于 2019 年 3 月 19 日接受免疫治疗 T5（帕博利珠单抗 200mg），后出现上眼睑抬举无力，判定为 2 级治疗相关不良反应。行胸部 CT（2019 年 3 月 19 日）：①右肺癌术后改变，纵隔及双侧肺门淋巴结稍大，较 2018 年 11 月 1 日片淋巴结缩小；②两肺间质增生，右肺中叶肺气囊；③附见肝内低密度影（图 25-1B，图 25-2B、E，图 25-3A），疗效评价为 PR。患者于 2019 年 4 月 17 日、5 月 15 日、6 月 17 日、7 月 15 日、8 月 14 日分别接受免疫治疗 T6 ～ T10（帕博利珠单抗 200mg），过程顺利。行胸部 CT（2019 年 6 月 16 日）：①右肺癌术后改变，纵隔及双侧肺门淋巴结稍大，较 2019 年 3 月 19 日片变化不大；②两肺间质增生，右肺中叶肺气囊；③附见肝内低密度影（图 25-1C，图 25-2C、F，图 25-3B），疗效评价为 PR。患者于 2019 年 9 月 11 日接受免疫治疗 T11（帕博利珠单抗 200mg），后出现低钠血症，予苏麦卡对症处理后好转。患者于 2019 年 10 月 11 日接受免疫治疗 T12（帕博利珠单抗 200mg），过程顺利。当地医院复查胸部 CT 提示纵隔淋巴结局部进展。PET-CT（2019 年 10 月 15 日）：右下肺癌术后，右肺门及纵隔淋巴结考虑转移，肝脏转移瘤射频消融术后，局部未见异常 FDG 代谢摄取。右中叶稍高代谢结节，考虑炎症可能，对比老片并抗感染治疗后复查，两肺肺大疱，两肺散在炎症；左下肺小结节，考虑陈旧灶。两侧甲状腺密度减低伴右叶丛集钙化灶，结合彩超及甲状腺功能检查，十二指肠憩室，胆囊结石，前列腺增生伴钙化灶，脊柱退变，L_4 椎体向前轻度滑脱，脑显像未见异常，两侧筛窦及上颌窦炎。遂予胸部放疗，剂量 46Gy/23fx。2019 年 11 月 5 日接受免疫治疗 T13（帕博利珠单抗 200mg），过程顺利。胸部 CT（2019 年 12 月 2 日）：①右肺癌术后改变，纵隔及双侧肺门淋巴结增大，较 2019 年 6 月 16 日片纵隔及双侧肺门部分淋巴结增大；②两肺间质增生，右肺中叶肺气囊；③两侧胸腔少量积液，心包积液；④附见肝内低密度影（图 25-3C），疗效评价为 PD。充分告知病情后，患者及家属要求回当地医院接受最佳支持治疗，电话随访得知患者于 2020 年 2 月过世，总生存期为 14 个月。

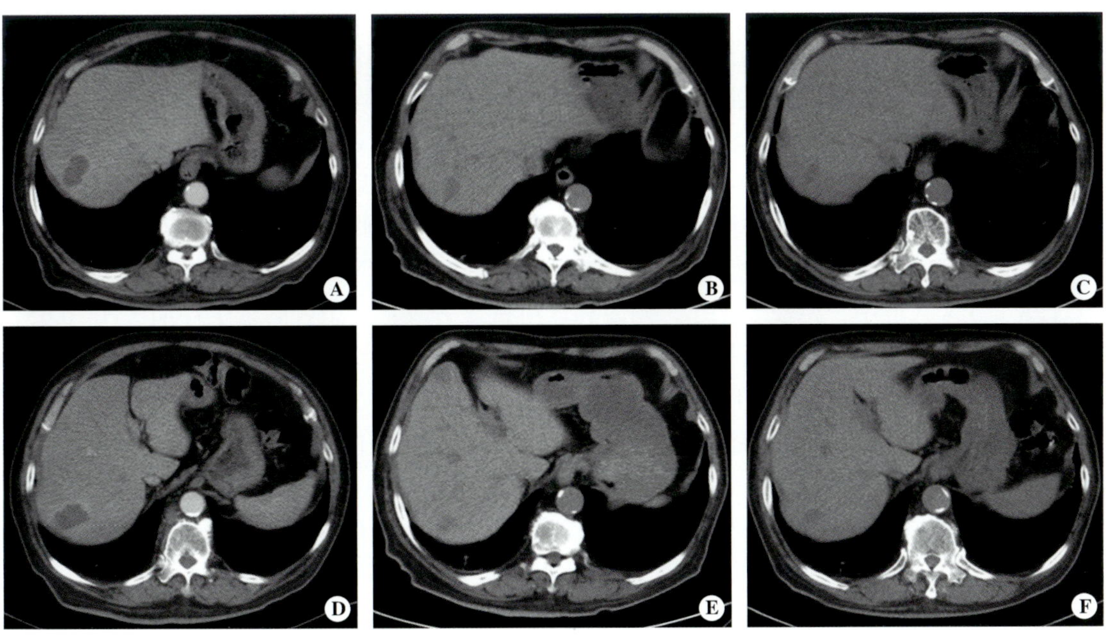

图 25-2　免疫治疗后肝转移灶明显缩小，疗效评价为 PR

A、D. 基线 CT（2018 年 11 月 1 日）；B、E. 随访 CT（2019 年 3 月 19 日）；C、F. 随访 CT（2019 年 6 月 16 日）

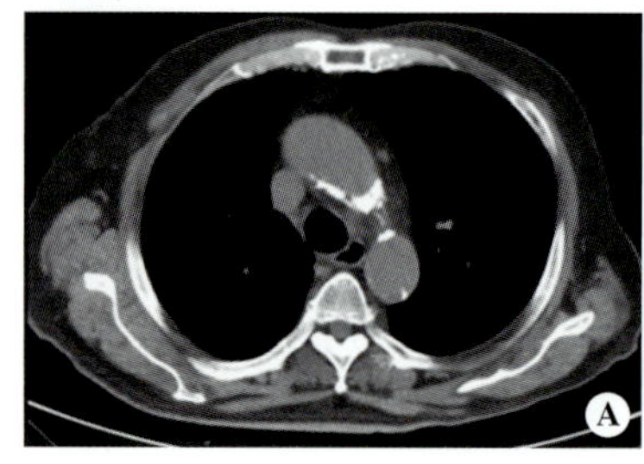
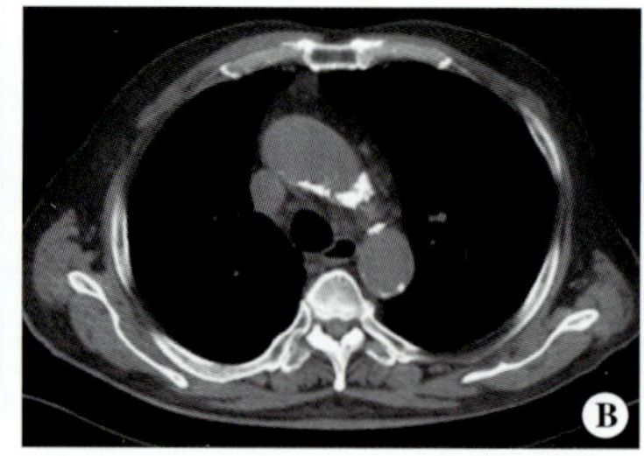
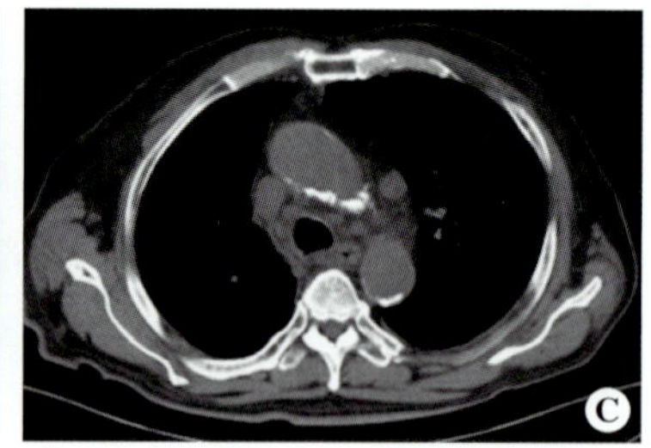

图 25-3 免疫治疗 1 年后疾病进展

A. 随访 CT（2019 年 3 月 19 日）；B. 随访 CT（2019 年 6 月 16 日）；C. 随访 CT（2019 年 12 月 2 日）

二、病例点评

目前，驱动基因阴性的高龄非小细胞肺癌患者治疗处于一定的困境中，以免疫检查点 PD-1/PD-L1 为靶点的单克隆抗体给该人群的治疗带来一定希望。2019 年世界肺癌大会公布的 CheckMate 017 和 057 研究 5 年随访结果的亚组分析显示，≥ 65 岁人群仍能从免疫治疗中获益（中位 OS：纳武单抗 10.2 个月 vs 多西他赛 8.6 个月，HR 0.71）。CheckMate 153 研究纳入了 520 例年龄≥ 70 岁的患者，结果显示，以 70 岁为 cut-off 值，两组人群在中位 OS、1 年生存率、治疗相关不良事件方面均无统计学差异；另一项 CheckMate171 研究也支持上述结果，老年患者接受免疫治疗的疗效和安全性与总人群无明显差异。ELDERS 是一项评估老年患者免疫治疗的前瞻性研究，初期结果显示，≥ 70 岁组对比 45 ～ 69 岁组免疫治疗客观缓解率无显著差异（30.8% vs 10.5%，*P*=0.09），并且两组间不良事件的发生也无统计学差异，这部分初期结果提示，相较于年轻患者，老年患者接受免疫治疗并不会在疗效上有所欠缺，或发生更多的免疫相关不良事件。尽管研究仍在继续，但该初步结论对目前的临床实践有一定的参考价值。

此病例是一位术后复发全身多处转移的老年Ⅳb 期鳞状非小细胞肺癌患者，病理结果显示 PD-L1（22C3）（1% ～ 49% +），根据指南推荐，可以给予该患者含铂双药化疗、免疫单药或免疫联合化疗三种治疗方案。然而该患者 81 岁高龄，且合并高血压等慢性疾病，难以耐受化疗，幸运的是，该患者肿瘤 PD-L1 表达阳性。KEYNOTE-042 中国研究数据显示，在 TPS ≥ 1% 人群中，相较于化疗，帕博利珠单抗显著改善了患者的总生存期（HR 0.65，95% CI 0.45 ～ 0.94）。综合考虑给予该患者免疫单药治疗，最终取得了接近 11 个月的 PFS，最佳疗效评价达 PR。可以说，该病例的治疗转归是令人鼓舞的。

值得注意的是，老年患者使用免疫治疗需要关注超进展的发生。超进展是指接受免疫治疗后 2 个月内肿瘤生长速率（TGR）超过 2 倍。研究显示，65 岁以下患者免疫治疗超进展的发生率在 5%，而 65 岁及以上患者发生率提高到了 19%。尽管超进展的发生机制仍不明确，但这一发生率的差异可能是由于患者基础免疫状态的不同引起的，老年患者处于免疫衰竭状态，表现为 T 细胞上共刺激信号分子减少使 T 细胞的激活和杀伤功能减弱，自身抗体及促炎性细胞因子增加使机体处于“炎性”状态等。因此，临床实践中，在使用免疫治疗前需评估患者免疫系统的状态，排除自身免疫性疾病；在使用免疫治疗期间，需要密切观察肿瘤对治疗的反应。

此外，该病例在免疫治疗期间发现纵隔淋巴结局部进展，PET-CT 明确其余病灶稳定，因此临床医师制定给予胸部放疗，同时继续免疫治疗的策略。多项研究显示，放疗与免疫治疗有协同增效作用，其机制可能是放疗杀伤肿瘤细胞释放更多的肿瘤特异性抗原，免疫检查点抑制剂部分解除了肿瘤对 T 细胞的抑制状态，两者在机体抗肿瘤免疫的不同阶段发挥不同作用，一方面释放抗原，另一方面增强 T 细胞的功能，产生协同效应。另外，放疗后产生的远隔效应也是两者协同作用的一项机制。然而，胸部放疗和免疫治疗都可能会引起肺炎，在给予临床应用时需密切观察不良反应的发生，一旦发生，应积极处理。

（毛士琦　高广辉　吴凤英　陈　斌　任胜祥　同济大学附属肺科医院）

参考文献

Champiat S，Dercle L，Ammari S，et al，2017. Hyperprogressive disease is a new pattern of progression in cancer patients treated by anti-PD-1/PD-L1. Clin Cancer Res，23（8）：1920-1928.

Felip E，van Meerbeeck J，Wolf J，et al，2016.193TiP：CheckMate 171：a multicenter phase 2 trial of nivolumab（nivo）in patients（pts）with stage Ⅲ B/ Ⅳ squamous cell（SQ）NSCLC who have received ≥ 1 prior systemic treatment. J Thorac Oncol，11（4）：S141.

Gomes F，Woolley S，Califano R，et al，2017. MA 10. 07 elderly lung cancer patients on immunotherapy：preliminary results from the ELDERS study. J Thorac Oncol，12（11）：S1841-S1842.

Spigel DR，McCleod M，Jotte RM，et al，2019. Safety，efficacy，and patient-reported health-related quality of life and symptom burden with nivolumab in patients with advanced non-small cell lung cancer，including patients aged 70 years or older or with poor performance status（CheckMate 153）. J Thorac Oncol，14（9）：1628-1639.

病例 26　替雷利珠单抗联合化疗一线治疗晚期肺腺癌

一、病例介绍

（一）病史简介

患者女性，59 岁，因“发现右肺占位 12 天”就诊。

患者因“体检胸部 CT 发现肺部肿块 4 天”就诊于当地医院，无咳嗽、咳痰，无胸闷、气促，无胸痛、咯血，无低热、乏力，无头晕、头痛，当地医院行胸部 CT（2019 年 5 月 31 日）：①右肺上叶周围型肺癌伴右侧肺门、纵隔淋巴结转移；②左侧上叶前段磨玻璃结节；③附见肝囊肿，右肾囊肿。外院 PET-CT（2019 年 6 月 3 日）：①右肺占位（2.8cm×2.3cm，SUV_{max} 约 17.5），右肺门及右下叶气管旁多发肿大淋巴结，左侧锁骨、左侧第 4 肋及右侧髂骨骨质破坏灶，FDG 代谢不同程度升高，首先考虑右上肺癌伴多发淋巴结转移及多发骨转移瘤；左肺上叶磨玻璃样小结节影，FDG 代谢未见升高，定期复查 CT；右肺下叶小钙化灶。②颅内未见明显占位及 FDG 代谢异常升高灶，不除外低 FDG 代谢脑转移瘤，建议增强 MRI 复查。

既往史：高血压病史 10 年，平素口服厄贝沙坦片 150mg qd，自诉血压控制可。否认糖尿病病史。

个人史：否认吸烟史，否认饮酒史。

家族史：家人体健。无传染病情况。无家族遗传病史。

体格检查：神志清，气平，双侧锁骨上未触及肿大淋巴结，未闻及明显干湿啰音，心率 78 次 / 分，律齐，未闻及明显病理性杂音，腹软，无压痛、反跳痛、肌紧张，肝脾肋下未触及，神经系统（–）。

实验室检查：血常规、血生化、凝血功能无明显异常；血肿瘤标志物：CEA 6.36μg/L，CYFRA21-1 2.47μg/L，鳞状非小细胞肺癌抗原 0.5μg/L，NSE 15.98μg/L，CA125 8.72μg/L。

影像学检查：

胸部 CT（2019 年 6 月 12 日）：右肺上叶后段结节灶，纵隔及右肺门增大淋巴结，考虑恶性可能大，建议病理学检查；两肺慢性炎症，随访。

头颅 MRI（2019 年 6 月 13 日）：双侧额顶叶及侧脑室旁缺血灶。

（二）临床诊断

右肺占位性病变，高血压。

（三）诊疗经过

患者 2019 年 6 月 13 日行 CT 引导下肺穿刺。病理示（右肺上叶穿刺活检）腺癌，见腺泡型及实体型成分。酶标：TTF-1（+）、P40（−）、CK（+）、CD56（−）、Napsin A（+）。基因检测：*EGFR* 野生型，*ALK*（−），*ROS1*（−），*KRAS* 基因 12 号密码子见错义突变（G12D）。免疫组化：PD-L1（22C3）（肿瘤细胞表达 + ≥ 50%）。分期：c-T1cN1M1c（多发骨），Ⅳb 期。患者符合 RATIONALE 304 临床试验的入组条件，2019 年 6 月 26 日自愿签署知情同意书参加“一项替雷利珠单抗（BGB-A317，抗 PD-1 抗体）联合铂类与培美曲塞对比铂类与培美曲塞作为Ⅲb 期或者Ⅳ期非鳞状非小细胞肺癌一线治疗的有效性和安全性的Ⅲ期、多中心、随机、开放性研究”，随机分配至替雷利珠单抗联合铂类与培美曲塞组。

患者于 2019 年 7 月 12 日行替雷利珠单抗联合铂类与培美曲塞方案第 1 个周期化疗，具体为替雷利珠单抗 200mg d1+ 培美曲塞 845mg d1+ 卡铂 518mg d1，化疗后Ⅲ度骨髓抑制。2019 年 8 月 2 日行替雷利珠单抗联合铂类与培美曲塞方案第 2 个周期化疗，具体为替雷利珠单抗 200mg d1+ 培美曲塞 845mg d1+ 卡铂 510mg d1，化疗后无骨髓抑制。2019 年 8 月 20 日复查 CT，疗效评价为 SD。2019 年 8 月 22 日行替雷利珠单抗联合铂类与培美曲塞方案第 3 个周期化疗，具体为替雷利珠单抗 200mg d1+ 培美曲塞 845mg d1+ 卡铂 541mg d1，化疗后Ⅲ度骨髓抑制。2019 年 9 月 12 日行替雷利珠单抗联合铂类与培美曲塞方案第 4 个周期化疗，具体为替雷利珠单抗 200mg d1+ 培美曲塞 845mg d1+ 卡铂 563mg d1，化疗后Ⅲ度骨髓抑制。2019 年 9 月 25 日复查 CT，疗效评价为 SD（缩小）。于 2019 年 10 月 11 日行替雷利珠单抗联合培美曲塞单药维持治疗，具体为替雷利珠单抗 200mg d1+ 培美曲塞 845mg d1，化疗后Ⅱ度骨髓抑制。于 2019 年 11 月 1 日行替雷利珠单抗联合培美曲塞单药维持治疗，具体为替雷利珠单抗 200mg d1+ 培美曲塞 845mg d1，化疗后Ⅲ度骨髓抑制。2019 年 11 月 18 日复查 CT，疗效评价为 PR。治疗期间同时予伊班膦酸钠注射液 4mg 护骨治疗。患者肺部原发病灶及骨转移病灶稳定，拟继续替雷利珠单抗联合培美曲塞单药维持治疗直至疾病进展，见图 26-1。

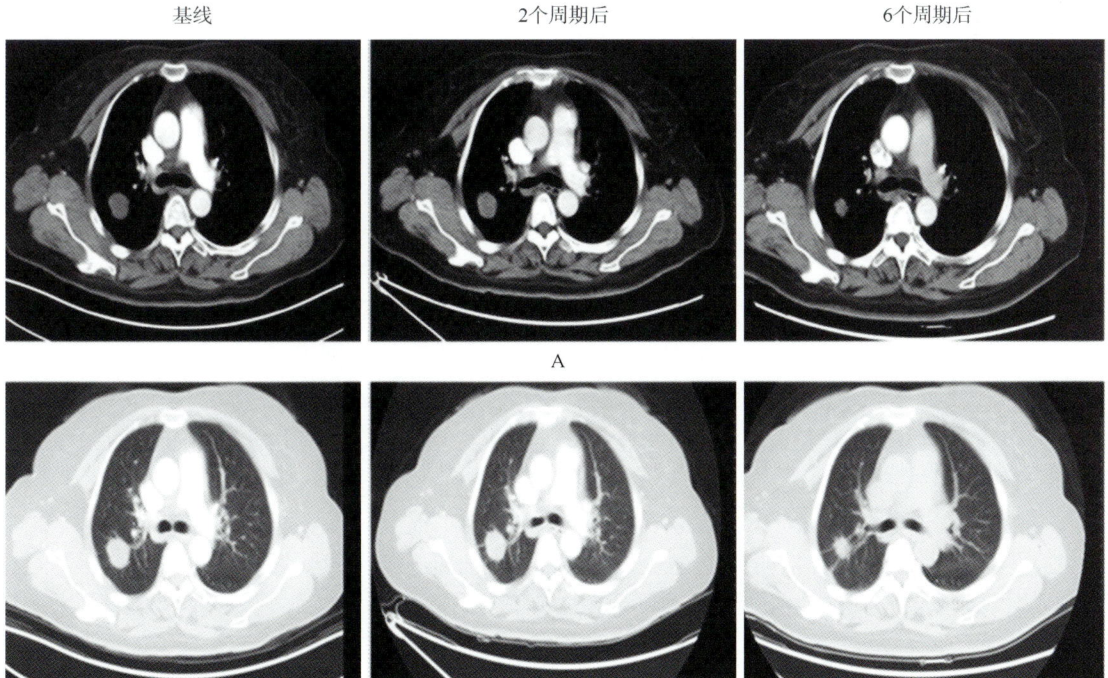

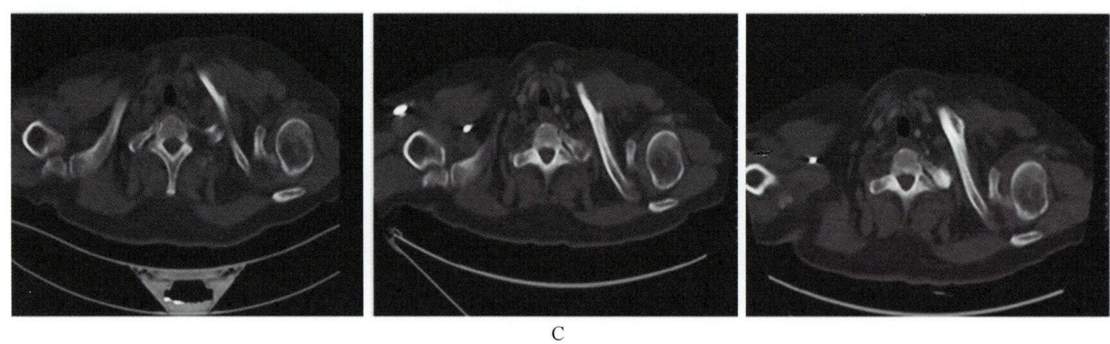

C

图 26-1 治疗前后胸部 CT 疗效评价

2 个周期后疗效评价为 SD，6 个周期后右肺上叶病灶较前明显缩小，疗效评价为 PR，左侧锁骨转移灶可见病灶破坏区缩小，周围出现硬化边。A. 右肺病灶纵隔窗；B. 右肺病灶肺窗；C. 左侧锁骨转移灶骨窗

二、病例点评

肺腺癌是非小细胞肺癌中最常见的类型，约占肺癌的 40%。虽然随着分子靶向治疗的出现，部分驱动基因突变阳性患者的 ORR 及 PFS 相较于传统化疗都有所提高，但是难以避免的耐药性及驱动基因突变的高选择性限制了靶向治疗的进一步发展。而免疫治疗覆盖范围从早期肺癌至晚期肺癌，从非小细胞肺癌至小细胞肺癌，为驱动基因阴性及靶向治疗耐药的众多患者带来了希望。目前，“一项替雷利珠单抗（BGB-A317，抗 PD-1 抗体）联合铂类与培美曲塞对比铂类与培美曲塞作为Ⅲ b 期或者Ⅳ期非鳞状非小细胞肺癌一线治疗的有效性和安全性的Ⅲ期、多中心、随机、开放性研究”正在开展，本例患者即入组该研究，在替雷利珠单抗联合培美曲塞与卡铂 2 个周期治疗后，肺部原发病灶疗效评价达到 SD，6 个周期治疗后达到 PR，左侧锁骨转移灶溶骨性破坏得以缓解，获得了持久临床获益（DCB）（疾病应答 / 疾病稳定 6 个月）。肿瘤免疫微环境极其复杂，T 细胞介导的抗肿瘤免疫反应具有一定的滞后性及持续性，免疫治疗起效时间与持续时间与传统治疗相比较长，这也部分解释了为什么该患者 2 个周期治疗后未达到 PR，而在 6 个周期治疗后达到 PR 并维持至今。众所周知，虽然多项临床试验研究结果提示 PD-L1 高表达患者免疫治疗效果较好，但是临床实践中 PD-L1 表达在预测免疫治疗疗效中的敏感性及特异性都不高。有研究发现 PD-1 抑制剂对 *KRAS* 突变患者疗效更好，*KRAS* 非同义突变与 DCB 相关，与 *KRAS* 野生型患者相比，突变型 OS 和 PFS 都显著延长。本例患者即 *KRAS* 突变型，且 PD-L1（22C3）（肿瘤细胞表达 + ≥ 50%）。对于这部分驱动基因突变阳性非小细胞肺癌患者，需要综合 PD-L1 表达水平、TMB 水平、基因突变状态等多因素预测免疫治疗效果从而指导临床诊疗。

（钱 捷 虞永峰 上海市胸科医院）

参考文献

Cinausero M，Laprovitera N，De Maglio GD，et al，2019. KRAS and ERBB-family genetic alterations affect response to PD-1 inhibitors in metastatic nonsquamous NSCLC. Ann Oncol，30（Suppl 2）：55-56.

Duma N，Santana-Davila R，Molina JR，2019. Non-small cell lung cancer：epidemiology，screening，diagnosis，and treatment. Mayo Clin Proc，94（8）：1623-1640.

病例 27　肺癌免疫治疗联合化疗相关性肝损伤

一、病例介绍

（一）病史简介

患者男性，53 岁，因“咳嗽、咳白痰 4 月余”就诊。

2019 年 4 月患者无明显诱因出现咳嗽、咳白痰，无痰中带血、无胸闷憋气。遂至当地医院就诊，外院胸部 CT（2019 年 5 月 30 日）提示左肺上叶前段占位。

个人史：无放射性物质接触史，有吸烟史 40 年，每日 20 支，偶饮酒。

既往史：否认高血压、糖尿病病史，否认肝炎、结核等传染病史，否认外伤、手术史。

家族史：母亲 65 岁因肺癌去世。

体格检查：神志清，精神可，皮肤及巩膜无黄染，浅表淋巴结未触及肿大，双肺呼吸音清，未闻及明显干湿啰音，心率 88 次 / 分，律齐，腹软，无压痛、反跳痛及肌紧张，肝脾肋下未触及，神经系统（–）。

实验室检查：白细胞计数 4.79×10^9/L，中性粒细胞计数 2.99×10^9/L，血红蛋白 159g/L，血小板计数 216×10^9/L；AST 20.4U/L，ALT 35.7 U/L。

影像学检查：

胸部增强 CT（2019 年 5 月 30 日）：左肺上叶前段占位，周围型肺癌可能大。

胸部增强 CT（2019 年 6 月 13 日）：左肺上叶前段胸膜下结节影，大小约 2.5cm×1.6cm，分叶状，考虑肺癌；右肺下叶背段近肺门处结节状实变影、同层胸膜下结节影，警惕转移；右侧锁骨上、纵隔及双肺门多发淋巴结，警惕转移；双肺门及双肺上叶支气管软组织影增厚，警惕转移。

脑部增强 CT 及骨扫描（2019 年 6 月）：未见明显转移倾向。

（二）临床诊断

左肺上叶占位性病变。

（三）诊疗经过

患者于外院（2019 年 6 月 6 日）行 CT 引导下肺穿刺活检，病理示肺腺鳞状非小细胞肺癌（腺癌、鳞状非小细胞肺癌成分各占 50%）。免疫组化染色：癌细胞示 CKp（+），腺癌示 CK7（+），TTF-1（+），Napsin A（–），CK5/6（+），P63（+），P40（+），Syn（–），CgA（–），CD56（–），LCA（–），Ki-67（50%+）。病理会诊：“肺穿刺组织活检”非小细胞癌，结合免疫组化符合腺鳞状非小细胞肺癌（鳞状分化成分约 60%+）。免疫组化：CK（+），CK7（+），TTF-1（部分 +），Napsin A（–），Syn（–），CgA（–），CD56（–），P40（部分 +），CK5/6（部分 +），P63（部分 +），Ki-67（50%+）。

结合患者影像学及病理检查结果，目前病理诊断为左肺上叶腺鳞状非小细胞肺癌，双肺门、纵隔、右侧锁骨上淋巴结转移，双肺转移，胸膜转移。分期为 T1cN3M1c，Ⅳb 期。肺穿刺组织基因检测：*EGFR* 野生型，*EML4-ALK* 融合基因（–）。患者于 2019 年 7 月 4 日～2019 年 8 月 16 日行帕博利珠单抗 200mg d1+ 注射用紫杉醇（白蛋白结合型）200mg d1 d8+ 顺铂 70mg d2 60mg d3 q3w 治疗 3 个周期，治疗期间出现Ⅲ度骨髓抑制（白细胞计数 1.55×10^9/L、中性粒细胞计数 0.63×10^9/L），间断性发热（最高 38.8℃）。2 个周期后胸腹 CT 评估为缩小的 SD（RECIST 缩小 28%），见图 27-1。3 个周期后胸腹 CT 疗效评价为 PR，见图 27-1。

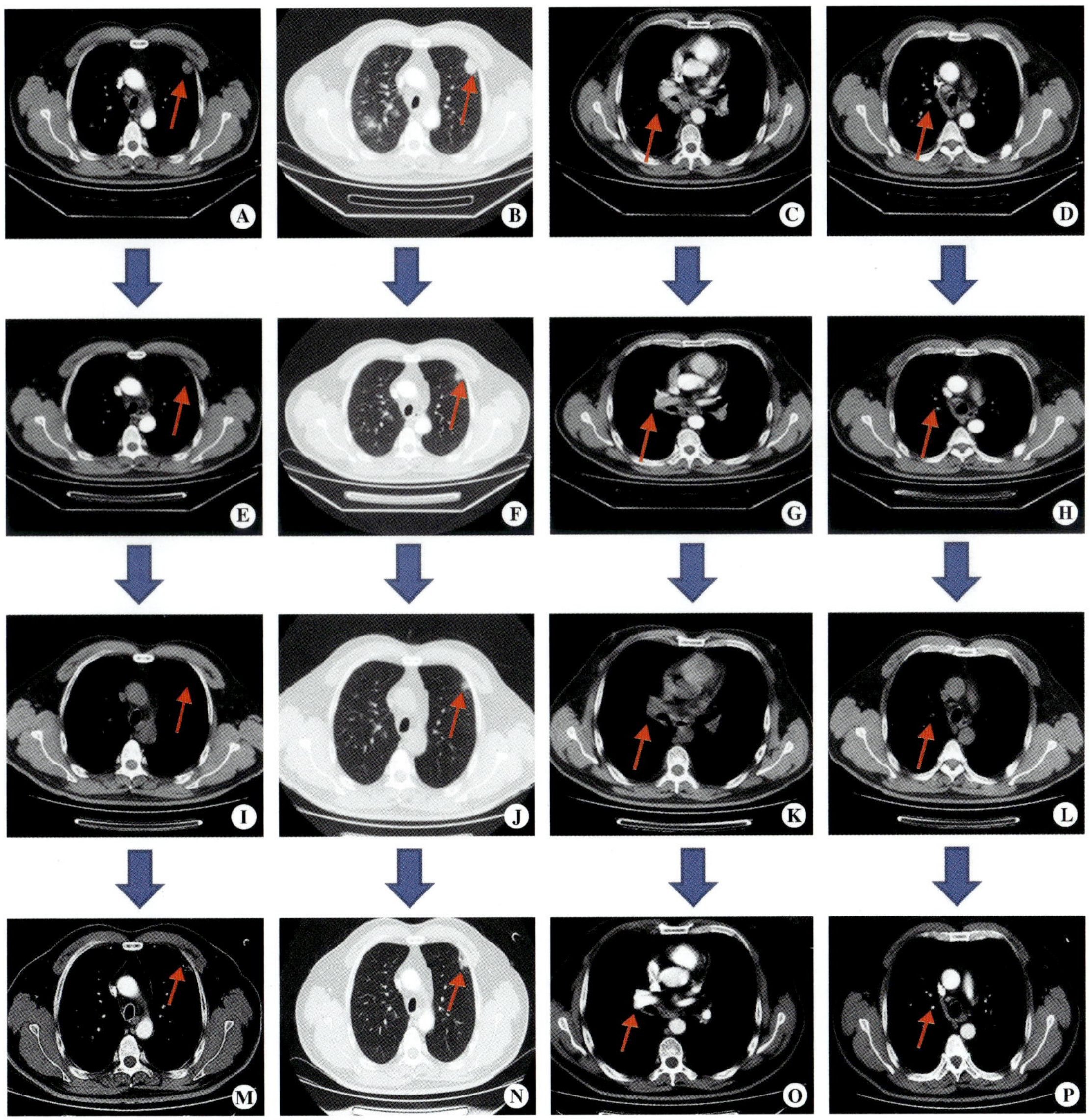

图 27-1　肺部病灶疗效评价

A～D. 基线胸部 CT（2019 年 7 月 4 日）；E～H. 2 个周期免疫联合化疗后胸部 CT 疗效评价为缩小的 SD（RECIST 缩小 28%）（2019 年 8 月 12 日）；I～L. 3 个周期免疫联合化疗后胸部 CT 疗效评价为 PR（2019 年 8 月 30 日）；M～P. 保肝治疗，暂停抗肿瘤治疗 1 个多月后胸部 CT 疗效评价，对比 3 个周期后为 SD，考虑对比基线为维持 PR（2019 年 10 月 14 日）

3 个周期免疫联合化疗治疗后，2019 年 8 月 27 日患者出现皮肤黄染，尿液呈浓茶色。查体结果：ECOG 1 ～ 2 分，全身皮肤、巩膜黄染，口腔溃疡，见图 27-2。2019 年 8 月 29 日完善实验室检查提示氨基转移酶、胆红素升高（ALT 1244U/L，AST 544.5U/L，TBIL 292.8U/L，DBIL 199.68U/L，IBIL 93.12U/L），肝脏病毒学系列检查均为阴性，考虑免疫相关性肝损伤。

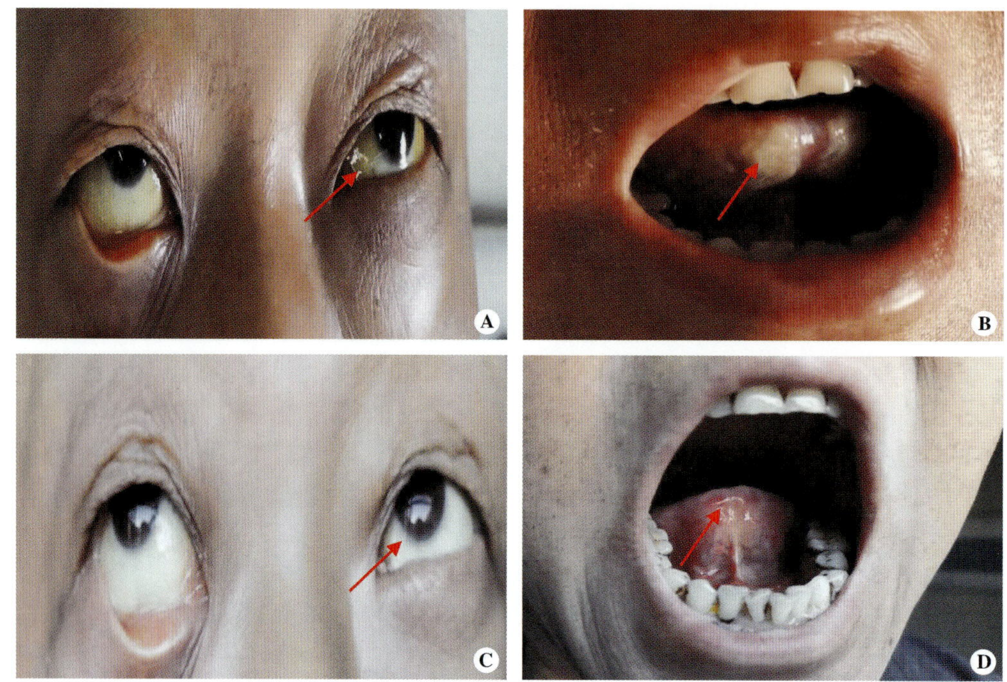

图 27-2 巩膜及口腔表现

患者于 2019 年 8 月 27 日出现巩膜黄染、口腔溃疡；2019 年 9 月 18 日患者皮肤及巩膜黄染较前减退，口腔溃疡愈合。A. 巩膜黄染（2019 年 8 月 27 日）；B. 口腔溃疡（2019 年 8 月 27 日）；C. 巩膜黄染减退（2019 年 9 月 18 日）；D. 口腔溃疡愈合（2019 年 9 月 18 日）

2019 年 8 月 29 日～ 2019 年 9 月 6 日开始患者接受甲泼尼龙 220mg qd 静脉注射（按照 3mg/kg 计算），后续逐渐缓慢予激素减量至泼尼松口服维持剂量 10mg qd 1 个月后至 2019 年 10 月 14 日停药。激素治疗期间（2019 年 9 月 18 日）患者皮肤、巩膜黄染较前减退，口腔溃疡愈合，见图 27-2。复查实验室检查提示氨基转移酶、胆红素逐渐下降至正常水平，变化趋势见图 27-3，2019 年 9 月 16 日复查氨基转移酶趋于正常，胆红素较前明显下降（ALT 39.3U/L，AST 79.1U/L，TBIL 47.5U/L，DBIL 33.55U/L，IBIL 13.95U/L）。后续继续保肝治疗，2019 年 10 月 14 日复查影像学提示病灶经 3 个周期免疫治疗后为 SD，以基线为准疗效评价为维持 PR，见图 27-1。后续患者暂停免疫治疗，待肝功能恢复正常后行后续治疗。

二、病例点评

传统化学治疗的作用机制是直接杀伤肿瘤细胞，而免疫抑制剂治疗则是通过利用机体自身的免疫系统杀伤肿瘤细胞，所以免疫治疗在为肿瘤患者带来疗效获益的同时，也可以

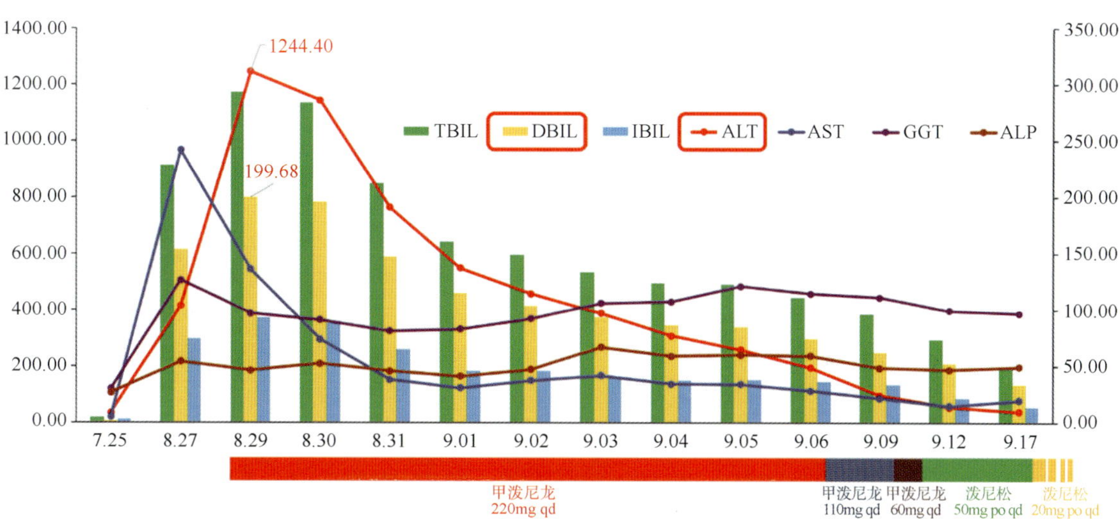

图 27-3　患者肝功能（主要包括氨基转移酶及胆红素）随着激素治疗的变化趋势

给患者带来免疫相关不良反应，并且几乎所有器官组织均可发生免疫相关毒性。某些免疫相关不良反应与传统化疗的不良反应类似，但病因学不同，需要不同的处理方法，多数免疫相关不良反应可通过糖皮质激素和（或）暂停给药得以控制，且可逆转。但是免疫相关不良反应导致停药后是否重启免疫治疗，以及重启免疫治疗的时机值得更多的思考。

本例患者为驱动基因阴性的晚期肺腺鳞状非小细胞肺癌患者，一线治疗推荐免疫联合化疗，本患者行 3 个周期免疫联合化疗后疗效评价为 PR，但出现免疫相关性肝损伤，在及时确诊及激素干预情况下患者免疫相关性肝损伤逐渐恢复，但后续患者肝功能恢复正常后，考虑患者免疫联合治疗已达到 PR，结合既往回顾性研究显示非小细胞肺癌患者应用抗 PD-1 或抗 CTLA-4 抑制剂早期有治疗响应（PR/CR），免疫相关不良反应缓解后，继续应用免疫治疗组对比停止免疫治疗组，PFS/OS 结果没有统计学差异，所以对于这些患者的后续治疗选择需要更多的探讨。

（赵　喆　段建春　中国医学科学院肿瘤医院）

参考文献

Brahmer JR，Lacchetti C，Schneider BJ，et al，2018. Management of immune-related adverse events in patients treated with immune checkpoint inhibitor therapy：American society of clinical oncology clinical practice guideline. J Clin Oncol，36：1714-1768.

Champiat S，Lambotte O，Barreau E，et al，2016. Management of immune checkpoint blockade dysimmune toxicities：a collaborative position paper. Ann Oncol，27（4）：559-574.

Hofmann L，Forschner A，Loquai C，et al，2016. Cutaneous，gastrointestinal，hepatic，endocrine，and renal side-effects of anti-PD-1 therapy. Eur J Cancer，60：190-209.

Huffman BM，Kottschade LA，Kamath PS，et al，2018. Hepatotoxicity after immune checkpoint inhibitor therapy in melanoma：natural progression and management. Am J Clin Oncol，41（8）：760-765.

Karamchandani DM，Chetty R，2018. Immune checkpoint inhibitor-induced gastrointestinal and hepatic injury：pathologists' perspective. J Clin Pathol，71（8）：665-671.

Naidoo J，Page DB，Li BT，et al，2015. Toxicities of the anti-PD-1 and anti-PD-L1 immune checkpoint antibodies. Ann Oncol，26（12）：2375-2391.

Postow MA，Sidlow R，Hellmann MD，2018. Immune-related adverse events associated with immune checkpoint blockade. N Engl J Med，378（2）：158-168.

Puzanov I，Diab A，Abdallah K，et al，2017. Managing toxicities associated with immune checkpoint inhibitors：consensus recommendations from the Society for Immunotherapy of Cancer（SITC）Toxicity Management Working Group. J Immunother Cancer，5（1）：95.

Reynolds K，Thomas M，Dougan M，2018. Diagnosis and management of hepatitis in patients on checkpoint blockade. Oncologist，23（9）：991-997.

Santini FC，Rizvi H，Plodkowski AJ，et al，2018. Safety and efficacy of Re-treating with immunotherapy after immune-related adverse events in patients with NSCLC. Cancer Immunol Res，6（9）：1093-1099.

病例 28　帕博利珠单抗单药二线治疗Ⅳ期鳞状非小细胞肺癌假性进展后完全缓解，伴大疱性类天疱疮

一、病例介绍

（一）病史简介

患者男性，64 岁，因“查体发现右肺中叶肿物”就诊。

胸部增强 CT（2019 年 6 月 10 日）：右肺中叶肿物，考虑恶性病变可能性大（图 28-1）。PET-CT 示全身未见转移。2017 年 6 月 20 日全麻下行右肺中叶肿物切除术。病理诊断：右肺中叶组织，大小为 14cm×9cm×6cm，支气管断端直径 1cm，距支气管断端 2cm 处于支气管黏膜内见一结节，大小为 11cm×8cm×6cm，切面灰白色，质硬。病理诊断：右肺中叶；免疫组化：TTF-1（+）、P40（+）、CK5/6（+）、CK7（–）、Syn（–）。组织学类型：非角化型鳞状非小细胞肺癌。淋巴结及软组织情况：区域淋巴结未见癌转移，分组为 1 区 0/1、2 区 0/6、4 区 0/3、7 区 0/4、9 区 0/2、10 区 0/1、11 区 0/1、12 区 0/2，以及 13 区 0/1。支气管截断征（–）。术后分期：yp-T4N0M0，Ⅲa 期。2018 年 1 月 31 日因“右侧胸痛加重”复查 CT 提示右侧胸膜增厚并多发结节及肿物影，考虑转移可能性大，伴邻近右侧第 6 肋局部骨质破坏（图 28-2A）。局麻下穿刺胸膜组织病理回报结合免疫组化结果考虑鳞状非小细胞肺癌。

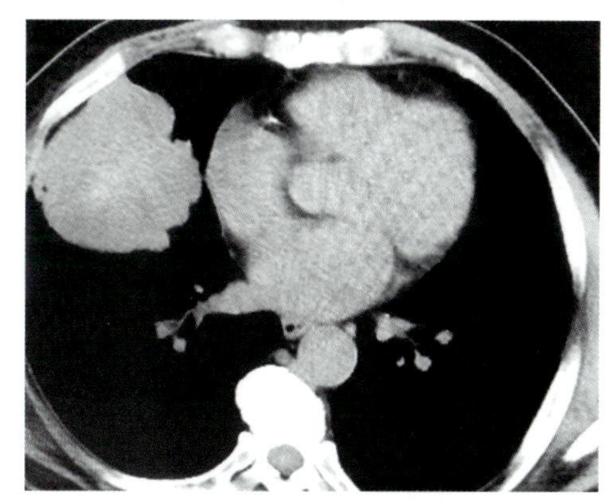

图 28-1　胸部增强 CT

（二）临床诊断

鳞状非小细胞肺癌 T0N2M1b，Ⅳ期。*EFGR*、*ALK* 均为野生型，PD-L1（+）（22C3 抗体）。

（三）诊疗经过

患者于 2018 年 2 月 2 日入组 MK-3475 临床试验，随机分至帕博利珠单抗组（2mg/kg q3w）。2018 年 2 月 5 日、2018 年 2 月 26 日、2018 年 3 月 19 日分别按方案用药。2018 年 4 月 4 日复查 CT 提示胸膜肿物较前明显增大，浸润加重，肋骨破坏明显，纵隔淋巴结增大（图 28-2B）。但患者疼痛缓解明显，考虑不除外假性进展。2018 年 4 月 9 日、2018 年 5 月 2 日、2018 年 5 月 23 日继续原方案帕博利珠单抗 2mg/kg q3w 治疗。其间患者疼痛

持续缓解，体重持续增加。2018 年 6 月 7 日复查 CT 提示肿物大部分消失（图 28-2C）。疗效评价为 PR。后继续原方案帕博利珠单抗 2mg/kg q3w 治疗。2018 年 11 月 12 日出现皮疹（图 28-3A）。2018 年 11 月 20 日于皮肤病医院穿刺取病理提示表皮下水疱，部分疱顶坏死红染，疱内较多纤维蛋白及中性粒细胞、淋巴细胞，偶见嗜酸性粒细胞。直接免疫荧光：基底膜 IgG（+），IgA（-），C3（+）。符合大疱性类天疱疮。行曲安西龙 32mg qd 治疗。考虑免疫相关性皮损Ⅱ级，暂停免疫治疗。2018 年 12 月 14 日复查 CT 提示肿物消失，肺动脉栓塞（图 28-4）。考虑不除外免疫相关，继续暂停免疫治疗。行华法林治疗。2019 年 1 月 14 日复查 CT 提示肺动脉栓塞消失，余较前无明显变化（图 28-5）。皮疹恢复Ⅰ级（图 28-3B），停用激素治疗。继续华法林治疗。2019 年 1 月 11 日恢复原方案帕博利珠单抗 2mg/kg q3w 治疗。末次 2019 年 10 月 25 日复查 CT 提示较前稳定，无肿瘤复发及转移迹象。

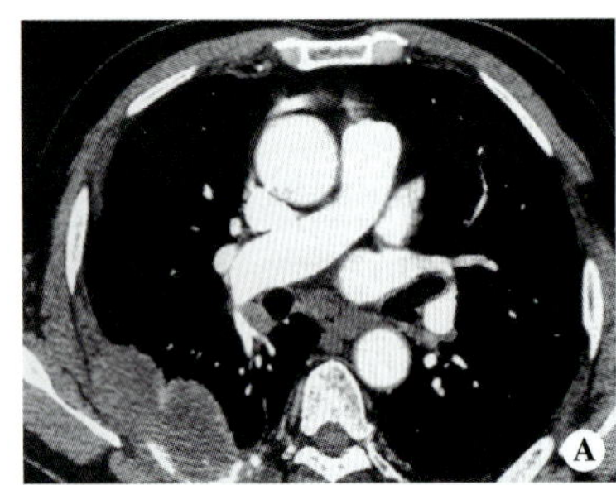
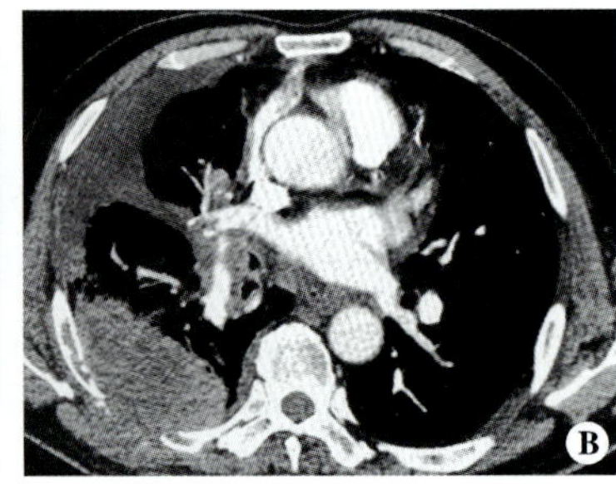
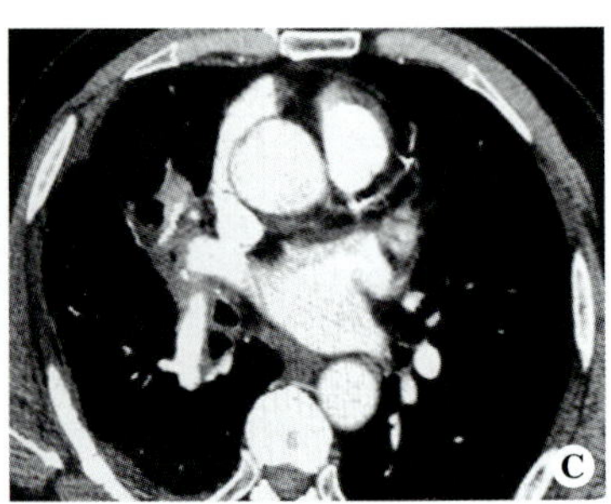

图 28-2　胸部增强 CT

A. 2018 年 1 月 31 日；B. 2018 年 4 月 4 日；C. 2018 年 6 月 7 日

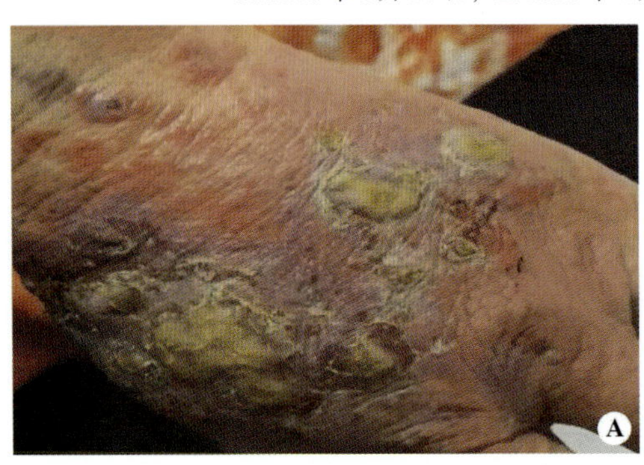
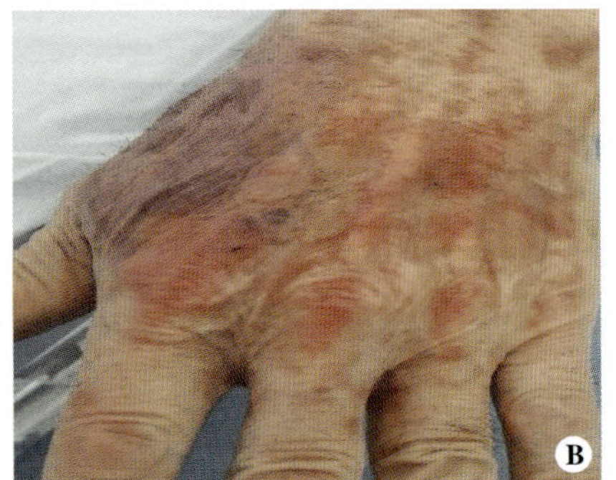

图 28-3　免疫相关性大疱性类天疱疮

A. 治疗前（2018 年 11 月 12 日）；B. 治疗后（2019 年 1 月 10 日）

二、病例点评

目前国际、国内指南中肺癌免疫二线治疗的数据已经非常成熟。免疫二线治疗肺癌有效率在 20% 左右。具体数据分别为基于 KEYNOTE-010 研究的帕博利珠单抗有效率为 18%；基于 CheckMate 057、CheckMate 017、CheckMate 078 的有效率分别为 19%、

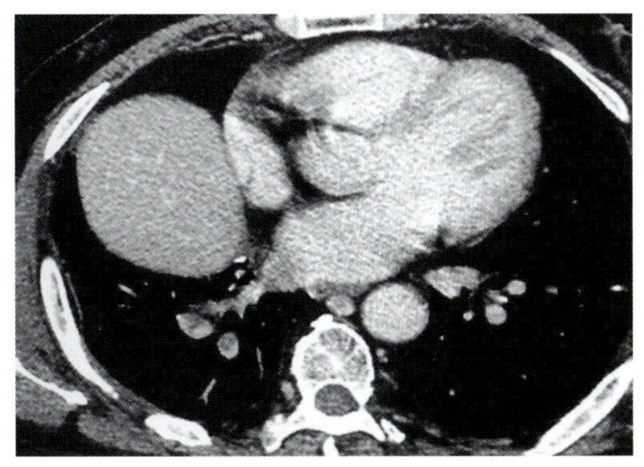
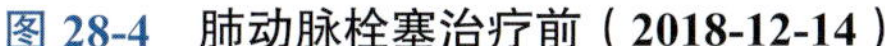

图 28-4　肺动脉栓塞治疗前（2018-12-14）

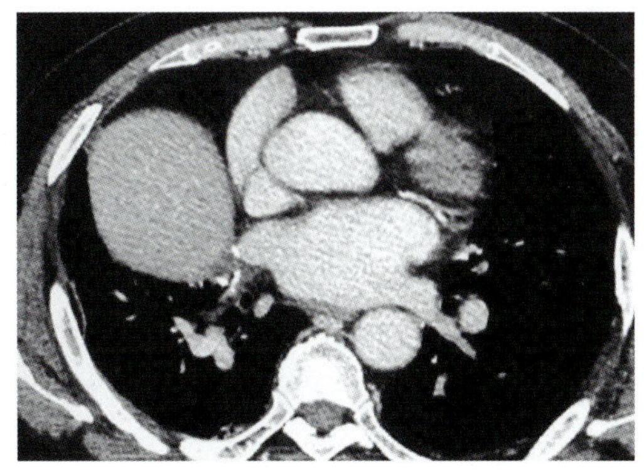

图 28-5　肺动脉栓塞治疗后（2019-1-14）

20%、17%；OKA 研究中阿特珠单抗有效率为 14%；ATLANTIC 研究中度伐利尤单抗有效率为 30.9%（PD-L1 ≥ 90% 人群）。在 PD-L1 阳性患者中，2020 年 ASCO 报道的在经治的 PD-L1 高表达（PD-L1 ≥ 50%）人群中基于 KEYNOTE-001 研究的 5 年生存率为 25%。本案例中，该患者在 3 个周期治疗出现假性进展后，坚持帕博利珠单抗免疫二线治疗。6 个周期后出现完全缓解。目前 PFS 已经接近 2 年，OS 已经接近 3 年，而且患者目前在一个无瘤生存状态，预测 OS 可能超过 5 年。

本案例中出现的皮肤毒性是 ICI 常见免疫相关毒性。大多数皮肤免疫相关不良反应（immune related adverse event，irAE）是低级别、可控的，少数危及患者生命，比如伴嗜酸性粒细胞增多的剥脱性皮肤反应。2019NCCN 免疫抑制的一般原则指出：糖皮质激素是大部分 irAE 的主要治疗手段。早期使用糖皮质激素干预是免疫相关毒性一般管理的关键目标。使用糖皮质激素治疗 irAE 并未显示会降低抗肿瘤疗效。

本案例总体体现了帕博利珠单抗对于 PD-L1 阳性晚期鳞状非小细胞肺癌患者免疫二线治疗的安全性和有效性，同时对常见 irAE 皮肤毒性的早查早诊早治也使得患者在最安全的范围内最大限度地在免疫治疗单药中获益。但该典型病例仍然有两点值得进一步思考：① irAE 是否可以预测免疫治疗疗效？②肺动脉栓塞是否考虑 irAE，是否需要永久停药？同时帕博利珠单抗在中国二线治疗晚期 PD-L1 阳性肺癌的 MK-3475 研究结果正在进行中期统计，相信在不久的将来就可以得到确凿的循证医学证据。

（韩　颖　天津市肿瘤医院）

参考文献

Garassino MC，Cho BC，Kim JH，et al，2018. Durvalumab as third-line or later treatment for advanced non-small-cell lung cancer（ATLANTIC）：an open-label，single-arm，phase 2 study. Lancet Oncol，19（4）：521-536.

Garon EB，Hellmann MD，Costa E Carcereny，et al，2019. Five-year long-term overall survival for patients with advanced NSCLC treated with pembrolizumab：results from KEYNOTE-001. J Clin Oncol，37（Suppl 18）：LBA9015.

Herbst RS，Baas P，Kim DW，et al，2016. Pembrolizumab versus docetaxel for previously treated，

PD-L1-positive, advanced non-small-cell lung cancer（KEYNOTE-010）: a randomized controlled trial. Lancet, 387（10027）: 1540-1550.

Horn L, Spigel DR, Vokes EE, et al, 2017. Nivolumab versus docetaxel in previously treated patients with advanced non-small-cell lung cancer: two-year outcomes from two randomized, open-label, phase Ⅲ trials（CheckMate 017 and CheckMate 057）. J Clin Oncol, 35（35）: 3924-3933.

Rittmeyer A, Waterkamp D, Waterkamp D, et al, 2017. Atezolizumab versus docetaxel in patients with previously treated non-small-cell lung cancer（OAK）: a phase 3, open-label, multicentre randomized controlled trial. Lancet, 389（10066）: 255-265.

病例 29　替雷利珠单抗联合化疗治疗Ⅲb 期肺腺癌

一、病例介绍

（一）病史简介

患者女性，40 岁，因“确诊右肺腺癌 1 月余”就诊。

患者于 2018 年 9 月中旬发现右侧锁骨上窝肿块，有咳嗽，间有咳白痰，无咯血、胸痛、胸闷、气促等不适，就诊于当地医院，查超声提示右侧锁骨上窝淋巴结肿大（直径约 2cm），2018 年 9 月行右侧锁骨上窝淋巴结穿刺活检术，术后病理提示腺癌。PD-L1（+），表达比例约 40%。2018 年 10 月 5 日因妊娠至当地医院行无痛清宫术。2018 年 10 月 8 日术后当地医院查胸部增强 CT 提示右肺下叶背段占位；纵隔多发小淋巴结。外院查 PET-CT: ①右肺下叶背段结节（1.1cm×1.3cm），糖代谢未见增高，考虑周围型肺癌；②右肺门、纵隔、右下颈部及右锁骨上区多发淋巴结转移，最大者位于右侧锁骨上窝（2.0cm×1.3cm）；③左肺上叶尖后段胸膜下及右肺下前基底段磨玻璃小结节，糖代谢未见增高，考虑浸润前病变。

既往史、个人史和家族史：无特殊；否认吸烟史。

体格检查：生命体征平稳，神志清，精神可；右侧锁骨上窝可触及一肿大淋巴结，直径约 4cm，质硬，活动度差，无触痛；双肺叩诊清音，呼吸音清，未闻及明显干湿啰音，心率 82 次 / 分，律齐，未闻及明显病理性杂音，腹软，无压痛、反跳痛、肌紧张，肝脾肋下未触及，神经系统（–）。ECOG 评分 1 分。

实验室检查：白细胞计数 15.60×10^9/L，中性粒细胞计数 12.96×10^9/L，血红蛋白 121g/L，血小板计数 202×10^9/L，肝功能、肾功能、电解质、血糖、凝血功能、心肌酶谱、甲状腺功能均未见明显异常；TPS 112.36U/ml，CA242 24.89kU/L，CEA 2.23μg/L，SCCA 0.18μg/L，CYFRA21-1 2.02μg/ml，NSE 4.30μg/L。

影像学检查：

彩超：①双颈、双锁骨上窝淋巴结肿大，最大者位于右锁骨上窝（4.6cm×2.3cm，融合成片，边界不清）；②肝实质回声密集、右肝管结石；③慢性胆囊炎、胆囊多发结石并息肉；④脾、胰、双肾、双肾上腺、子宫及双侧卵巢未见明显异常。

（二）临床诊断

右下肺腺癌（cT1N3M0，Ⅲb 期）；右侧肺门、右侧锁骨上淋巴结转移；胆囊结石伴慢性胆囊炎。

（三）病理诊断

外院病理（2018 年 9 月 28 日）：（右锁骨上窝）送检纤维组织间见肿瘤细胞散在或簇状或腺泡样浸润，部分瘤细胞胞质空亮，内含黏液，考虑转移性腺癌可能。

外院病理会诊（2018 年 9 月 28 日）：（右锁骨上窝）纤维组织中见核大、异型的细胞，胞质丰富，伴大片坏死，初步考虑为肿瘤，腺癌可能性大。

外院 PD-L1 表达检测（2018 年 10 月 13 日）：+，表达比率约 40%。

基因检测（2018 年 10 月 29 日）：*EGFR*、*ALK* 和 *ROS1* 均为野生型。

（四）诊疗经过

2018 年 10 月 29 日确诊右下肺腺癌（cT1N3M0，Ⅲb 期），经严格筛查，符合临床试验 RATIONLE 304 研究入组标准，患者自愿签署知情同意书，随机入组至替雷利珠单抗联合化疗治疗非鳞状非小细胞肺癌一线治疗组。分别于 2018 年 11 月 1 日～2019 年 2 月 15 日行第 1～6 周期 PD-1 单抗联合 PP 方案化疗，具体为替雷利珠单抗 200mg d1+ 培美曲塞 745mg d1+ 顺铂 112mg d1 q3w，过程顺利，无不良反应。2018 年 12 月 11 日、2019 年 1 月 22 日、2019 年 3 月 6 日复查 CT，最佳疗效评价为 PR。2019 年 3 月 6 日甲状腺功能检查提示甲状腺功能减退，FT_3 0.49pmol/L，FT_4 2.32pmol/L，TSH 76.152mU/L，予左甲状腺素片 50μg qd 治疗后甲状腺功能逐渐恢复正常。

2019 年 3 月 29 日～2019 年 12 月 27 日分别行第 1～14 个周期 PD-1 单抗联合培美曲塞维持治疗，具体为替雷利珠单抗 200mg d1+ 培美曲塞 785mg（按体重变化调整剂量）d1。2019 年 4 月 17 日、2019 年 6 月 19 日、2019 年 8 月 21 日、2019 年 10 月 21 日复查 CT，疗效评价为维持 PR，见图 29-1。

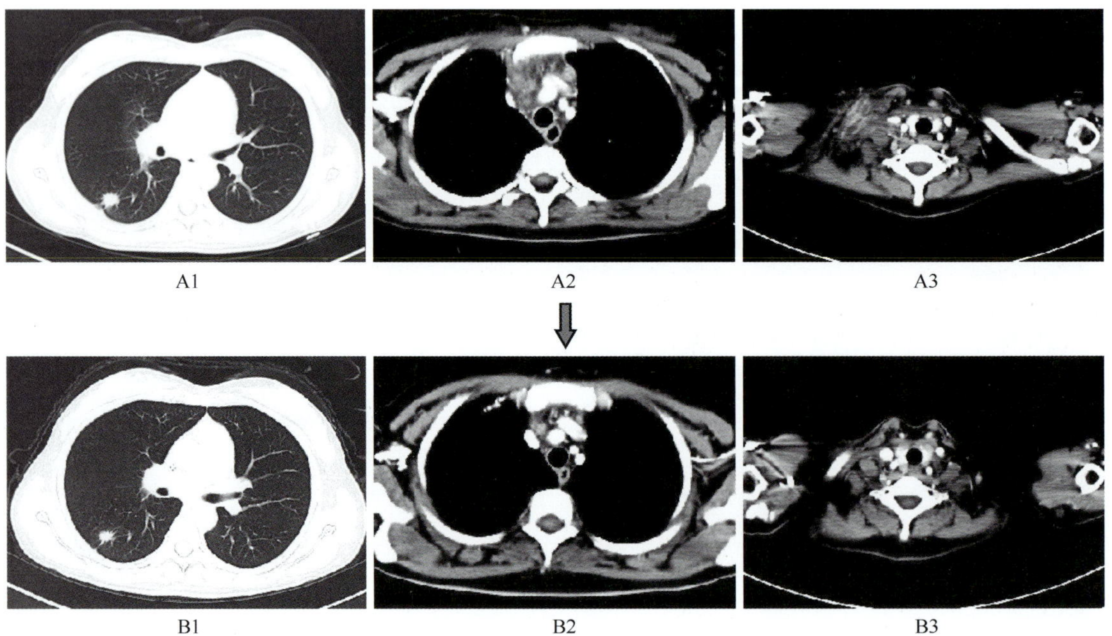

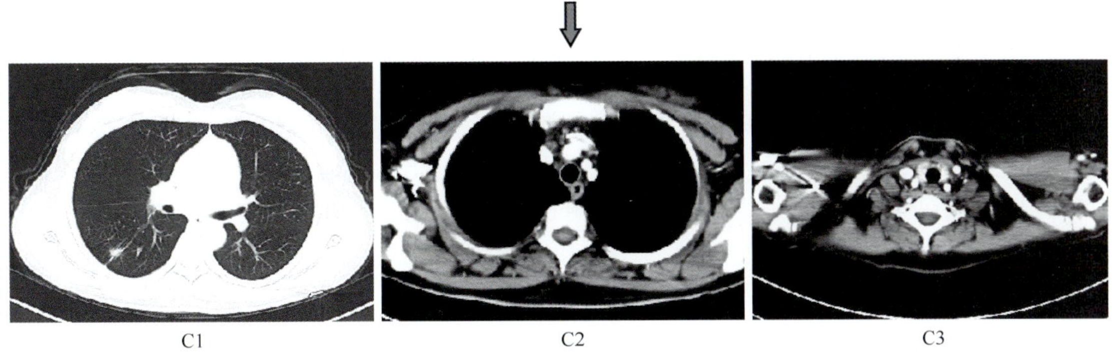

图 29-1　治疗前后胸部增强 CT 疗效评价

A. 2018 年 10 月 8 日治疗前（基线），A1 肺窗示右下肺病灶，A2 示纵隔淋巴结（2R），A3 示右锁骨上窝淋巴结；B. 2018 年 12 月 11 日治疗 2 个周期后复查，右下肺病灶较前缩小，纵隔淋巴结（2R）和右侧锁骨上窝淋巴结较前明显缩小，疗效评价为 PR；C. 2019 年 10 月 21 日最后一次复查（13 个周期维持治疗后）疗效评价为维持 PR

二、病例点评

迄今为止，肺癌的内科治疗已经历经化疗、靶向治疗和免疫治疗三个时代，当前三种抗肿瘤治疗方式相互取长补短。免疫治疗已经改变了非小细胞肺癌（NSCLC）患者的治疗格局，为了进一步扩大免疫治疗的获益人群，免疫联合治疗成为重点研究的方向，基于已有的研究数据，主要包括免疫治疗联合化疗、免疫治疗联合抗血管生成治疗及双免疫联合治疗。化疗作为驱动基因阴性肺癌患者的治疗基石，当前已经成为免疫联合治疗的首选。

在非鳞状非小细胞肺癌（NS-NSCLC）患者中，KEYNOTE-189 研究是经典的临床试验。KEYNOTE-189 研究比较了一线帕博利珠单抗联合培美曲塞铂类和安慰剂联合培美曲塞铂类的疗效、安全性，相比单纯化疗，帕博利珠单抗联合化疗能显著改善患者的 PFS、OS 和 ORR：两组的中位 PFS 分别为 9.0 个月和 4.9 个月；中位 OS 分别为 22.0 个月和 10.7 个月。同时无论患者 PD-L1 表达水平如何，均观察到帕博利珠单抗联合化疗组的 PFS 和 OS 获益。

鉴于目前国外有很多免疫治疗的药物，国内也有很多原研药物，国内自主原研新药替雷利珠单抗联合化疗一线治疗晚期肺癌的疗效和安全性在一项临床Ⅱ期研究中也有所验证。一项一线联合化疗的Ⅱ期研究 RATIONALE 206 横跨了三个亚型，从非鳞状非小细胞肺癌（NS-NSCLC）、鳞状非小细胞肺癌到小细胞肺癌（SCLC）。非鳞状非小细胞肺癌给予替雷利珠单抗 + 培美曲塞 + 铂类的治疗方案；鳞状非小细胞肺癌分为两个亚组，一组为替雷利珠单抗 + 吉西他滨 + 铂类的治疗方案，另一组为替雷利珠单抗 + 紫杉醇 + 铂类的治疗方案；SCLC 组则是替雷利珠单抗 + 依托泊苷 + 铂类的治疗方案。根据目前所得数据，鳞状非小细胞肺癌队列的 ORR 达到了 80%。同时总人群的 ORR 达到 66.7%。非鳞状非小细胞肺癌队列的中位 PFS 为 9 个月，鳞状非小细胞肺癌队列中位 PFS 为 7 个月，SCLC 队列中位 PFS 为 6.9 个月。SCLC 队列中位随访时间 15.3 个月，中位 OS 为 15.6 个月；非小细胞肺癌三个队列在随访 17～18 个月时，OS 数据仍未成熟，提示了很好的生存获益。

替雷利珠单抗是一种靶向 PD-1 的高亲和力、高特异性的人源化 IgG4 型单克隆抗体，经特殊设计 Fc 段进行基因工程修饰的替雷利珠单抗可最大限度地减少与巨噬细胞表面的 Fcγ 受体结合，减少巨噬细胞对免疫细胞的消耗，减少了抗体依赖的巨噬细胞对活化 T 细胞的吞噬作用，即抑制 ADCP 效应，能够使 T 淋巴细胞更好地发挥其抗肿瘤的作用，避免了可能存在的免疫治疗耐药问题。与帕博利珠单抗和纳武单抗相比，替雷利珠单抗与 PD-1 结合具有独特的结合表位，替雷利珠单抗对 PD-1 的亲和力高于对照抗体，其解离速度分别为帕博利珠单抗和纳武单抗的 1/100 和 1/50。

现有的研究数据毕竟有限，未来还应该积极进行生物标志物分析，通过组织标本的进一步分析得到更多提示药物疗效的数据。目前，在包括鳞状非小细胞肺癌和非鳞状非小细胞肺癌中进行的两项临床Ⅲ期研究都已入组结束，也积累了大量病例，此例患者入组了非鳞状非小细胞肺癌 RATIONALE 304 研究，这是一项比较替雷利珠单抗联合铂类 + 培美曲塞对比铂类 + 培美曲塞单独化疗用于Ⅲb 或Ⅳ期非鳞状非小细胞肺癌一线治疗的有效性和安全性的随机、开放、多中心、3 期研究。本病例目前总共接受了 20 个周期的替雷利珠单抗治疗，显示出了良好的疗效和可控的安全性，期待能获得更多的数据。

（黄振华　南方医科大学第一临床医学院南方医院）

病例 30　*EGFR* 突变阳性的局部晚期肺腺癌患者免疫治疗长期获益

一、病例介绍

（一）病史简介

患者男性，51 岁，因“咳嗽、咳痰伴声音嘶哑 1 月余”入院。

患者在入院前 1 月余无明显诱因出现间断咳嗽，咳白色黏痰，伴声音嘶哑，无畏寒、发热，无胸闷、胸痛等不适。入院前 1 周外院行胸部 CT 发现“左肺上叶小结节，纵隔、左肺门多发肿大淋巴结”。

个人史：无饮酒史，曾吸烟 30 年，每日吸烟约 20 支。

既往史：否认糖尿病、心脏病、高血压等疾病史。

家族史：无特殊。

体格检查：神志清，精神可，全身浅表淋巴结未扪及肿大，双肺呼吸音清，未闻及干湿啰音，心率 75 次 / 分，律齐，未闻及明显病理性杂音，腹软，无压痛、反跳痛、肌紧张，肝脾肋下未触及，神经系统（–）。

实验室检查：血红蛋白 116g/L，白细胞计数 5.83×10^9/L，中性粒细胞计数 3.88×10^9/L，血小板计数 226×10^9/L，红细胞计数 3.86×10^{12}/L，CEA 6.58μg/L，CYFRA21-1 4.09μg/L，NSE 1.92μg/L。

影像学检查：

胸部增强 CT（2018 年 9 月 4 日）：左肺上叶尖后段结节影，考虑周围型肺癌伴纵隔、左肺门淋巴结转移；脾脏类椭圆形低密度影。

PET-CT（2018 年 9 月 6 日）：左肺上叶尖后段结节影，FDG 代谢异常增高，考虑周围型肺癌。双侧锁骨上窝、左侧肺门及纵隔多发淋巴结转移。

（二）临床诊断

左上肺占位性病变。

（三）诊疗经过

患者 2018 年 9 月 6 日行支气管镜检查，术中见气管管腔通畅，黏膜光滑，隆嵴锐利。行超声支气管镜检查，术中探及 4 组淋巴结肿大，活检结果提示：（4R 组淋巴结）腺癌。免疫组化：CK（+），CK7（+），Ki-67（5%+），LCA（–），Napsin A（–），P40（–），P63（–），TTF-1（+）（图 30-1）。

根据 PET-CT 检查结果，分期为 cT1N3M0，Ⅲb 期，为不可手术切除的局部晚期肺腺癌。

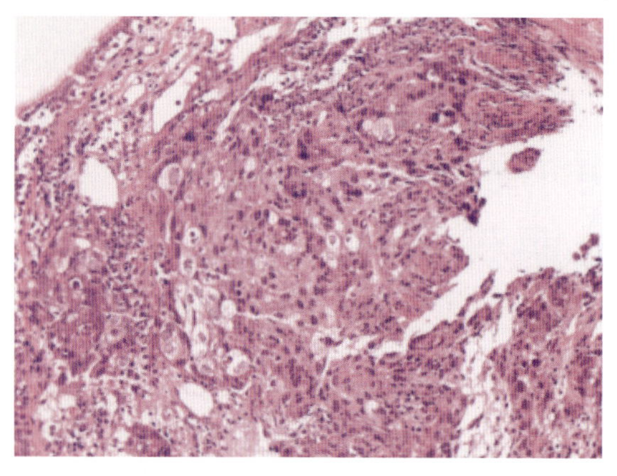

图 30-1 活检结果提示腺癌

行 AMRS 法组织三联检，结果示 *EGFR* 19 外显子缺失突变，*ALK*、*ROS1* 野生型。充分与家属沟通病情后，2018 年 9 月 15 日开始给予奥希替尼一线靶向治疗。奥希替尼治疗后，患者咳嗽、声嘶症状明显缓解，2 个月后复查胸部 CT 提示原发病灶及纵隔淋巴结均缩小，疗效评价为 PR。但在口服奥希替尼 3 个月后患者再次出现咳嗽、声嘶，症状较前加重，复查胸部 CT 提示肺部病灶缓慢进展，继续使用奥希替尼，2 个月后再次复查胸部 CT 提示病灶明显增大，确认 PD（图 30-2）。

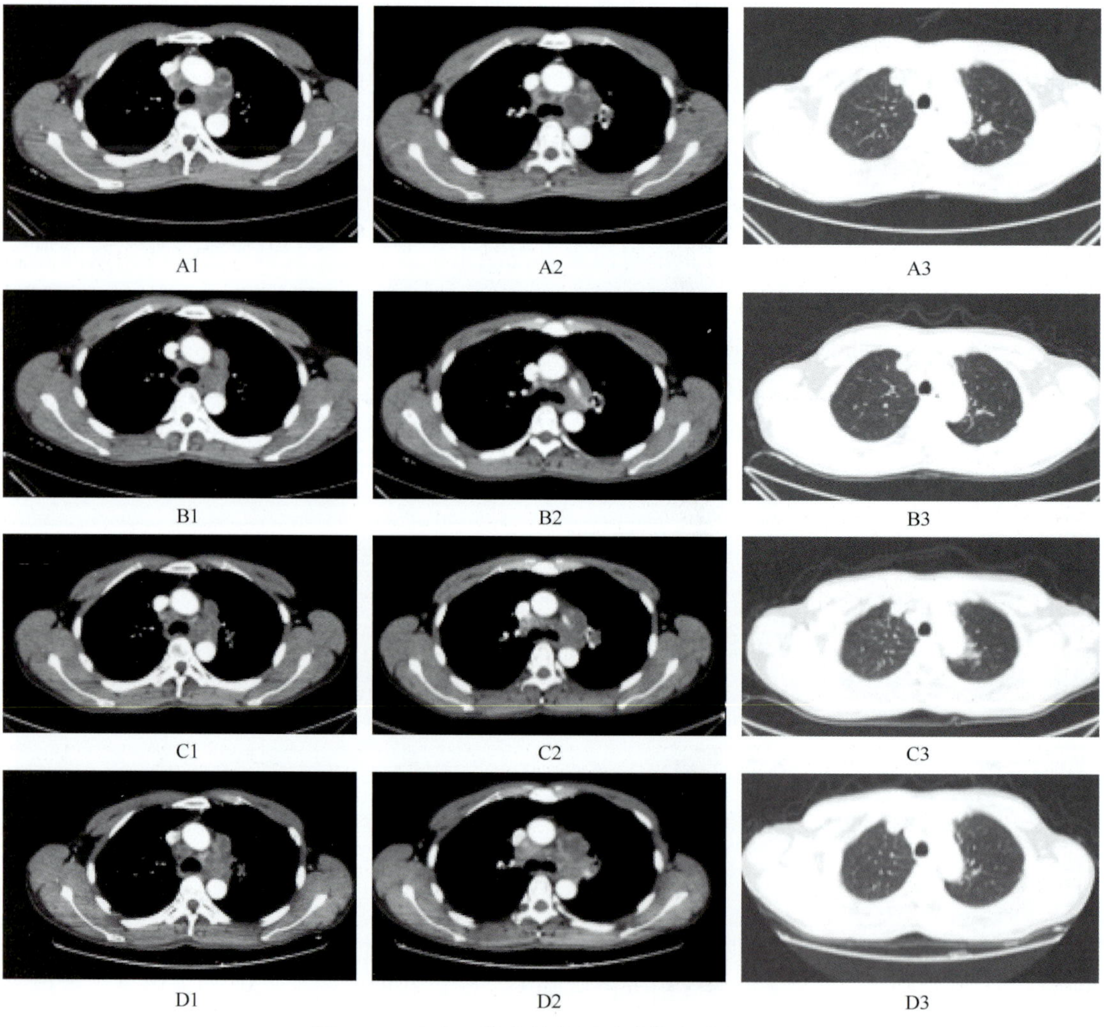

A1 A2 A3

B1 B2 B3

C1 C2 C3

D1 D2 D3

图 30-2 患者一线奥希替尼治疗期间胸部 CT

A1 ～ A3. 初诊时胸部影像；B1 ～ B3. 口服奥希替尼治疗 2 个月后，疗效评价为 PR；C1 ～ C3. 口服奥希替尼治疗 3 个月后，病情缓慢进展；D1 ～ D3. 口服奥希替尼治疗 5 个月后，疗效评价为 PD

一线无疾病进展时间仅 5 个月。为明确耐药机制，再次行 EBUS-TBNA 二次活检，组织病理明确为腺癌，完善组织（panel 大小为 520 个基因，1.64Mb）及外周血（panel 大小为 168 个基因）NGS 基因检测，查见 *KRAS* 突变（2 号外显子 p.G12S 错义突变，组织中丰度 23.07%，血液中丰度 16.43%），组织 TMB-low 9.5 个突变 /Mb（cut-off 值为 10 个突变 /Mb）。免疫组化提示 PD-L1 高表达（22C3）（80%+）（图 30-3）。充分沟通可能的获益和风险后，患者同意使用纳武单抗（140mg q2w）单药二线治疗。使用纳武单抗治疗 3 个周期后复查，疗效评价为 PR（靶病灶缩小 44.7%）。到 2019 年 12 月为止，患者使用单药纳武单抗治疗共 16 个周期，经多学科会诊后于 2019 年 12 月初完成肺部放疗（60Gy/30f）。患者耐受性良好，无免疫相关毒副作用，ECOG 评分 0 分，其间多次复查 CT 提示肺部病灶稳定（图 30-4）。

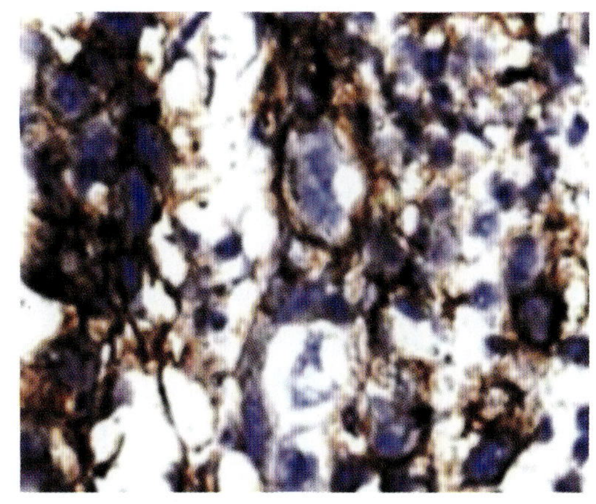

图 30-3 免疫组化 PD-L1 高表达

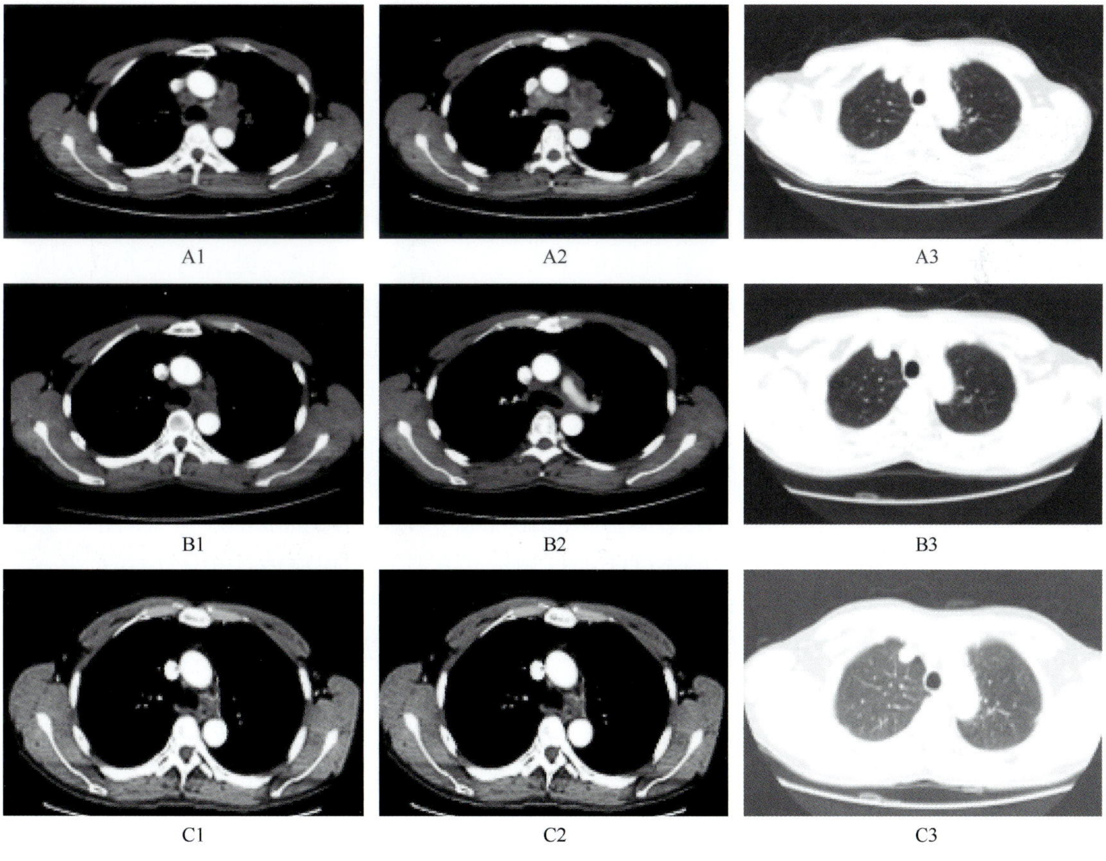

A1 A2 A3

B1 B2 B3

C1 C2 C3

图 30-4 患者二线免疫治疗期间胸部 CT

A1 ～ A3. 免疫治疗前胸部影像；B1 ～ B3. 二线治疗 3 个周期后疗效评价为 PR；C1 ～ C3. 末次复查时间 2019 年 11 月，提示病灶控制良好

二、病例点评

本例局部晚期肺腺癌患者，*EGFR* 突变阳性且伴有 PD-L1 高表达，采用奥希替尼一线靶向治疗，疗效评价为 PR，但仅取得 5 个月 PFS，从单药免疫二线治疗中获益，带来以下思考。

首先，一线奥希替尼靶向治疗效果欠佳的原因值得思考。该患者一线使用奥希替尼，仅获得 5 个月的 PFS，明显低于临床研究报道。至少有两个可能的原因：第一，伴发突变可能是影响靶向治疗疗效的重要因素。本例患者在一线奥希替尼耐药后二次活检基因检测发现 *KRAS* 突变，结合既往 BENIFIT 研究报道，基线伴发 *KRAS*、*MET*、*BRAF* 等突变的患者一线采用吉非替尼靶向治疗，PFS 仅 4.7 个月，明显短于无伴发突变者（PFS 13.2 个月）。因此，对本例患者，*KRAS* 突变很可能是奥希替尼疗效欠佳的重要因素。第二，PD-L1 表达水平也可能影响 TKI 疗效。既往研究发现，对于 EGFR 阳性患者，基线 PD-L1 的表达水平与 EGFR-TKI 疗效相关。基线 PD-L1 高表达组（PD-L1 表达≥ 50%）使用 TKI 后的 ORR 及 PFS 均显著低于低表达组和阴性组。该患者表达水平为 80% 阳性，可能也是影响 TKI 疗效的原因之一。

其次，*EGFR* 突变患者一线能否使用免疫治疗？一项Ⅱ期临床研究（NCT02879994），入组 11 例未经治疗的 *EGFR* 突变阳性的晚期非小细胞肺癌患者（其中 7 例 *EGFR* 敏感突变），PD-L1 阳性（≥ 1%，22C3）（其中 8 例 PD-L1 表达≥ 50%），给予帕博利珠单抗治疗，结果显示仅有一例患者 PR，后续对该患者病理组织重复分析时明确 *EGFR* 突变原始报告是错误的，实际为 *EGFR* 野生型。另一项Ⅰ期 TATTON 研究，初步结果显示，奥希替尼联合度伐利尤单抗在 *EGFR* T790M 突变的非小细胞肺癌患者中获得 57% 的总体有效率，但 TATTON 研究因间质性肺病的不良反应而暂停。因此，提示对于 *EGFR* 敏感突变患者一线仍应首选靶向治疗，免疫治疗无获益证据，免疫治疗联合靶向治疗需谨慎。

最后，TKI 耐药后能否选择免疫治疗，是否需要筛选患者？尽管免疫治疗已经成为非小细胞肺癌二线标准治疗，但 Meta 分析提示，*EGFR* 突变阳性患者二线治疗未能从单药免疫治疗中获益。从 IMpower150 研究来看，四药联合方案（阿特珠单抗 + 紫杉醇 + 卡铂 + 贝伐珠单抗）在 *EGFR* 突变阳性患者中，取得了 PFS 和 OS 的阳性结果，但其毒副作用值得关注。四药联合方案能否作为 *EGFR* 突变阳性患者耐药后的标准治疗值得商榷。目前正在开展的 CheckMate 722 和 KEYNOTE-789 研究也正在探索免疫治疗用于 *EGFR* 突变非小细胞肺癌患者的疗效及治疗模式。那么本例患者为什么能从二线单药纳武单抗治疗中获益呢？我们应该如何筛选出可能从免疫治疗中获益的 *EGFR* 突变阳性的优势人群？既往回顾性研究显示，*EGFR* 突变阳性患者中，PD-L1 高表达则免疫治疗 ORR 为 22.7%；而 PD-L1 低或不表达者免疫治疗 ORR 仅 6%。提示 PD-L1 高表达的 *EGFR* 突变阳性患者从免疫治疗中获益的可能性更大。同时还有研究发现，T790M 突变阴性的患者肿瘤中 PD-L1 的表达量更高。因此，本例患者为 T790M 阴性且 PD-L1 表达高达 80%，是患者能从单药纳武单抗二线治疗中获益的重要原因。此外，本例患者在耐药后血液及组织均检出高丰度 *KRAS* 突变，而既往研究显示 *KRAS* 突变、*KRAS*/*TP53* 共突变是 PD-1 抑制剂更加敏感的标志，

KRAS 突变可以产生新抗原，从而引起免疫反应。因此推测该患者伴发 *KRAS* 突变可能也是该患者能从免疫治疗中获益的可能原因。虽然患者初诊时活检组织检测到了 *EGFR* 敏感突变，但奥希替尼耐药后，二次活检组织及外周血均未再检测到 *EGFR* 突变，提示可能随着肿瘤进化，*EGFR* 突变亚克隆消失，而 *KRAS* 突变亚克隆成为主要成分，也是患者能从后线单药免疫治疗中获益的重要原因。

通过本病例并文献回顾，提示 *EGFR* 敏感突变患者存在个体差异，治疗方式更不能千篇一律，而需要个体化。治疗前需全面评估患者的病理类型、基因状态、免疫状态，才能制定最优化的治疗方案。对驱动基因阳性的患者，一线仍应该首选靶向治疗，但需要密切关注影响其疗效的因素，比如伴发突变等。后线治疗时，可以根据 PD-L1 表达及特定基因突变，筛选优势人群，个体化选择免疫治疗。值得思考的是，本例 PD-L1 高表达的 *EGFR* 敏感突变患者，未来在一线治疗时是首选靶向治疗还是免疫治疗，或联合治疗，有待更多研究来进行这方面的探索。

（刘祝琳　何　勇　中国人民解放军陆军特色医学中心）

参考文献

Agyeman A，Vallejo JJ，Myers A，2018. Meta-analysis exploring the effect of oncogenic driver mutations on outcome of metastatic non-small cell lung cancer（mNSCLC）patients（pts）treated with immune checkpoint inhibitors（ICI）or docetaxel（doc）. J Clin Oncol，36（Suppl 15）：9029.

Cho JH，Jung HA，Lee SH，et al，2019. Impact of EGFR mutation on the clinical efficacy of PD-1 inhibitors in patients with pulmonary adenocarcinoma. J Cancer Res Clin Oncol，145（5）：1341-1349.

Dong ZY，Zhong WZ，Zhang XC，et al，2017. Potential predictive value of TP53 and KRAS mutation status for response to PD-1 blockade immunotherapy in lung adenocarcinoma. Clin Cancer Res，23（12）：3012-3024.

Hata A，Katakami N，Nanjo S，et al，2016. Correlation between programmed death-ligand 1（PD-L1）expression and T790M status in EGFR-mutant non-small cell lung cancer（NSCLC）. Ann Oncol，27：vi428.

Lee C K，Man J，Lord S，et al，2017. Checkpoint inhibitors in metastatic EGFR-mutated non-small cell lung cancer-A meta-analysis. J Thorac Oncol，12（2）：403-407.

Lisberg A，Cummings A，Goldman JW，et al，2018. A phase II study of pembrolizumab in EGFR-mutant，PD-L1+，tyrosine kinase inhibitor naïve patients with advanced NSCLC. J Thorac Oncol，13（8）：1138-1145.

Su S，Dong ZY，Xie Z，et al，2018. Strong programmed death ligand 1 expression predicts poor response and de novo resistance to EGFR tyrosine kinase inhibitors among NSCLC patients with EGFR mutation. J Thorac Oncol，13（11）：1668-1675.

Tran E，Robbins PF，Lu YC，et al，2016. T-cell transfer therapy targeting mutant KRAS in cancer. N Engl J Med，375（23）：2255-2262.

Wang ZJ，Cheng Y，An TT，et al，2018. Detection of EGFR mutations in plasma circulating tumour DNA as a selection criterion for first-line gefitinib treatment in patients with advanced lung adenocarcinoma（BENEFIT）：a phase 2，single-arm，multicentre clinical trial. Lancet Respir Med，6（9）：681-690.

病例31　替雷利珠单抗联合培美曲塞加卡铂一线治疗Ⅲb期肺腺癌

一、病例介绍

（一）病史简介

患者女性，54岁，因“胸痛1月余”就诊。

患者于2018年9月无明显诱因出现胸痛不适，呈烧灼样疼痛，可向后背及上臂放射，每次疼痛从数分钟到30分钟不等，休息及按摩后可缓解，胸痛时伴少量咯血，无胸闷，无头晕、头痛，无畏寒、发热，无咳嗽、咳痰等，遂就诊于当地医院，查心电图未见明显异常。2018年9月8日胸部CT：①左下肺团块灶（左下肺可见一类圆形软组织团块影，密度不均，CT值约32HU，边缘清楚，大小约41mm×34mm，可见分叶征，未见明显毛刺影，周围未见明显卫星灶），性质待查，建议胸部增强扫描及穿刺检查协助诊断。②纵隔内多发小结节样淋巴结，建议随访。2018年9月10日胸部增强CT：①左下肺占位病变（今增强后扫描，动脉期与静脉期上述团块明显不均匀强化，CT值达75～95HU），考虑周围型肺癌可能，建议穿刺检查协助诊断；②纵隔内多发小结节样淋巴结，建议随访。症状无明显缓解，遂来诊。

个人史：无吸烟史，无饮酒史。

既往史：平素体健，否认高血压、冠心病、糖尿病、肝炎、结核病病史，无伤寒、痢疾等传染病病史。无手术史、输血史。过敏史：未发现。预防接种史不详。

家族史：否认家族性遗传性疾病史及类似病史。

体格检查：KPS 90分，耳前、耳后、乳突区、枕骨下区、颈后三角、颈前三角、锁骨上窝、腋窝、滑车上、腹股沟、腘窝的浅表淋巴结未触及肿大。胸廓对称，胸骨无压痛，双肺呼吸运动正常，触诊语颤正常，无胸膜摩擦感，叩诊呈清音，听诊呼吸规整，呼吸音清，未闻及干湿啰音。

实验室检查：血常规、血生化未见明显异常。

影像学检查：

冠脉造影（2018年9月中下旬）：未见明显异常。

全身骨显像（2018年9月28日）：暂未见明确肿瘤骨转移征象，建议定期复查。

头颅MRI平扫（2018年10月15日）：①右额顶区蛛网膜囊肿；②双侧基底节、放射冠和半卵圆中心散在小脱髓鞘灶。

上腹部CT平扫+增强（2018年10月18日）：肝内散在小囊肿，余上腹部CT平扫+

增强未见明显异常。

胸部 CT 平扫 + 增强（2018 年 11 月 9 日）：①左肺下叶肺门下区占位，较前 2018 年 10 月 24 日略增大，考虑恶性肿瘤，伴左肺门及纵隔多发淋巴结肿大，请结合临床。②双肺间质性改变同前，原左下肺炎症基本吸收，原左肺上叶纵隔旁少许积气基本吸收，请结合临床。

全腹 CT 平扫 + 增强（2018 年 11 月 9 日）：①肝多发小囊肿。②右肾上部小囊肿。③子宫双附件显示欠佳，请结合病史。

（二）临床诊断

左肺占位性病变（性质待查）。

（三）诊疗经过

患者于 2018 年 10 月 24 日行 PET-CT 引导下左下肺病灶穿刺活检术，2018 年 10 月 27 日病理检查：（左下肺穿刺活检）肺浸润性腺癌，实体亚型。免疫组化：CK7（+），Napsin A（+），TTF-1（+），SPB（+），Syn（–），CgA（–），CK5/6（–），P63（部分 +），P40（–），CD56（–），Ki-67（40%+）。特殊染色：AB（+）。2018 年 11 月 2 日基因检测：*EGFR*、*ALK*、*ROS1* 基因均未检测到突变。分期：cT2bN3M0，Ⅲb 期。请胸外科会诊后考虑对侧纵隔淋巴结侵犯，无手术指征。放疗科会诊考虑局部放疗不良反应大，难以确保根治性放疗。患者符合"一项替雷利珠单抗（BGB-A317）（抗 PD-1 抗体）联合铂类与培美曲塞对比铂类与培美曲塞作为Ⅲb 或 Ⅳ 期非鳞状非小细胞肺癌一线治疗的有效性和安全性的Ⅲ期、开放、多中心、随机研究"临床试验入组条件，并自愿签署知情同意书，随机入组至"替雷利珠单抗（BGB-A317，抗 PD-1 抗体）联合铂类与培美曲塞"方案姑息一线治疗。患者于 2018 年 11 月 26 日、2018 年 12 月 18 日接受"PD-1+PC"方案（BGB-A317 注射液 200mg d1 q3w；卡铂注射液 707mg d1 q3w；注射用培美曲塞二钠 0.87g d1 q3w）免疫联合姑息化疗 2 个周期，2019 年 1 月 2 日复查颈部 CT 平扫 + 增强：①双侧颈动脉鞘周围淋巴结增大；②双侧上颌窦及筛窦、蝶窦炎症。胸部 CT 平扫 + 增强：肺癌治疗后复查，对比 2018 年 11 月 9 日片，左肺下叶肺门下区占位较前明显缩小（大小约 2.3cm×1.8cm），左肺门及纵隔多发淋巴结肿较前明显缩小，其余大致同前。全腹部 CT 平扫 + 增强：①肝多发小囊肿；②右肾上部小囊肿，对比 2018 年 11 月 9 日 CT 均无明显变化。颅脑 MRI 平扫 + 增强：与 2018 年 10 月 15 日 MRI 对比，①双侧半卵圆中心、枕叶及右侧放射冠多发病灶（主要沿分水岭分布），缺血梗死灶可能，半卵圆中心病灶大部分已软化，结合临床；②双侧基底节、放射冠和半卵圆中心散在小脱髓鞘灶同前；③鼻旁窦炎较前进展；其余相仿。疗效评价为 PR。2019 年 1 月 9 日、2019 年 2 月 2 日继续给予 PC+BGB-A317 方案免疫联合化疗 2 个周期，过程顺利。2019 年 2 月 18 日复查胸部 CT 平扫 + 增强：肺癌治疗后复查，对比 2019 年 1 月 2 日片，左肺下叶肺门旁占位较前缩小（左下肺见一不规则肿块影，边界尚清楚，大小约 1.6cm×0.9cm），提示病情好转，其余大致同前。全腹部 CT 平扫 + 增强：对比 2019 年 1 月 2 日片，①肝内多发小囊肿及右肾囊肿，与前相仿；②直肠管壁稍显增厚，胃窦壁略有增厚，必要时进一步检查；③其余同前。疗效评价为维持 PR。2019 年 2 月 26 日～2019 年 12 月 19 日行 P+BGB-A317 方案［BGB-A317 注射液（304 肺癌）200mg iv d1 q3w；注射用培美曲塞二钠 0.87g iv d1 q3w］维持治疗 15 个周期，过程顺利。共 4+15 个周期。2019 年 10 月 20 日 PET-CT（全身）：肿瘤治疗后复查，①左下肺肺门区残存条索灶，代谢不高，建议随访；②双肺门稍高代谢淋巴结，考虑炎性增生，建议随访；③双肺散在微结节与前相仿，建议随访：双肺间质性改变；④右额叶蛛网膜囊肿、鼻旁窦炎；⑤胃窦部炎性改变、肝脏多发囊肿、子宫术后改变；⑥全身骨髓代谢轻度增高，建议随访；⑦ L_5 双侧椎弓不连：脊柱多椎体骨质增生。疗效评价为 CR。2020 年 1 月 9 日～2020 年 5 月 15 日行 BGB-A317 注射液（304 肺癌）200mg iv d1 q3w 维持治疗 7 个周期（2020 年 1 月 9 日开始停用培美曲塞化疗），过程顺利，见图 31-1、图 31-2。

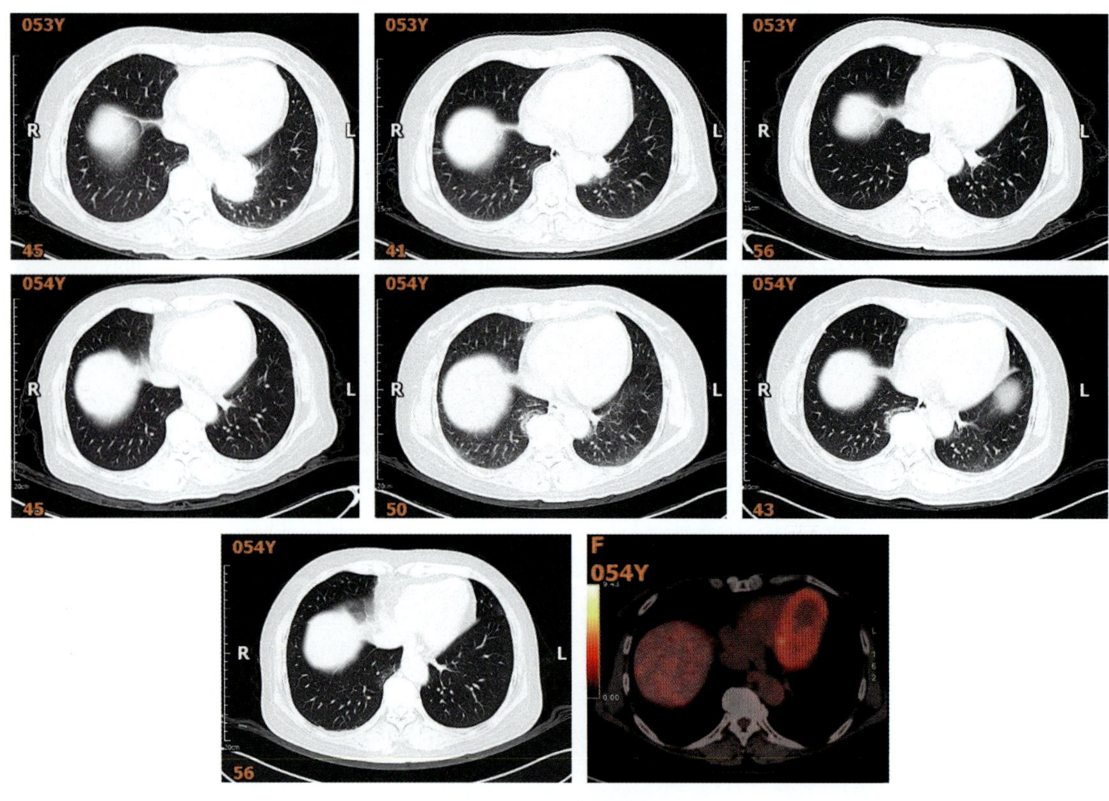

图 31-1 肺部肿块

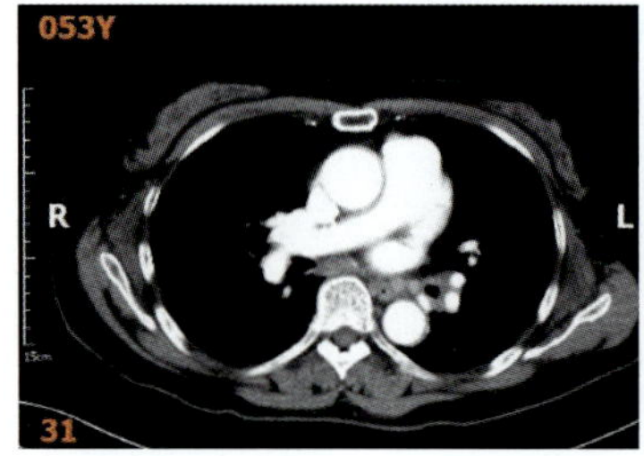

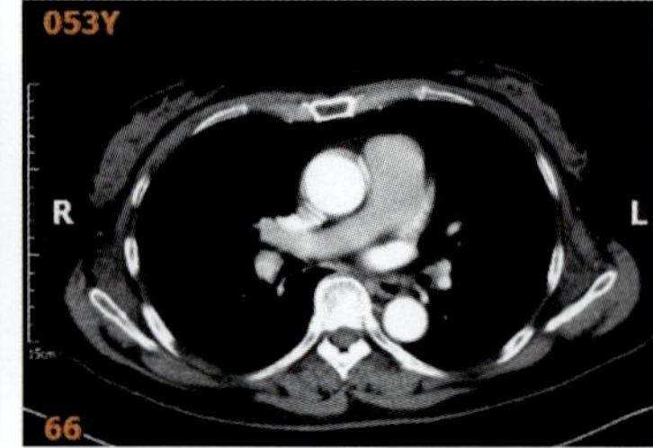

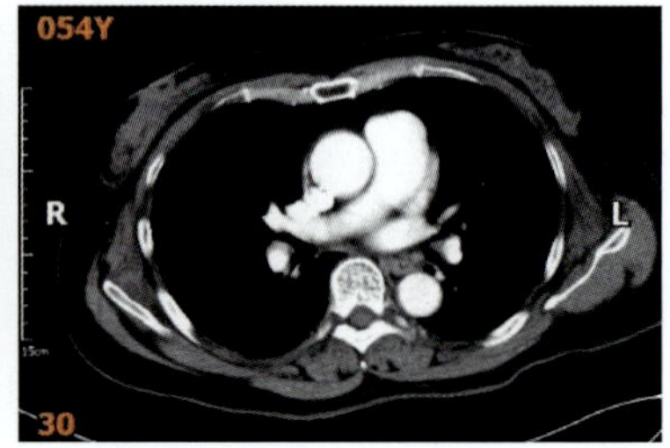

图 31-2 纵隔及肺门淋巴结

二、病例点评

Ⅲ期非小细胞肺癌（NSCLC）分期复杂，针对不同分期治疗模式不尽相同。第 8 版 TNM 分期将Ⅲ期非小细胞肺癌分为Ⅲa、Ⅲb 和Ⅲc 期，而根据肿瘤是否具有手术切除的可能性，Ⅲ期非小细胞肺癌又可分为可切除、不可切除和潜在可切除 3 类。对于初始不可切除的Ⅲb 期非小细胞肺癌，目前国内外指南和共识仍然将同步放化疗作为标准治疗方案。但在制定治疗方案的过程中我们应将非小细胞肺癌不同分子亚群的影响、TKI 及 ICI 在治疗中的作用考虑在内。

本例患者为初发初治不可切除的驱动基因阴性的Ⅲb 期肺腺癌，予“替雷利珠单抗（BGB-A317，抗 PD-1 抗体）联合 PC”方案姑息一线治疗 4 个周期，后续予替雷利珠单抗（BGB-A317，抗 PD-1 抗体）联合培美曲塞单药维持治疗 15 个周期。其间按规律定期随访复查，最终疗效评价为临床完全缓解（cCR），给予单药替雷利珠单抗维持治疗，PFS 超过 17 个月，且未见明显毒副作用。

替雷利珠单抗是一种靶向 PD-1 的高亲和力、高特异性的人源化 IgG4 型单克隆抗体，经特殊设计的替雷利珠单抗可最大限度地减少与巨噬细胞表面的 Fcγ 受体结合，减少巨噬细胞对免疫细胞的消耗，避免了可能存在的免疫治疗耐药问题。与帕博利珠单抗和纳武单抗相比，替雷利珠单抗对 PD-1 结合具有独特的结合表位，替雷利珠单抗对 PD-1 的亲和力高于对照抗体，其解离速度分别为帕博利珠单抗和纳武单抗的 1/100 和 1/50。在 RATIONALE 206 临床研究中，非鳞状非小细胞肺癌队列确认 ORR 为 43.8%，DCR 为 93.8%，不论 PD-L1 表达水平均可获益，显示出了良好的疗效。本病例入组了Ⅲ期临床研究并使用替雷利珠单抗免疫联合化疗，不仅获得较长的 PFS，还是获得了经 PET-CT 证实的 cCR，进一步印证了替雷利珠单抗联合化疗在不可切除的驱动基因阴性的Ⅲb 期非小细胞肺癌中的有效性及安全性。

由本病例可以得出，对于不可切除的驱动基因阴性的Ⅲb 期非小细胞肺癌，免疫联合化疗可作为选项之一。但值得思考的是，若患者未达到 cCR，应该如何把握局部治疗（手术、放疗）介入的指征和时机，免疫治疗放在一线是否会增加手术难度，是否会增加放疗并发症（如间质性肺损伤）？这些问题需要更多的临床研究数据来解答。

（陈剑波　厦门大学附属第一医院）

参考文献

Desai J，Markman B，Sandhu SK，et al，2016. Updated safety，efficacy，and pharmacokinetics（PK）results from the phase Ⅰ study of BGB-A317，ananti-programmed death-1（PD-1）mAb in patients with advanced solid tumors. J Immunother Cancer，4（Suppl 1）：154.